Kenneth H. Cooper

Bewegungstraining
ohne Angst

Kenneth H. Cooper

Bewegungstraining ohne Angst

Regeln und Tests
gegen Herzattacke
und Kreislaufkollaps

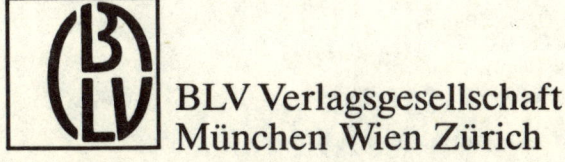

BLV Verlagsgesellschaft
München Wien Zürich

Gewidmet den Millionen, die ihrer
Gesundheit zuliebe regelmäßig Sport
treiben. Möge ihnen dieses Buch die Angst
nehmen und sie neu darin bestärken,
daß das, was sie tun, richtig ist.

Titel der amerikanischen Originalausgabe:
Running without fear
© 1985 Kenneth H. Cooper
erschienen bei M. Evans and Company, Inc.
New York

© der deutschsprachigen Ausgabe:
1986 BLV Verlagsgesellschaft mbH,
München

Übersetzung: Unitext, Berlin
Zeichnungen: Lewis Calver
Satz: Typodata GmbH, München
Druck und Bindung: Franz Spiegel Buch
GmbH, Ulm

Printed in Germany · ISBN 3-405-13211-8

CIP-Kurztitelaufnahme der Deutschen
Bibliothek

Cooper, Kenneth H.:
Bewegungstraining ohne Angst: Regeln u.
Tests gegen Herzattacke u. Kreislaufkollaps /
Kenneth H. Cooper. [Übers.: Unitext,
Berlin]. – München; Wien; Zürich:
BLV Verlagsgesellschaft, 1986.
    Einheitssacht.: Running without fear ⟨dt.⟩
    ISBN 3-405-13211-8

Inhalt

Vorwort

Am 21. Juli 1984 war ich mit meiner Familie übers Wochenende draußen an einem See in der Nähe von Dallas. Die Kinder waren schwimmen, und meine Frau und ich lagen am Strand. Ich wollte eigentlich ein bißchen schlafen, aber dauernd drang eine Stimme aus irgendeinem Kofferradio in mein Ohr – da hörte ich plötzlich: »Jim Fixx, Autor von ›The Complete Book of Running‹[1], starb beim Joggen!«

Da ich nicht ganz wach gewesen war, wußte ich nicht, ob ich mich verhört hatte. Ich fragte Millie, meine Frau: »Du, hast Du das gehört?« »Nein, was?« antwortete sie. Als ich es ihr sagte, meinte sie: »Da mußt Du Dich verhört haben. Wir haben Jim doch erst vor kurzem gesehen.« Doch es sollte sich bald herausstellen, daß ich ganz richtig gehört hatte.

Bis ich einigermaßen übersehen konnte, was Jims Tod für mein Leben und für die Jogger und Läufer der ganzen Welt bedeuten würde, dauerte es noch eine ganze Weile. Eine erste Ahnung davon befiel mich, als ich unzählige Anrufe von Presse- und Medienleuten, von Jim-Fans und von Nicht-Joggern oder einfach Neugierigen erhielt und immer wieder dieselbe Frage gestellt bekam: »Wie ist es möglich, daß ein Jim Fixx beim Joggen stirbt?«

Ich kam zu der Überzeugung, daß jemand, der über ein solches Wissen verfügte wie ich, sich diesen Fragen nicht entziehen konnte, wenn er nicht die ganze fünfzehnjährige Entwicklung der Joggingbewegung zunichte machen wollte. Als Zeitungsartikel mit Überschriften wie »Der Fitnessboom wird Jim Fixx' Tod nicht verkraften« erschienen, wuchs meine Sorge immer mehr, bis ich mich entschloß, auf der Stelle mit einer Untersuchung über die genaueren Todesumstände, den Autopsiebericht und eventuelle Krankheiten, die zu Jims Tode geführt haben konnten, zu beginnen.

Außerdem nahm ich mir vor, Antworten auf die Frage *Was ist bekannt über den Zusammenhang zwischen körperlicher Beanspruchung und Herzinfarkten?* zu finden.

Glücklicherweise konnte ich meinen Freund William Proctor gewinnen, mir beim Recherchieren der genauen Todesumstände zu helfen. William ist Schriftsteller und ein fähiger Anwalt, der seinen Abschluß als Jurist an der Harvard University machte, und hat eine Zeitlang als

---

[1] *The Complete Book of Running:* Buchtitel der amerikanischen Ausgabe von *Das komplette Buch des Laufens.*

Reporter bei einer New Yorker Zeitung gearbeitet. Er fuhr nach Hardwick in Vermont, stieg in dem Motel ab, in dem Jim seine letzten Stunden verbracht hatte, und inspizierte eigenhändig die Strecke, die Jim noch gelaufen war.

Proctor führte eingehende Gespräche mit der zuständigen Polizeidienststelle, dem Motelpersonal und mit den mit dem Fall befaßten Beamten der Gesundheitsbehörde. Abgesehen von diesen Recherchen in Vermont befragte Proctor auch Angehörige und alle Personen, die etwas zu Jims Leben und Sterben sagen konnten. Dadurch lernte ich Jims Sohn John kennen. John unterstützte uns in jeder nur denkbaren Weise; besonders wertvoll war seine Hilfe bei der Suche nach ärztlichen Untersuchungsberichten.

Nachdem Proctor noch etliches an Zeit in Bibliotheken zugebracht hatte, verfaßte er einen Bericht über die Ereignisse vor und nach Jims Tod, der, was seine Vollständigkeit betrifft, bisher nicht übertroffen wurde. Daß ich in der Lage bin, meinen Lesern auf den folgenden Seiten zu berichten, wie sich die Ereignisse und Dialoge in etwa abgespielt haben könnten, verdanke ich Proctors unermüdlichen Recherchen. Um eine Antwort auf meine Frage – nach dem Zusammenhang zwischen körperlicher Beanspruchung und dem Auftreten von Herzinfarkten – zu finden, wertete ich zunächst unsere eigenen, am Institute for Aerobics Research[1] erzielten Forschungsergebnisse aus. Dann studierte ich die aktuelle Literatur zu den Gebieten Sportmedizin und Kardiologie, und zwar vor allem die seit 1980 erschienenen Arbeiten. Dieses Literaturstudium war besonders wertvoll, wenn es darum ging, zu in letzter Zeit erschienenen Publikationen Stellung zu nehmen, die gegenüber dem Sinn körperlicher Beanspruchung äußerst kritisch eingestellt sind.

Ich bitte meine Leser, möglichst unvoreingenommen an dieses Buch heranzugehen und nach einer Analyse der darin beschriebenen Tatsachen selbst zu einem Urteil zu kommen. Ich nehme an, daß Sie, genauso wie ich, entdecken werden, daß bei Jims Tod außer einer Koronarerkrankung noch andere Faktoren eine Rolle gespielt haben könnten. Und Sie werden feststellen, daß die Bedeutung der körperlichen Beanspruchung für die Aufrechterhaltung der Gesundheit und die Vorbeugung gegen Krankheiten durch die zur Zeit verfügbare Literatur so beeindruckend dokumentiert wird, daß man sie einfach nicht übersehen kann.

Das Ziel, das ich beim Schreiben dieses Buches vor Augen hatte, ist erreicht, wenn diejenigen unter meinen Lesern, die sich bereits für ein

---

[1] Institut für Aerobic-Forschung

Bewegungstraining entschieden haben, in ihrer Motivation bestärkt werden; wenn diejenigen, die sich bisher dagegen entschieden haben, diese Entscheidung nochmals hinterfragen. Und wenn ich mit den auf den folgenden Seiten dargestellten Grundsätzen erreichen kann, daß wieder – ohne Angst! – gelaufen, geschwommen und getanzt werden kann. Mögen Sie entdecken, daß körperliche Beanspruchung, auch wenn sie nicht alleiniger Schlüssel zu Gesundheit und einem langen Leben sein kann, ganz erheblich dazu beitragen kann, daß Sie Ihr Leben in vollen Zügen genießen können.

Dank des Autors

Leider ist es nicht möglich, die Namen all derer, die mir in irgendeiner Weise bei der Vorbereitung dieses Buches geholfen haben, zu nennen. Ich möchte jedoch nicht versäumen, wenigstens einige besondere Beiträge zu erwähnen. William Proctor leistete mit seinen Recherchen über die Umstände, unter denen Jim Fixx zu Tode kam, Außerordentliches. Auch bei der Fertigstellung des Manuskripts leistete er mir großartige Hilfe. Lewis Calver war künstlerisch verantwortlich für die in dem Buch enthaltenen Abbildungen; mein äußerst fähiger Mitarbeiter, Harold Burkhalter, verbrachte viele Stunden damit, Patientenkarteien durchzusehen, Daten zu sammeln und Publikationen auszuwerten. Dr. Larry Gibbons, Direktor der Cooper Clinic, war einer der Lektoren des Buches und arbeitete die im Anhang enthaltenen medizinischen Empfehlungen für die Häufigkeit der Belastungstests aus. Dr. Steven Blair, Direktor der epidemiologischen Abteilung des Instituts für Aerobic-Forschung, war mein zweiter Lektor. Er machte sehr wertvolle Vorschläge. Dr. Eleanor McQuillen, Chefpathologin von Vermont war mir eine große Hilfe, indem sie mir den detaillierten Autopsiebericht Jim Fixx' zur Verfügung stellte. Zahlreiche Mitglieder der Fixx-Familie unterstützten meine Arbeit; besondere Unterstützung erhielt ich jedoch von Kitty Fixx Bower und John Fixx, die mir ihre Zeit großzügig zur Verfügung stellten. Harriet Guthrie, meine Sekretärin, die mich immer wieder mit ihrem Organisationstalent überrascht, ermöglichte mir, auch meinen außerhalb der Vorbereitungen zu diesem Buch liegenden Verpflichtungen nachzukommen. Und schließlich gebührt meiner Frau Millie, meiner Tochter Berkley und meinem Sohn Tyler ein besonderes Wort des Dankes dafür, daß sie mich immer fraglos in all meinen zahlreichen Bemühungen unterstützen.

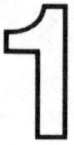

Das Jim Fixx-Syndrom: Was man darunter versteht und wie man sich davor schützen kann

Sportliche Betätigung ist absolut notwendig für die Gesundheit des Menschen. Niemand, der darum bemüht ist, bei sich das Risiko, an einem Herzschlag oder sonstwie eines plötzlichen Todes zu sterben, zu verringern, kann darauf verzichten. Sportliche Betätigung ist demnach eine der wichtigsten Grundlagen zu einem langen, aktiven Leben. Diese anscheinend allgemein anerkannten Tatsachen sind in letzter Zeit von verschiedener Seite in Zweifel gezogen worden. In diesem Buch möchte ich einige Tatsachen, über die falsch und irreführend berichtet wurde, klarstellen. In erster Linie möchte ich jedoch bei meinen Lesern eine solide Grundlage für ihr Vertrauen in *Aerobic-Übungen* (auch *Aerobics* genannt)[1] als Teil ihres Bemühens um Gesundheit und ein langes Leben schaffen.

Die Bedeutung körperlicher Belastung in einem vollständigen Gesundheitsvorsorgeprogramm ist heute so offensichtlich, daß sie kaum noch von anerkannten Wissenschaftlern oder Ärzten in Frage gestellt wird. Erst kürzlich wurde im *New England Journal of Medicine* berichtet, daß das Risiko, plötzlich an einem Herzschlag zu sterben, bei Personen, die sich regelmäßig einem so energischen Training wie dem Jogging unterziehen, *deutlich* geringer ist.

So einhellig die Meinung über die Bedeutung körperlicher Beanspruchung ist, an der Frage des richtigen Trainingsmaßes scheiden sich, auch in der Schulmedizin, die Geister. Auf der einen Seite gibt es immer noch kritische Stimmen, die die Ansicht, Leistungstraining sei gefährlich, vertreten.

Ihnen zufolge kann regelmäßige, starke körperliche Beanspruchung, auch wenn sie unter den denkbar sichersten Bedingungen geschieht, zum plötzlichen Tod führen, weshalb sie davon abraten. Diesen Kritikern gab der tragische Tod eines der fulminantesten Verfechter des Aerobic-Sports, des Bestsellerautors James F. Fixx, Anlaß zu einer

---

[1] *Aerobic exercise = Aerobic-Übung:* Bewegungstraining mit einer spezifischen Belastung, wobei genauso viel Sauerstoff verbraucht wie aufgenommen wird.

Anti-Aerobic-Kampagne. Auf der anderen Seite gibt es nicht wenige, die glauben, Laufen, Schwimmen oder Fahrradfahren können sämtliche Leiden beheben und die Möglichkeit einer Herzkrankheit ausschließen. Sie sind allesamt Opfer einer Geisteshaltung, die körperliche Beanspruchung unverdientermaßen zum Allheilmittel hochstilisiert. Darauf, was es mit dieser Geisteshaltung auf sich hat, werde ich später zurückkommen.

Da eine solche Verwirrung darüber herrscht, was regelmäßige körperliche Beanspruchung bewirken kann und was nicht, sehe ich es als meine Aufgabe an, meinen Lesern zu zeigen, wie sie – *ohne Angst* – mit Laufen, Schwimmen, Fahrradfahren oder Aerobic-Dance fortfahren können und aus dieser sportlichen Betätigung den größtmöglichen gesundheitlichen Nutzen ziehen können. Diejenigen, die meine Ratschläge befolgen, laufen nicht nur weniger Gefahr, beim Sport einen Herzschlag zu erleiden; für sie reduziert sich auch das Risiko, bei einer ihrer weniger anstrengenden Alltagstätigkeiten von einem solchen überrascht zu werden.

Ich denke, es ist ganz sinnvoll, wenn wir uns zunächst mit einem konkreten Fall beschäftigen, um besser verstehen zu können, auf welche Weise aus körperlicher Beanspruchung der größte gesundheitliche Nutzen zu ziehen ist. Aus diesem Grunde möchte ich nun auf die Hintergründe eines der tragischsten und meistbeachteten Ereignisse der jüngeren Geschichte der Präventivmedizin eingehen – nämlich des Todes jenes Mannes, der bereits zu Lebzeiten begonnen hatte, zur Legende des Aerobic-Sports zu werden.

Es kommt immer wieder vor, daß historische Ereignisse einzelne Persönlichkeiten aus der Anonymität hervortreten lassen, die dann in ungewöhnlich großem Maß Berühmtheit und Einfluß erlangen. Oft sind es Massenbewegungen, die eine solche Persönlichkeit zu ihrem Repräsentanten machen, oder sie werden zum Symbol von Idealen, die es erst noch zu realisieren gilt.

Ihr Name wird zum Begriff für die Sache, für die sie sich einsetzt. Durch ihre Worte lassen sich ihre Anhänger zu Taten hinreißen, die sie sich selbst nie zugetraut hätten. Wo sie auftritt, bekennen sich viele Unentschlossene dazu, ein völlig neues Leben zu beginnen. Kurzum, zuweilen schafft sich die Geschichte ihre Helden.

In gewisser Weise war James F. Fixx solch eine Persönlichkeit. Sein Name wurde buchstäblich zum Synonym für Laufen; seine Schriften regten Unzählige dazu an, ihren alten Gewohnheiten Lebewohl zu sagen, um zu neuen gesundheitlichen Höhen zu streben und ein aktives Leben anzufangen.

Jim Fixx erschien im Oktober 1977 auf der amerikanischen und internationalen Bühne mit dem unglaublichen Bestseller *»The Complete Book of Running«*. Ende November 1977 wurde das Buch in die Bestsellerliste der *New York Times* aufgenommen und stand bald an deren erster Stelle. Als es nach fast 2 Jahren aus der Liste gestrichen wurde, hatte es, was die Auflagenhöhe betrifft, sämtliche Rekorde gebrochen.

Zu jener Zeit war der Name »Jim Fixx« in aller Munde. Seine muskulösen Beine, die auf den Umschlägen seiner Bücher zu sehen waren, waren einem Teil der Öffentlichkeit so vertraut wie die Markenzeichen der größten Unternehmen der Welt. Mit über einer Million Lesern und wahrscheinlich ebenso vielen Jogging-Begeisterten, die jedes seiner Worte begierig aufnahmen, war er auf dem besten Weg, zu Lebzeiten zur Legende zu werden. Womit nicht gesagt sein soll, daß seine Berühmtheit unverdient war. Dank seines Ruhmes war er in der Lage, Wesentliches zur Verbreitung eines Gedankens beizutragen, der die allgemeine Gesundheit positiv beeinflussen sollte.

Wie war das möglich? Sein Buch rückte auf die vorderen Plätze der Bestsellerlisten, als sich die Fitnesswelle mitten im Aufwärtstrend befand und ein noch nie dagewesener Rückgang der Todesfälle infolge Herzkrankheiten eingesetzt hatte. Gallup-Umfragen zufolge liefen bereits 1961 24 % der erwachsenen Amerikaner regelmäßig; 1977, im Erscheinungsjahr des *»Complete Book of Running«*, waren es 47 und 1984 59 % – diese Entwicklung ist zumindest z. T. Fixx' Einfluß zuzuschreiben.

In dem Maße, wie immer mehr Menschen sich dem Laufen zuwandten, wurde der Herztod zurückgedrängt. Nach den Angaben des National Center for Health Statistics[1] waren 1961 511,6 von 100000 Todesfällen auf Herzkranzgefäßkrankheiten zurückzuführen. 1977 waren es noch 437,5 und 1981, dem letzten Jahr, aus dem uns statistisches Material zur Verfügung steht, nur noch 424,2.

Jim Fixx wurde berühmt, als die Fitnesswelle dabei war, immer breitere Bevölkerungsschichten zu erfassen; und es gelang ihm eine ganze Weile, sie weiter anzukurbeln. Aber die meisten Helden erleben ihr Waterloo – für Jim Fixx, auf dem Hintergrund dessen, was er symbolisiert hatte, ein denkbar katastrophales Ende.

Am 20. Juli 1984 brach dieser international bekannte Streiter für den Aerobic-Sport, nur 52jährig, während seines täglichen Lauftrainings auf einer Landstraße von Vermont zusammen und starb. Er fiel genau dem Herzleiden zum Opfer, vor dem er sich und andere schützen wollte.

[1] Nationales Zentrum für Gesundheitsstatistik

Es erweckt den Anschein, als hätten sich die Schicksalsgöttinnen dazu verschworen, die denkbar ironischste Wendung zu inszenieren, indem sie den König der Läufer in Ausübung ausgerechnet derjenigen Tätigkeit, die er so erfolgreich und energisch gelebt hatte, zugrunde gehen ließen. Entsprechend war die Welle der Angst, die durch die Fixx-Tragödie ausgelöst wurde. Große Teile der Bevölkerung befürchteten damals, körperliche Beanspruchung könnte ebensoviel Schaden anrichten wie Nutzen bringen. Auch ich, der ich Jim als Freund und Kollegen schätzengelernt hatte, war tief erschrocken und enttäuscht über seinen viel zu frühen Tod. Es dauerte jedoch nicht lange, und meine Trauer verwandelte sich in tiefe Sorge um die Zukunft der Aerobic-Bewegung, ja der gesamten Präventivmedizin. Daß dank der motivierenden Wirkung von Führungspersönlichkeiten wie Jim Fixx heute viele aktiver und mit einer höheren Lebenserwartung leben, ist unbestreitbar. Dennoch nahmen einige Kritiker und an den Schreibtisch gefesselte Wissenschaftler die Ironie seines Todes in relativ jungen Jahren zum Anlaß, sich in eine Anti-Aerobic-Kampagne einzureihen.

Nach Jims Tod klingelte mein Telefon pausenlos. Medien und Schulmedizin bombardierten mich förmlich mit Fragen über die Bedeutung dieses Ereignisses. Noch heute melden sich während meiner Vorlesungen besorgte Zuhörer, um mit mir über Fixx' Tod zu diskutieren.

Die Zeitungen stürzten sich damals auf das Thema. Durch Schlagzeilen wie »Bremst Fixx' Tod die Fitnesswelle?« wurde die wachsende Hysterie gefördert. Der Schriftsteller James Michener begann einen längeren Artikel im *New York Times Magazine* (19. August 1984) mit dem Titel »Living with an ailing heart« (Mit einem kranken Herzen leben) mit folgenden Worten:

»Der dramatische Tod James F. Fixx', des Gurus der Aerobic-Fans – zu denen auch ich gehöre –, hat die Joggergemeinde in Furcht versetzt. Die Sache war ein echter Schocker ...« Ja, der Fall war wirklich ein Schocker. Die Art und Weise, wie viele Schreiber und Aerobic-Begeisterte ihre Befürchtungen zum Ausdruck brachten, ist sehr aufschlußreich. Die in vielen Äußerungen erkennbare Bestürzung läßt einige weitverbreitete, jedoch völlig falsche Ansichten durchscheinen. In der ersten Euphorie der Fitnesswelle begannen viele zu glauben, durch regelmäßiges Bewegungstraining könne man sich vor plötzlichem Tod, insbesondere vor einem Tod infolge eines Herzleidens, schützen. Körperliche Belastung wurde so zum langgesuchten Rezept für ein langes Leben. Jim Fixx mag diese Annahmen mehr oder weniger übernommen haben. Viel wichtiger als die Frage, was Fixx selbst glaubte, ist jedoch der Umstand, daß das Denken vieler, die sich mit Fixx und seiner Gesundheitsphilosophie identifizierten, von einer Fülle von Vorurteilen **13** durchsetzt war. Aus diesem Grunde habe ich den Begriff »Jim Fixx-Syndrom« als Modell für die Geisteshaltung, die im Bewegungstraining ein unfehlbares Gegenmittel gegen Herzkrankheiten und plötzlichen Tod sieht, gewählt.

In der medizinischen Fachsprache bezeichnet ein Syndrom eine Gruppe von Symptomen, d. h. körperlichen Anzeichen, die, wenn sie bei einer Person gleichzeitig auftreten, eine bestimmte Krankheit oder einen abnormen Zustand signalisieren. So zeigt das Jim Fixx-Syndrom den falschen Glauben an, ein Aerobic-Sportler sei mehr oder weniger vor Erkrankungen der Herzkranzgefäße geschützt. Gewöhnlich ist das Syndrom an ein oder mehrere »Unverletzbarkeitsmythen« geknüpft.

Bevor ich näher auf diese Mythen eingehe, möchte ich eine Anmerkung machen, die für vieles gilt, was ich in diesem Buch sagen werde. Jim Fixx war ein Läufer – viele meiner Beobachtungen und Ratschläge werden sich demgemäß vor allem auf das Laufen beziehen. Wie wir jedoch im weiteren Verlauf unserer Betrachtungen über den plötzlichen Tod, Belastungstests usw. sehen werden, gelten die Feststellungen über die Auswirkungen körperlicher Beanspruchung auf Ihren Organismus ebenso für andere Arten aerober Übungen.

Ob Sie Schwimmen, Squashspielen oder Fahrradfahren oder ob Sie Skilanglauf, Aerobic-Dance oder Schnellgehen betreiben – für Sie gelten die Unverletzbarkeitsmythen, die das Jim Fixx-Syndrom ausmachen, genauso wie für den Jogger, den Sie die Straße entlanglaufen sehen.

Wir werden nun die Unverletzbarkeitsmythen der Reihe nach durchgehen, um herauszufinden, was sie für Sie und Ihr Fitnessprogramm bedeuten können.

Mythos Nr. 1
Bei der Strecke, die ich symptomfrei laufe, kann ich unmöglich herzkrank sein

Ich bin kaum in der Lage zu sagen, wie viele Läufer, Schwimmer, Fahrradfahrer usw. mir gegenüber diese Ansicht geäußert haben.

Jim Fixx selbst sagte in seinem *»Second Book of Running«:*
»Es sind zwar schon Herzinfarkte bei trainierten Läufern vorgekommen; sie sind jedoch so selten, daß man sie vernachlässigen kann.« An späterer Stelle zitiert er durchaus zustimmend einen Arzt, der erklärt hatte, »das einzige, was einen gesunden Läufer umbringen kann, außer einem Auto oder einem Bus, ist ein Hitzschlag«.

14

Es wird berichtet, Fixx sei während 12 Jahren wöchentlich 60 bis 70 Meilen[1] gelaufen. Nach meiner Berechnung müßte er insgesamt über 37 000 Meilen zurückgelegt haben. Ohne Frage eine schöne Strecke und allerhand Laufschuh-Verschleiß.

Mehr als die Anzahl der zurückgelegten Meilen sollten uns jedoch die Einstellung interessieren, die zu einer solchen Hingabe führt. Oft steckt die Überzeugung dahinter, daß man, wenn man nur lange genug regelmäßig laufe oder einen anderen Ausdauersport ausübe, gleichsam unverwundbar werde. Als ob man in die höheren Gefilde der Fitness gelangen könnte, die einen über Herzinfarkte und Arterienverkalkung (Arteriosklerose) erhaben werden läßt.

Dies ist leider unwahr. Weder die Medizin noch der Sport sind bis heute in der Lage, ein absolut sicheres Mittel gegen die Erkrankung der Herzkranzgefäße anzubieten.

Zudem ist der Herzmuskel ein Meister im Verbergen von Schwierigkeiten. Sie können viele Meilen mit einem Puls von 150 bis 160 Schlägen pro Minute laufen und sich dabei im vollen Besitz Ihrer Kräfte fühlen und keinerlei Schmerzen empfinden. Trotzdem könnte sich bei Ihnen sogar beim Laufen ein Verschluß der Arterien, die das Herz mit Blut versorgen, ereignen. Der Tod lauert buchstäblich hinter jeder Ecke, sofern Sie nicht über den Sport hinaus etwas für Ihre Gesundheit unternehmen.

Die Möglichkeit, daß eine derart ernsthafte Erkrankung der Herzkranzgefäße vorliegen kann, ist der Grund dafür, daß ich, besonders bei über 40jährigen, die Notwendigkeit regelmäßiger, fachmännisch begleiteter *Laufbandbelastungstests, an oder nahe der individuellen Leistungsgrenze,* betone. Der Test ist insbesondere dann wichtig, wenn Sie gewohnt sind, Ihr Lauftraining mit einem Sprint zu beenden.

Einer unserer Mitarbeiter im Aerobic-Center in Dallas, Dr. Larry Gibbons, untersuchte in einer kürzlich veröffentlichten Arbeit eine Personengruppe, deren Testergebnisse auffällig waren. Ein Teil davon zeigte bereits bei einer Pulszahl von 85% der voraussichtlichen maximalen Pulszahl abnorme Resultate; bei den übrigen traten sie erst unter maximaler Belastung auf. Gibbons machte in seiner Untersuchung eine beunruhigende Entdeckung: 39% unter maximaler Belastung positiver EKG-Befunde sind nicht entdeckt worden, weil sie nicht über die 85%-Schwelle der maximalen altersabhängigen Belastungsgrenze hinaus ausgetestet wurden.

[1] 1 Meile = 1609 m.

Wir werden dieses Untersuchungsresultat nun auf unsere persönliche Situation übertragen: Nehmen wir an, Sie laufen gewöhnlich, wie im vorhergehenden Beispiel, mit einem Puls von 135 Schlägen pro Minute; Ihre maximale Pulszahl beträgt 185. Sie schöpfen also nur 73% Ihrer maximalen Leistung aus. Am Ende Ihres Laufs legen Sie einen Sprint ein, so daß Ihr Puls auf das Maximum von 185 Schlägen pro Minute hochschnellt. Wenn Sie an einer undiagnostizierten Erkrankung der Herzkranzgefäße leiden, könnte Sie eine solche Anstrengung in ernste Schwierigkeiten bringen ... selbst dann, wenn Sie bisher noch nie Angina pectoris (Schmerzen im Brustbereich) oder andere Warnsignale verspürt haben. Nur ein einwandfrei durchgeführter Belastungstest ist in der Lage, Herzleiden, die erst bei maximaler Belastung manifestiert werden können, nachzuweisen. Daraus ergibt sich eindeutig, daß Sie noch so gut und **völlig** symptomfrei laufen, schwimmen oder fahrradfahren können – und *trotzdem* ein Herzleiden haben können.

Mythos Nr. 2
Marathonläufer sterben nicht an Herzinfarkt

Dies ist der Unverletzbarkeitsmythos der hochtrainierten Langstreckenläufer. Manche Marathonläufer sind der Ansicht, dank ihres Trainings und der Teilnahme an Marathonläufen automatisch gegen Herzkrankheiten immun zu sein. Mythos Nr. 2 ist ja auch nichts anderes als die logische Schlußfolgerung aus Mythos Nr. 1: Wenn Laufen über lange Strecken vor Herzkrankheiten schützen kann, muß Laufen über *sehr* lange Strecken noch viel wirksamer sein.

Die Absurdität dieses Gedankens zeigte sich erst, als die ersten Untersuchungen über Todesfälle infolge von Herzkrankheiten bei Marathonläufern erschienen. In einer der neueren mir bekannten Arbeiten eines Pathologen aus Kalifornien, Dr. Thomas Bassler, die in der Ausgabe vom 27. Juli 1984 des *Journal of the American Medical Association* erschien, wurde über die Gründe, die bei 14 Marathonläufern zu Veränderungen der Herzkranzgefäße und schließlich zum Tod geführt hatten, berichtet. Er zog aus seiner Untersuchung den Schluß, daß unangemessene Ernährung wesentlich zu ihrem Tod beigetragen hatte.

Ironischerweise hat Bassler seinerzeit mit der Bemerkung, ein Läufer, der einen Marathonlauf in weniger als 4 Stunden absolviert habe, sei immun gegen Herzkrankheiten, eine gewisse Berühmtheit erlangt.

16 Ohne Bassler direkt zuzustimmen, bezog sich Fixx in seinen Werken an mindestens einer Stelle auf diesen Satz: »Nicht alle Kollegen Dr. Basslers stimmen mit ihm überein (hinsichtlich der Immunität des Marathonläufers), aber er hat eine große Anhängerschaft« (*The Complete Book of Running*). Die Annahme, Marathonläufer seien nicht anfällig gegen Herzkrankheiten, ist selbstverständlich blanker Unsinn. Fixx räumte in seinen späteren Schriften die Unhaltbarkeit dieses Arguments ein. Wir müssen aber davon ausgehen, daß nach wie vor viele schlecht informierte Läufer, Schwimmer und Anhänger eines anderen Aerobic-Sports glauben, sich durch Laufen einer Trainingsstrecke oder eines Marathons in einer respektablen Zeit oder durch Erbringen einer entsprechenden sportlichen Leistung vor krankhaften Veränderungen der Herzkranzgefäße schützen zu können.

Durch diese falsche Annahme wird nicht berücksichtigt, daß andere Faktoren wie ungünstige Erbanlagen oder ungesunde Eßgewohnheiten die Vorteile, die sich jemand erlaufen hat, zunichte machen können. Wie ich schon in meinem letzten Buch »*The Aerobic Program for total Well-Being*«[1] erwähnte, trainiert ein Läufer, der wöchentlich mehr als 12 bis 15 Meilen läuft, nicht nur für die Gesundheit seiner Herzkranzgefäße. Möglicherweise trainiert er für ein Rennen oder er ist einfach von dem Sport begeistert. Manch einer verspricht sich von dem Training soziale Kontakte zu anderen Langstreckenläufern.
Diese Gründe haben nichts mehr mit Gesundheit zu tun. Für die Aufrechterhaltung der Funktion der Herzkranzgefäße genügt es völlig, 12 bis 15 Meilen pro Woche zu laufen.
Dieses vergleichsweise bescheidene Training, kombiniert mit einer fettarmen Ernährung, Verzicht auf Zigarettenkonsum, regelmäßigen ärztlichen Untersuchungen und einem allgemein auf Gesundheit ausgerichteten Lebensstil, bieten den größtmöglichen Schutz gegen Herzkrankheiten; aber auch diese Vorsorgemaßnahmen sind keine Garantie dafür, daß sich nicht eine Krankheit, die etwa in der Familienanamnese angelegt ist, entwickelt.

---

[1] »*The Aerobic Program for total Well-Being*« = Titel der amerikanischen Ausgabe von »*Dr. Coopers Gesundheitsprogramm*« (Droemer Knaur, 1984).

Mythos Nr. 3
Belastungstests sind wertlos, weil sie zu viele falsche Ergebnisse (falsch-positiv und falsch-negativ) bringen. Außerdem können die Ärzte die Belastungselektrokardiogramme von Leistungssportlern nicht interpretieren

Obwohl sich Fixx mindestens einmal einem Belastungstest unterzogen hat, scheint er von dessen Aussagekraft nicht viel gehalten zu haben. Als ihn seine frühere Frau Alice einmal drängte, sich gründlich untersuchen zu lassen, versprach er ihr, einen befreundeten Arzt zu fragen, ob dies bei ihm erforderlich sei. Er erhielt die Antwort: »Ich halte jährliche Untersuchungen für Zeitverschwendung. Für Läufer sind sie sogar nicht ungefährlich. Plötzlich läufst du einem Arzt in die Arme, dem dein Elektrokardiogramm nicht gefällt, und schon wirst du in die Mayo-Klinik zu einer Untersuchung der Herzkranzgefäße eingeliefert ... Belastungstests ... bei Sportlern sind völlig wertlos – auch sonst taugen sie nicht immer viel« (*The Complete Book of Running*).
Der Arzt nahm diese Aussage teilweise zurück, indem er hinzufügte, »allerdings, wenn du einen Arzt auftreiben kannst, der nicht gleich den Kopf verliert, ist es nicht falsch, so einen Test zu machen. Später, wenn du einmal Probleme hast, können wir ihn zum Vergleich heranziehen.«
Wie mir scheint, hielt Jim Fixx, wie so viele andere, den Belastungstest auch für diesen Zweck nicht für sehr brauchbar. Jedenfalls lehnte er meinen Vorschlag ab, sich einem Belastungstest zu unterziehen, als er sich sechs Monate vor seinem Tod im Aerobic-Center aufhielt, um einen Bericht über den erfolgreichen Bostoner Marathonläufer Johnny Kelley zu schreiben. Während es Jim aus Gründen, die nur ihm zugänglich waren, vorzog, Zuschauer zu bleiben, schnitt Johnny bei seinem damaligen Laufbandbelastungstest ganz gut ab.
Als ich später mit Kitty Fixx Bower, Jims Schwester, über diesen Vorfall sprach, erzählte sie mir, Jim habe während seines damaligen Aufenthalts in Dallas an einer Erkältung gelitten. Möglicherweise habe er befürchtet, ein weniger gutes Resultat zu erzielen, als wenn er im vollen Besitz seiner Kräfte gewesen wäre. Ihrem Eindruck nach war Jim nicht ausdrücklich dagegen, sich einem Belastungstest zu unterziehen.
Ich bedaure heute noch, daß er sich damals nicht dazu entschließen konnte. Möglicherweise hätten wir seine Erkrankung der Herzkranzgefäße festgestellt und hätten ihm eine Behandlung vorschlagen und vielleicht sein Leben retten können. Auf den Belastungstest werde ich in den folgenden Kapiteln noch ausführlich zu sprechen kommen. Hier möchte ich mich darauf beschränken, zu den Zweifeln an der Aussagekraft des Laufbandbelastungstests Stellung zu nehmen. Viele Arbeiten,

die sich gegen den Belastungstest im allgemeinen richten, meinen in Wirklichkeit das sogenannte »bipolare Verfahren«, bei dem die Aktionsströme des Herzens über nur drei Elektroden vom Brustkorb zum Elektrokardiographen abgeleitet werden.

Was die Kritiker zumeist nicht berücksichtigen, ist die Tatsache, daß Empfindlichkeit und Genauigkeit des Tests durch Erhöhung der Anzahl der Elektroden und elektrischen Felder gesteigert werden können. Für einen aussagekräftigen Test müssen **mindestens** sieben Elektroden an Ihrem Brustkorb befestigt werden. Dies setzt voraus, daß ein Neun-Kanal-Meßsystem vorhanden ist. Genauso wichtig ist, daß Ihre Belastung gesteigert wird, bis Ihr Puls sein Maximum erreicht hat.

Im Aerobic-Center werden ausschließlich Tests an der Leistungsgrenze durchgeführt. Wir verwenden ein 14-Elektroden/15-Kanal-System. Dadurch erreichen wir eine höhere Aussagekraft unserer Tests. Vergleicht man unsere Methoden mit einem Verfahren, bei dem die Herzkranzgefäße direkt auf dem Röntgenbild dargestellt werden (Angiogramm), liegt ihre Empfindlichkeit (ein Maß für die Anzahl der richtigen positiven Resultate) bei 80 %.

Die Aussagekraft eines Testresultats wird selbstverständlich erheblich von der Erfahrung des testbegleitenden technischen Assistenten bzw. Arztes beeinflußt. Wenn Sie sich einem Test unterziehen, der von einem wenig erfahrenen Fachmann überwacht wird, steigt die Wahrscheinlichkeit, daß ein falsches Resultat erzielt wird. Dies spricht jedoch nicht gegen das Testverfahren als solches. Entscheidend ist die Art der Durchführung der Tests.

Mythos Nr. 4
Als hochtrainierter Langstreckenläufer braucht Sie Ihre Veranlagung nicht zu interessieren

Wie sich immer mehr gezeigt hat, ist eine ungünstige Familienanamnese einer der gefährlichsten und entscheidendsten Risikofaktoren für die Entwicklung einer Herzkrankheit. Mit anderen Worten: Ist Ihr Vater, Ihre Mutter, Ihr Großvater oder Ihre Großmutter väterlicherseits oder mütterlicherseits vor Erreichen des 60. oder gar des 50. Lebensjahres an einem Herzleiden gestorben, ist die Wahrscheinlichkeit sehr groß, daß auch Sie an einer solchen Krankheit sterben. Ich glaube, es war der bekannte Arzt Dr. Paul Dudley White, der einst den Satz prägte: »Wer sich vor einem Herzschlag schützen will, muß sich die richtigen Eltern aussuchen!«

Selbstverständlich wird es Ihnen nicht gelingen, diesen Risikofaktor gänzlich auszuschalten. Mit der Veranlagung ist es genauso wie mit den zwei Päckchen Zigaretten, die Sie vielleicht am Tage rauchen: Man kann sie sich nicht einfach wegwünschen. Wahr ist, daß man den Einfluß eines solchen Erbfaktors zurückdrängen kann. Wenn Sie z. B. die Gewohnheit haben, zwei Päckchen Zigaretten am Tag zu rauchen, können Sie das Rauchen aufgeben. Sie können die Menge des über die Nahrung aufgenommenen Fetts und Cholesterins drastisch einschränken. Schließlich können Sie mit einem regelmäßigen Aerobic-Übungsprogramm beginnen.

Aber gerade dann, wenn Sie sich dazu entschließen, diese Gesundheitsmaßnahmen zu ergreifen, laufen Sie Gefahr, sich einem weit verbreiteten Wunschdenken hinzugeben. Nicht wenige werden mit der Zeit von den offensichtlichen Erfolgen körperlicher Beanspruchung so überzeugt, daß sie sich am Ende einreden, solche Übungen könnten für sich allein eine Art Gegenmittel gegen die Veranlagung darstellen.

Wahrscheinlich war auch Jim Fixx versucht, sich mit dieser Vorstellung zu beruhigen. Bekanntermaßen starb sein Vater im Alter von nur 43 Jahren an einem Herzschlag, eine Tragödie, die Jim entscheidend prägte.

In einem besonders lichten Moment schrieb er an einer Stelle, daß das erbliche Risiko im Unterschied zu den übrigen Risikofaktoren des Herzinfarkts »durch Bewegungstraining nicht zu beeinflussen« sei (*The Complete Book of Running*).

Gleichzeitig gibt es in seinen Werken Hinweise darauf, daß er mehr und mehr glaubte, körperliche Beanspruchung als Waffe im Kampf gegen seine Veranlagung einsetzen zu können. Ein Anhaltspunkt dafür ist, daß er sich in seinen Büchern in erster Linie zum Bewegungstraining äußert und dabei andere Vorsorgemaßnahmen wie beispielsweise die regelmäßige ärztliche Untersuchung völlig außer acht läßt. An Aussagen wie:»Wie wir sehen, ist bei einem Läufer die Gefahr einer Erkrankung der Herzkranzgefäße deutlich geringer; eine Tatsache, die für mich von großer Bedeutung ist, denn ich bin in dieser Hinsicht nicht wenig erblich belastet« (*Complete*) läßt sich seine Hoffnung ablesen, mit dem Lauftraining den ungünstigen Erbfaktoren doch noch beizukommen.

Später schätzte er die Möglichkeiten körperlicher Beanspruchung noch positiver ein. In einer Darstellung des Segens regelmäßiger Aerobic-Übungen schreibt er:»In dem Maße, wie sich statistisches Material anhäufte, wurde klar, daß sich durch körperliche Beanspruchung praktisch jeder körperliche Risikofaktor, ob er einzeln oder in Kombination 20 mit anderen vorlag, zurückdrängen ließ ... körperliche Beanspruchung konnte den Einfluß selbst eines Diabetes oder einer erblichen Veranlagung verringern, sie in einzelnen Fällen sogar völlig außer Kraft setzen« (*Second*).

Diese Vorstellung, Bewegungstraining könne einfach alles bewirken, ist denn auch der Kern des Mythos Nr. 4. Leider ist sie völlig wirklichkeitsfern. Wahr ist, daß körperliche Beanspruchung das Bemühen unterstützen kann, den Einfluß ungünstiger Erbfaktoren zurückzudrängen. Eine durch die Blutsbande gegebene Veranlagung zu Herzkrankheiten wird jedoch immer bestehen bleiben; in manchen Fällen wird ihr Einfluß so stark sein, daß alle herkömmlichen Vorsorgemaßnahmen versagen.

Wird einem Arzt ein Patient mit einer solchen Veranlagung zu einer Erkrankung der Herzkranzgefäße vorgestellt, ist es bestimmt nicht falsch, wenn er zu Bewegung, Gewichtsabnahme, Ernährungsumstellung und ähnlichen »natürlichen« Vorsorgemaßnahmen rät. Keine dieser Maßnahmen wird jedoch den Patienten retten können. Mittel der Wahl sind in diesen Fällen Medikamente, die den Lipid-(Fett-)Gehalt des Blutes senken. Gelegentlich muß der Arzt sogar zu einer sogenannten Bypass-Operation raten.

Abgesehen von solchen Extremfällen kann bei Patienten, in deren Familienanamnese Herzkrankheiten vorkommen, ein aus rein natürlichen Maßnahmen bestehendes Vorsorgeprogramm von unschätzbarem Nutzen sein. Eine dieser Maßnahmen wird dann selbstverständlich ein Aerobic-Übungsprogramm sein. Ebenso wichtig wird jedoch sein, daß der Patient auf Zigarettenkonsum verzichtet, seine Ernährung umstellt, sich keinen besonderen Belastungen aussetzt, sein Gewicht reduziert und sich regelmäßig einem unter ärztlicher Aufsicht durchgeführten Belastungstest unterzieht.

Wir haben nun die vier »Unverletzbarkeitsmythen«, die das Jim Fixx-Syndrom ausmachen, kennengelernt. Vor ihnen möchte ich alle meine Leser warnen, denn wer sich auch nur von einem von ihnen in die Irre führen läßt, bringt sich in Gefahr und riskiert sogar sein Leben. Nur wer die Vorurteile als solche erkennt und sich von ihnen befreit, ist in der Lage zu erkennen, wie ein Bewegungstraining zum unverzichtbaren Teil eines Gesundheitsvorsorgeprogramms wird.

Es ist mein Ziel, die Vorurteile in den Köpfen meiner Leser durch Tatsachen zu ersetzen. Um dies zu erreichen, werden wir uns mit Fragen wie diesen befassen:

☐ Woran starb Jim Fixx und was können wir aus seinem tragischen Ende lernen?

☐ Unter welchen Umständen ist die Gefahr, eines plötzlichen Herztodes zu sterben, am größten?

- [ ] Welche sind die 11 Risikofaktoren für das Zustandekommen einer Herzkrankheit – wodurch können wir sie verringern?
- [ ] Warum ist die »Abkühlphase« einer körperlichen Beanspruchung am risikoreichsten und wie können wir sie gefahrlos gestalten?
- [ ] Welche sind die sichersten Taktiken in den verschiedenen Sportarten?
- [ ] Worin besteht ein richtiger Belastungstest und warum ist er für die Gesundheit wichtig?
- [ ] Was versteht man unter dem am Institute for Aerobics Research in Dallas unter dem Namen *Cooper-Protokoll* neu entwickelten Verfahren?
- [ ] Kann man sein Leben tatsächlich verlängern?

Ich lade Sie nun ein, sich mit mir »auf Expedition« zu begeben, um ein paar äußerst wichtige, aber selten richtig verstandene Tatsachen über Aerobic, das bewährte Lebenselixier, zu ergründen. Das richtige Verständnis soll Ihnen helfen, mit diesem Grundpfeiler des körperlichen Wohlbefindens Ihr Risiko einer Herzkrankheit zu verringern, Ihre Gesundheit zu fördern und vielleicht sogar Ihr Leben zu verlängern. Erste Station unserer Reise ist eine kleine Seitenstraße am Rande eines Dorfes in Nord-Vermont.

2 Woran starb Jim Fixx?

Bei der Ankunft fühlte sich Jim Fixx ziemlich erschossen. Die Fahrt von Cape Cod nach Hardwick, einem kleinen Ort in Vermont, – etwa 7 Stunden im Wochenendverkehr – war lang und heiß gewesen. Da er auch an diesem Tag, dem 20. Juli 1984, nicht von seiner Gewohnheit abgewichen war, bis zum Abendessen nicht viel zu sich zu nehmen, war er außerdem hungrig. So hatte er, als er seinen Volvo Combi um halb 5 Uhr nachmittags vor dem Village Motel einparkte, nur zwei Dinge im Kopf: Essen und Ausruhen.

Bald würde er ein gemietetes Vermonter Landhaus mit Blick auf den nahegelegenen Caspiasee beziehen, wo er vorhatte, die Arbeit an seinem nächsten Buch, einem äußerst fundierten Bericht über Leistungssport, zu Ende zu bringen. Mit Nord-Vermont hatte er sich bestimmt nicht zufällig eine weit von den Zentren des Verlagswesens entfernte Gegend ausgesucht; Jim fühlte sich wohl, wenn er allein war. Der Druck und die Anspannung, die in seinem Leben in der Öffentlichkeit nicht ausblieben, waren ihm ziemlich verhaßt gewesen. Er hatte unter den ständigen Gesprächsrunden und Werbetourneen, die ihm seine Bücher in den letzten Jahren abverlangt hatten, gelitten und viel an innerem Frieden eingebüßt. Körper und Seele hatten sich gegen die Berühmtheit gesträubt. So reagierte er vor einigen Jahren auf eine besonders starke Dosis von Talk-Shows in Fernsehen und Radio sogar mit ernsteren Angstzuständen.

In letzter Zeit waren die psychischen Störungen zwar nicht wieder aufgetreten, an der Anspannung hatte sich jedoch nichts geändert. So hatte es Jim wenigstens in den letzten Monaten in seinem Tagebuch notiert. In Jims Augen scheint Streß etwas gewesen zu sein, was der Erfolg mit sich bringt, was er aber unbedingt vermeiden mußte, um leistungsfähig zu bleiben.

Am leichtesten ging Jim die Arbeit von der Hand, wenn er an einem ruhigen, abgeschiedenen Ort mit sich allein war. Diesen Zustand schätzte er so sehr, daß er 1977 eine Karriere in der unter Hochdruck arbeitenden Welt der New Yorker Zeitschriftenverlage aufgegeben **23** hatte, um sich der verhältnismäßig einsamen, dafür selbstbestimmten Welt der Schriftstellerei zuzuwenden. In dieser Umgebung war er förmlich aufgeblüht. In der Abgeschiedenheit seines Studios in Connecticut hatte er »*The Complete Book of Running*« geschrieben.

Diese Erfahrung hatte ihn bewogen, sich an einen abgelegenen Ort in Vermont zurückzuziehen, um sein Werk fortzusetzen. Hardwick war allerdings nicht der Ort, wo er mit dem Schreiben beginnen würde; dort gab es ein Bett und ein paar reichliche Mahlzeiten – gut für einen vorübergehenden Aufenthalt, bis die letzten Vorkehrungen für den Umzug in das am See gelegene Haus getroffen sein würden. Als die Sekretärin des Motels, Patty Dickson, Jim auf die Anmeldung zukommen sah, fand sie, daß er aussähe, als hätte er einen anstrengenden Tag gehabt. Besonders die Augen waren ihr aufgefallen: sie waren glanzlos und gerötet. So dachte sie bei sich, »dieser Typ sollte sich am besten gleich unter die Dusche stellen und sich dann ins Bett legen«.

»Geben Sie mir ein ruhiges Zimmer, möglichst weit weg von allen anderen«, bat Jim.

»Ich kann Ihnen Zimmer 12 geben – das liegt am Ende des Flurs«, antwortete Patty und reichte ihm ein Anmeldeformular.

»Ich habe heute nicht mal Lust, all mein Gepäck aus dem Wagen zu holen«, sagte Jim. »Meinen Sie, ich kann es drinlassen?«

»Da wird niemand drangehen«, versicherte Patty.

Jetzt noch der Punkt Essen. »Wie steht es mit den Restaurants in dieser Gegend? Ich möchte gut essen und ein Bier trinken und mich an einem kühlen Ort ausruhen.«

»Da empfehle ich Ihnen das Mary Lou.«

So wie der Mann aussah, erwartete Patty, er würde direkt essen gehen und an diesem Abend früh Schluß machen. Da kannte sie Jim schlecht. Der konnte noch so müde sein, seine Laufschuhe würde er trotzdem anziehen und loslaufen. Gewöhnlich machte er 10 Meilen am Stück. 10 Meilen pro Tag, an jedem Tag in der Woche. Das war der Stil, dem sich Jim seit über 10 Jahren verpflichtet fühlte. 10 Meilen am Tag, 7mal in der Woche, das sind 70 Meilen in der Woche.

Aber diesmal hatte er einen Lauf an einem zu heißen Tag in einem zu hügeligen Gelände vor sich. Das Thermometer war an diesem teilweise bewölkten, stillen Sommernachmittag auf 28° C gestiegen. Schwer vorzustellen für alle, die erwarten, Nord-Vermont könne jederzeit – sogar im Juli – mit einer frischen Brise aufwarten.

Jim Fixx war nicht gewohnt, sich durch das Wetter von seinem 7-Tage-Woche-Laufplan abbringen zu lassen. Er ging auf sein Zimmer 12, wo er als erstes sein blaues T-Shirt auszog und seine Brieftasche auf den Tisch **24** legte. Dann ging er, nur mit seiner blau-weiß gestreiften Jogging-Hose,

Nike-Laufschuhen und einer Stoppuhr bekleidet, in die Hitze hinaus. Seinen Zimmerschlüssel legte er auf das linke Vorderrad des Wagens. So konnte er das Zimmer verschlossen halten, ohne den Schlüssel beim Laufen tragen zu müssen.

Gegen 20 vor 5 Uhr startete Jim zu seinem Lauf auf der Straße Nr. 15 gegen Osten. Er lief an der linken Straßenseite, da er gewohnt war, gegen den Verkehr zu laufen. In Wirklichkeit war die Straße wenig befahren. Die meisten Straßen durch die ländlichen Gebiete Nord-Vermonts haben wenig Verkehr. Die Landschaft hatte einige angenehme, erholsame Anblicke zu bieten: links unter der Straße floß ein kleiner Bach dahin; wenn Jim seinen Blick in die Ferne richtete, sah er Baumgruppen im Wechsel mit hügeligem Farmland. Es war eine Landschaft, die einem Läufer so recht das Gefühl geben konnte, wie gut es war, an diesem Tag am Leben zu sein.

Jims Training lief jedoch an diesem Tag nicht so wie sonst. Da kein Wind aufkam, blieb die Luft heiß, und die Strecke, die Jim gewählt hatte, hatte ernst zu nehmende Steigungen. Als er, erst eine halbe Meile vom Motel entfernt, eine Chrysler-Werkstatt passierte, war er bereits mächtig ins Schwitzen gekommen. Trotzdem bewegte er sich gleichmäßig vorwärts, so daß einer Frau, die ihn aus dem Bürofenster der Werkstatt sehen konnte, nichts Ungewöhnliches auffiel; außer vielleicht die Tatsache, daß ein Jogger vorbeikam. In diesem Teil Vermonts ist dieser Anblick weder auf Haupt- noch auf Nebenstraßen besonders häufig.

Von diesem Punkt an scheint etwas schief gelaufen zu sein. Vielleicht war es die holprige Landstraße oder die Hitze, die nicht nachlassen wollte. Die durch die Wolken durchbrechende Abendsonne ließ die Temperatur sogar noch um 1° ansteigen.

Vielleicht war es auch Jims Energie, die abfiel, weil er nicht gegessen hatte und eine strapaziöse Fahrt von sechs bis sieben Stunden hinter sich hatte.

Wie auch immer, Jim tat etwas, was selten vorkam: er beschloß, diesmal unter seinen täglichen 10 Meilen zu bleiben. Er wollte sein Training auf vier für seine Verhältnisse langsam gelaufene Meilen beschränken. Er hatte mehrere Marathonwettläufe mit einem Tempo von etwa 7,5 Minuten pro Meile geschafft. In diesem Gelände könnte kaum ein 52jähriger, auch wenn er so gut trainiert wäre wie Jim Fixx, ein schnelleres Tempo als etwa 9 bis 10 Minuten pro Meile anschlagen.

So drehte er an der etwa zwei Meilen vom Village Motel entfernten Kreuzung zwischen Straße Nr. 16 und der aus Norden kommenden Straße Nr. 15 um. Darüber, was er auf seinem Rückweg gedacht oder empfunden haben mag, können wir nur spekulieren. Das Laufen wird ihm nicht leichter gefallen sein, denn er hatte nach wie vor, viele **25**

»Aufs« und »Abs« zu überwinden. Läufer, zumal erfahrene, die sich in schwierigem Gelände schwer tun, ihr Training zu beenden, denken in der Regel an nichts anderes als an das rhythmische Auftreten ihrer Füße auf den Asphalt und an die Straße. Und immer wieder die Straße. Zuweilen hängen sie anderen Gedanken nach, wie in einer Art durch den aeroben Zustand ausgelösten Meditation. Möglich, daß Jims Gedanken um seine Freundin Peggy Palmer oder um seine Schwester Kitty und seinen Schwager Jim Bower kreisten, die er am selben Morgen in Cape Cod zurückgelassen hatte. Vielleicht amüsierte er sich auch über die letzten Minuten vor der Abreise, in denen er und Bower in alberner Stimmung vor dem fahrbereiten Volvo für einen Schnappschuß posierten.

Aller Wahrscheinlichkeit nach mußte er sich jedoch auf die Straße konzentrieren – auf die gnadenlose Straße und die unangenehme Hitze. Als das Village Motel in Sicht kam, wird er eine gewisse Erleichterung gespürt haben. Nun lagen zwischen einer kalten Dusche, einem klimatisierten Restaurant, einem kühlen Bier und ihm nur noch Minuten.

Statt sie hinter sich zu bringen, blieb er aus irgendeinem Grund an der Stelle stehen, wo sich am Rand der Straße Nr. 15 ein steiler Grashügel erhebt und wo der Fahrweg, der zum Motel hinunterführt, abzweigt. Bis zur Tür zu seinem Zimmer Nr. 12 waren es nur noch etwa 35 bis 45 Meter. Mag sein, daß er anhielt, um seinen Puls zu messen. Vielleicht wollte er einen letzten Blick auf den Bach werfen, der an der Straße entlanglief. Möglich ist aber auch, daß er bereits in Schwierigkeiten war als er anhielt.

Wie auch immer, davon, daß er stehenblieb, können wir ausgehen. Dies war der Moment, in dem ihm war, als träfe ihn eine Dampfwalze an der Brust, als ein heftiger Schmerz oder auch nur ein überwältigendes Druckgefühl seinen Brustkorb durchfuhr. In den Knien einknickend, sank er zu Boden und kam mit der linken Seite gegen den steilen Hügel, der beinahe in die Straße hineinragte, zu liegen. Und so wurde er gefunden: auf seinen Knien mit beinahe aufrechtem Oberkörper, gegen das weiche Gras des jäh ansteigenden Hügels gelehnt.

So endeten Leben und letzter Lauf eines der größten Helden des Ausdauersports unserer Zeit.

Woran starb Jim Fixx? Darüber haben sich viele, ob Kapazitäten der Medizin, Wettkampfsportler oder in die Jahre kommende Jogger die Köpfe zerbrochen. Viele Amateure laufen, schwimmen oder fahren Rad, um sich fitzuhalten und hoffen dabei, lebensbedrohliche Krankheiten von sich fernzuhalten. Aber nun, da ihr Held auf nicht seriöse
Weise ums Leben gekommen war, ertappen sie sich vielleicht bei der

Frage, »tut mir das Laufen (Schwimmen, Fahrradfahren, ...) denn wirklich gut? Oder beteilige ich mich an einer Art Russisch Roulette? Arbeite ich auf einen plötzlichen Tod hin wie Jim Fixx? Was ist denn eigentlich mit ihm geschehen?

Ja, was ist denn nun wirklich mit Fixx geschehen? Dies ist die erste Frage, die wir uns stellen müssen, wenn wir herausfinden wollen, wie wir unser Training sicher gestalten, den größtmöglichen Nutzen daraus ziehen und die Gefahr eines plötzlichen Todes so weit wie möglich ausschalten können. Wenn die Gefahr, die Fixx' Tod repräsentiert, über dem Leistungstraining im allgemeinen schwebt, sind alle, die sich regelmäßig solchen Belastungen aussetzen, in großen Schwierigkeiten. Ist er dagegen aus besonderen, gewissermaßen einmaligen Gründen gestorben, müssen wir anderen uns deshalb nicht so große Sorgen machen. Fehler, die wir ihm im Nachhinein noch nachweisen können, können uns dabei behilflich sein, bei uns selbst das Risiko von Herzkrankheiten und plötzlichem Tod zu senken. Wir haben daher allen Grund, uns den Mann Jim Fixx etwas genauer anzusehen und das Geheimnis um seinen Tod zu ergründen.

Zu allererst, was wissen wir von seiner Familienanamnese? Während man lebt, weiß man nicht genau, was im Organismus vor sich geht. Mag sein, daß Ihre Lungen, Ihre Leber, Ihre Arterien und Ihr Herz vollkommen gesund sind. Aber wenn sie es nun nicht sind? Heutzutage stehen ärztliche Methoden zur Untersuchung von symptomfreien Personen zur Verfügung, die zum Teil in der Lage sind, solche Zweifel zu zerstreuen. Vollständigen Aufschluß über den Zustand der Organe kann jedoch erst die Autopsie geben. Dies bedeutet, erst beim Toten kann man genau sagen, wie es um seinen Körper bestellt ist.

So war das auch bei Jim Fixx. Erst seine Autopsie, durchgeführt von der Chefpathologin von Vermont, Dr. Eleanor McQuillen, zeigte, daß seine Herzkranzgefäße schwere arteriosklerotische Veränderungen, d.h. Verengungen durch Fettsubstanzablagerungen, aufwiesen. Genaugenommen waren drei Gefäße seiner beiden Koronararterien, welche den Herzmuskel mit Blut versorgen, weitgehend blockiert. In der medizinischen Fachsprache ausgedrückt, war eine Verengung des Ramus circumflexus und des Ramus descendens anterior der linken Koronararterie und der gesamten rechten Koronararterie eingetreten (s. Abb. 1). Die Äste dieser dünnen, kurzen Arterien schlingen und winden sich um den vorderen Teil des Herzens. Indem sie das frisch aus dem Herzen gepumpte Blut gleich wieder ins Herzmuskelgewebe zurückbefördern, stellen sie eine Art Lebensader dar. Die Koronargefäße entscheiden über die Aufrechterhaltung des Lebens. Wenn auch nur eine von ihnen durch Fettablagerungen so weit blockiert wird, daß sie kein Blut mehr **27**

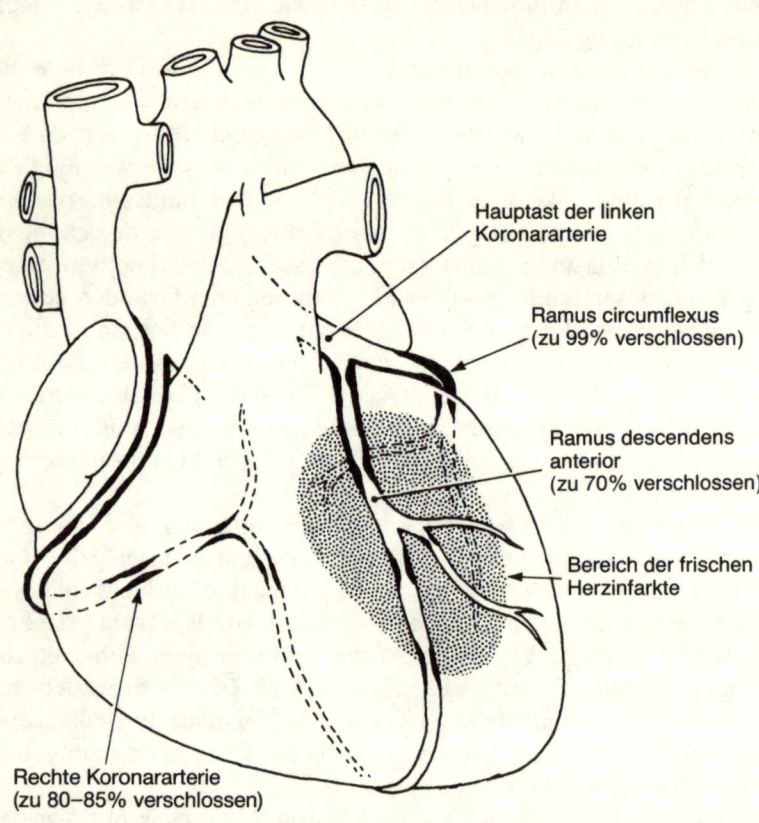

Hauptast der linken
Koronararterie

Ramus circumflexus
(zu 99% verschlossen)

Ramus descendens
anterior
(zu 70% verschlossen)

Bereich der frischen
Herzinfarkte

Rechte Koronararterie
(zu 80–85% verschlossen)

zum Herzmuskel transportieren kann, geht das Gewebe, das von der betreffenden Arterie versorgt wird, unter.

Das ist es, was hinter dem Begriff des Herzinfarkts steckt – der Untergang von Herzmuskelgewebe. Wenn zuviele Herzzellen sterben, ist die Gefahr eines Ausfalls der gesamten Herzpumpe gegeben. In diesem Fall tritt plötzlicher Tod ein.

Bei Jim Fixx war ein Teil der linken Koronararterie, der linke Ramus circumflexus, durch Fettablagerungen beinahe vollkommen blockiert. Die Öffnung war nur mehr stecknadelkopf-groß. Ein anderer Zweig, der Ramus descendens anterior, war durch den »Verhärtungs«-Prozeß um 70 % verengt. Die gesamte rechte Koronararterie wies eine Verengung von 80 bis 85 % auf.

28

Eine solche »Verhärtung« oder Verstopfung der Koronararterien mit Cholesterol-»Abfall« oder -Belag wirkt meist als Zeitbombe. Daß die tödliche Explosion in Jims Körper irgendwann eintreten mußte, war fast sicher, wenn er das Risiko, mit dem er es zu tun hatte, nicht durch chirurgische Maßnahmen oder eine grundlegende Änderung des Lebensstils herabsetzte. Keine dieser Maßnahmen ist jemals ergriffen worden.

Als sich die Arteriosklerose bereits bis zu einem gefährlichen Grad entwickelt hatte, traten andere, noch verhängnisvollere Ereignisse ein. Jim hatte vor dem Herzversagen, das ihm auf der Straße Nr. 15 in Vermont den Tod brachte, mindestens drei weitere leichte Herzinfarkte. Anläßlich seiner Autopsie wurde an drei Stellen des Herzens Narbengewebe gefunden – ein sicheres Zeichen dafür, daß vor dem tödlichen schon andere Myocardinfarkte stattgefunden haben mußten. Einer lag nur ungefähr zwei Wochen zurück. Einen weiteren hatte er ungefähr vier Wochen vor seinem Tod. Ein dritter schließlich mußte dem fatalen Lauf in Vermont ungefähr acht Wochen vorausgegangen sein.

Ob ihm sein Körper diese früheren Herzinfarkte in irgendeiner Weise signalisierte? Diese Frage zu beantworten, ist schwierig, wenn nicht unmöglich – denn dafür haben wir kaum Anhaltspunkte. Lassen Sie mich eine Hypothese aufstellen. In dem Monat, der seinem Tod unmittelbar vorausging, war Jim mit Mitgliedern seiner Familie auf Cape Cod im Urlaub. Zu jener Zeit war er so aktiv wie immer. In diesen letzten Wochen bestritt er vier Wettläufe, darunter einen über 12 Meilen und einen über 5 Meilen. Am Tag vor der Reise nach Vermont, die seine letzte werden sollte, schlug er seine jüngere Schwester Kitty mühelos in einem Tennismatch.

Obwohl Jim zu jener Zeit voller Tatkraft war, gab es gewisse Anzeichen dafür, daß etwas nicht in Ordnung sein könnte. Während des letzten Monats seines Lebens erwähnte Jim mehreren Personen gegenüber, daß er gelegentlich eine Enge in der Brust verspüre. Ohne körperliche Beanspruchung spüre er die »Enge« am Grund des Halses, fügte er jeweils hinzu, wogegen das Gefühl der Enge vier oder fünf Minuten nach Beginn eines Laufs in der Gegend des Sternums (Brustbeins) auftrete.

Als ich mit Jims 23jährigem Sohn John über diesen Punkt sprach, erinnerte er sich an einen Trainingslauf, den er in dem Monat mit seinem Vater zusammen gemacht hatte, in dem die Familie auf dem Cape war. Sie hatten sich vorgenommen, 8 Meilen zu laufen, aber nach den ersten 10 oder 15 Minuten sagte Jim, er müsse eine Pause machen und die Toilette aufsuchen.

Sie beschlossen, zu diesem Zweck zu dem nahegelegenen kleinen Flugplatz zu gehen. Als sie auf dem Weg dorthin den Flugplatzleiter trafen, führten sie ein etwa 10 Minuten dauerndes Gespräch mit ihm. Danach schlug Jim vor weiterzulaufen. Nach ein paar Sekunden fiel John der Grund ihrer Unterbrechung ein, und er fragte:»Daddy, ich dachte, du wolltest zur Toilette?«

Jim antwortete:»Nein, ich muß doch nicht«.

Wir Mediziner nennen das eine»Schaufensterbummel-Angina«. Damit ist ein Krankheitsstadium gemeint, in dem ein Herzpatient beim Gehen gelegentlich Schmerzen in der Brust verspürt. Da er das Problem vor seiner Umgebung verheimlichen möchte, bleibt er jeweils einen Moment stehen, wie um sich ein Schaufenster anzusehen, bis die Schmerzen vorbei sind. Danach kann er ohne Beschwerden weitergehen.

Dieser Vorfall scheint mir ein weiterer Hinweis darauf zu sein, daß Jim Fixx stärkere Beschwerden hatte, als er seinen Angehörigen gegenüber zugeben wollte. Er selbst war offenbar über die Vorgänge in seiner Brust so beunruhigt, daß er vom Urlaub aus einen befreundeten Arzt anrief, um das Problem mit ihm zu besprechen. Nachdem sie ein paar Minuten miteinander gesprochen hatten, hängte Jim auf und sagte:»Es war nichts Schlimmes«.

Damit hatte er sehr wahrscheinlich unrecht.

Denn bei jedem Schmerz und bei jeder Enge im Brustbereich, die während körperlicher Beanspruchung auftraten, konnte es sich um Angina pectoris – einen durch die Verkrampfung eines Herzkranzgefäßes hervorgerufenen Schmerz – gehandelt haben. Beschwerden im unteren Halsbereich oder in der Brust im Ruhezustand konnten sogar von einem leichten Herzinfarkt stammen. Immerhin spricht der Autopsiebericht von mindestens drei Herzinfarkten, zwei, vier bzw. etwa acht Wochen vor seinem Tod. Damit wären mindestens zwei Infarkte in die Urlaubszeit auf dem Cape gefallen.

Wir können also davon ausgehen, daß Jim geahnt haben muß, daß mit seinen Herzkranzgefäßen etwas nicht in Ordnung war. Daß jedoch noch eine andere, weit schlimmere Gefahr auf ihn lauerte, hatte sich ihm mit Sicherheit nicht angezeigt. Sie bestand in einer auffälligen Herzerweiterung, die das Maß einer bei gut trainierten Langstreckenläufern nicht ungewöhnlichen Erweiterung bei weitem überschritt und die erschwerend zu seiner Arteriosklerose und den früheren, leichten Infarkten hinzukam.

Warum war Jims Herz so groß? Ganz einfach: Er hatte eine Veranlagung zu einer»Hypertrophie«, d. h. zu einer Vergrößerung der Herzscheidewand und der vier Herzkammern. Eine abnorme Verdickung

30

der Herzscheidewand wird oft mit plötzlichen Todesfällen bei Athleten vor Erreichen des 30. Lebensjahres in Zusammenhang gebracht. Wie wir in Kürze sehen werden, kommt sie vielleicht auch als eine der Hauptursachen für Jims Tod in Frage.

Die drei entscheidenden inneren Faktoren, die höchstwahrscheinlich Jim Fixx' Tod bewirkten, sind demnach: eine fortgeschrittene Arteriosklerose, mehrere relativ frische Herzinfarkte und ein von Geburt her erweitertes Herz. Ein wahrhaft furchterregendes Triumvirat.

Aber hätte nicht trotz dieser bedrohlichen Lage Jims Tod verhindert werden können? Hätte er nicht auch bei einem so schlimmen Zustand, in dem sich sein Herz und seine Arterien befanden, irgendetwas tun können, um den Tag, der sein Ende bedeutete, hinauszuschieben?

Offensichtlich waren die Möglichkeiten, seiner genetischen Prädisposition zu Herzstörungen beizukommen, beschränkt. Die Herzerweiterung war eine »gegebene« Tatsache, eine Bedingung, die vermutlich in Jims Erbgut verankert war. Auch die Verengung der Herzkranzgefäße und die Folge leichter Herzinfarkte sind vermutlich – wenigstens teilweise – auf eine Veranlagung zurückzuführen, weshalb sie sich seinem Einfluß entzogen.

Vereinfacht ausgedrückt: Jim Fixx hatte eine außerordentlich verhängnisvolle Familienanamnese, so daß er stark mit einem frühen Tod rechnen mußte. Am 19. November 1942 erlitt Jims Vater Calvin Fixx in New York, wo er als Mitarbeiter der *Time*-Redaktion tätig war, einen ausgedehnten Herzinfarkt. Er wurde sofort ins Lenox-Hill-Hospital gebracht, wo er mit Sauerstoff behandelt und anschließend während mehrerer Wochen unter ärztlicher Kontrolle gehalten wurde. Damals war Calvin erst 36 Jahre alt.

Nach seiner Entlassung mußte er noch einen Monat zuhause liegen und durfte ein ganzes Jahr nicht arbeiten. Die Familie zog nach Sarasota in Florida um und hoffte, Calvin würde sich dort rascher erholen können. Tatsächlich schien ihm das wärmere Klima zu bekommen. Aber es dauerte nicht lange, und er kehrte in den hektischen Betrieb des New Yorker Verlagswesens zurück, womit seine Tragödie vorprogrammiert war.

Ziemlich genau sieben Jahre nach seinem ersten Herzinfarkt ging es mit Calvins Gesundheit von neuem bergab. Aber er gab seinen anstrengenden Job in dem unter Hochdruck arbeitenden New Yorker Verlag nicht auf. Eines Tages war er in Atlantic City in New Jersey, um eine Versammlung abzuwarten, für die er eine Rede geschrieben hatte. Als seine Frau einen Anruf aus New Jersey bekam und er sie fragte, ob sie nicht Lust hätte, hinzukommen, wußte sie sofort, daß etwas nicht in Ordnung war und fuhr sofort hin. So wie sie ihn im Hotel antraf, war ihr klar, daß er in ein Spital gehörte. Ohne zu zögern brachte sie ihn in ärztliche Behandlung – zu spät. Kurz darauf entschlief er nach einer neuerlichen Herzattacke.

Als Calvin Fixx starb war er erst 43 Jahre alt.

Jim Fixx, der seinen Vater außerordentlich bewundert hatte, war stark von dem Bewußtsein geprägt, daß dieser in sehr jungen Jahren an einem Herzleiden gestorben war. Als er 1975 selbst 43 Jahre alt wurde stellte er fest, daß er nun das Alter erreicht hatte, in dem sein Vater starb.

Es ist, als könnte man den Seufzer der Erleichterung hören, den er ausgestoßen haben mag, als er notierte: »Von da an erschien es mir nicht mehr ungebührlich oder respektlos, ihn in meinen Leistungen übertreffen zu wollen. Denn bald würde ich älter sein als er jemals war – älter als mein eigener Vater! Dieses Gefühl gab mir die Freiheit, planmäßiger zu arbeiten als bisher« (*Jackpot!*).

Vermutlich war es mehr als bloßer Zufall, daß Jim gerade mit etwa 36 Jahren – in einem Alter, in dem sein Vater seinen ersten Herzschlag hatte – begann, sein Lauftraining ernst zu nehmen. Sicher konnte sich Jim damit Mut machen, daß ein Teil seiner Familie recht langlebig war. Dazu gehören seine Mutter, die heute noch lebt, und seine Großeltern väterlicher- wie mütterlicherseits, die ein hohes Alter erreichten, ja zum Teil über 90 Jahre alt wurden.

Aber der Tod seines Vaters war eine Tatsache, die ihn verfolgte und die sich einfach nicht aus der Welt schaffen ließ, weder durch die Verwandtschaft mit anderen Familienmitgliedern noch durch Jims zunehmende Hingabe an einen gesunden Lebensstil. Jim wußte nur zu gut, daß auch ein einziger tragischer Fall in seiner Familienanamnese tödliche Folgen für ihn selbst haben konnte.

Daß sich die Veranlagung zur Entwicklung einer Herzkrankheit vom Vater auf den Sohn übertragen kann, steht außer Frage. Wäre bei Calvin Fixx eine Autopsie durchgeführt worden, hätte der Pathologe vermutlich ähnliche arteriosklerotische Veränderungen festgestellt, wie sie mehr als 30 Jahre später bei Calvins Sohn gefunden wurden. Ich frage mich, ob bei dieser Gelegenheit auch eine angeborene Herzerweiterung, wie Jim sie hatte, gefunden worden wäre. Ohne Zweifel eine provokative Frage, auf die es, wie ich wohl weiß, keine Antwort gibt.

Aus all dem können wir schließen, daß vielleicht die Familienanamnese der Motor war, der Jim in seinen viel zu frühen Tod trieb. Nun gibt es in jedem Leben Umstände, die den zuweilen verhängnisvollen Gang des Schicksals aufhalten oder beschleunigen können. Bei Jim spielten letztere die weitaus größere Rolle.

Einerseits war Jim, wie wir wissen, in den Jahren vor seinem Tod einem

beträchtlichen Druck ausgesetzt. Vor seinem bisher kaum erreichten

Erfolg als Autor hatte sich Jim zu einer verantwortlichen Tätigkeit im Zeitschriftensektor emporgearbeitet. 1967 wurde er zum Chefredakteur von *McCall's,* einer amerikanischen Zeitschrift mit der damals drittgrößten Auflage, befördert. Später schrieb er für *Life* und bekleidete weitere wichtige Redakteursposten.

In seinem Privatleben war Jim nicht besondes glücklich. Er hatte eine Scheidung hinter sich; ein Ereignis, das von der Streßforschung als einer der belastendsten Faktoren eingestuft wird. Auch seine diversen Stellenwechsel können als Belastung gelten. Hinzu kam, daß er sich meistens nicht ausgefüllt fühlte.

»Fast 10 Jahre lang ... schwankte ich zwischen Langeweile und Ruhelosigkeit«, schreibt er über sein Leben von der Mitte der 60er bis zur Mitte der 70er Jahre. »Meine damalige Arbeit war nicht das, was ich wollte, weshalb ich mich nicht besonders für sie einsetzte ... Abgesehen davon, daß mein Haus mit einer Hypothek belastet war, hatte ich für vier Kinder und eine Frau zu sorgen, und außerdem für eine frühere Frau eine Summe von 12 000 Dollar im Jahr aufzubringen« (*Jackpot!*).

Als man ihn aus seiner letzten Stellung als Redakteur fristlos entlassen hatte, beschloß er, von nun an hauptsächlich als freier Schriftsteller zu arbeiten. Schon bald bot sich ihm die Möglichkeit, ein Buch über seine liebste Nebenbeschäftigung, das Laufen, zu schreiben. So entstand »*The Complete Book of Running*«.

Das Schreiben und der spätere finanzielle Erfolg seines Bestsellers erfüllten Jim mit außerordentlicher Befriedigung. Aber er mußte auch die Kehrseite dieses Erfolgs kennenlernen. Denn außer, daß sie ihm mehr Zufriedenheit und Unabhängigkeit bescherte, verpflichtete ihn seine Leistung zu neuen Anstrengungen.

Verleger und Publikum erwarteten von ihm, daß er mit Interviews in Radio, Fernsehen und Zeitungen Werbung für das Buch machte. Leider war Jim keine Persönlichkeit, die unter den Augen der Öffentlichkeit aufblühte. Seine Nervosität und sein Mißbehagen nahmen während der Interviews mehr zu als ab.

Vor einem Auftritt in der Talk-Show »A.M. Chicago« im November 1977 wurde er so vom Lampenfieber gepackt, daß sein Herz wild klopfte und er beinahe ohnmächtig wurde. Es endete damit, daß er den Interviewer bitten mußte, das Interview abzubrechen, weil er außerstande war, damit fortzufahren.

Nicht, daß sich seine Belastungen auf die öffentlichen Auftritte beschränkt hätten. Kurz nachdem in der Zeitschrift *People* ein Artikel über ihn erschienen war, brachen Diebe in sein Haus ein und ließen Schmuck, Silber und andere Wertgegenstände mitgehen. Niemand würde so etwas leichtnehmen. Wie muß erst Jim, der bisher zurückgezo- **33** gen gelebt hatte und am liebsten auch weiterhin seine Zeit allein oder mit seiner Familie und ein paar Freunden verbracht hätte, darunter gelitten haben.

Wie in seinem Buch »*Jackpot!*« zu lesen ist, ließ es sich Jim zur Gewohnheit werden, vor Reden und anderen öffentlichen Auftritten Valium-Tabletten einzunehmen, um mit seinem Lampenfieber fertig zu werden. Möglich, daß er so besser zurecht kam. Dafür mußte er auf anderen Gebieten weitere Rückschläge erleben: eine zweite Scheidung und den Verlust von 50 000 Dollar seines neu gewonnenen Vermögens, die er irgendwo angelegt hatte.

Sein Tagebuch, das regelmäßige Eintragungen über seine Gedanken und Gefühle enthält, gibt Hinweise darauf, daß sich seine Angstzustände in der einen oder anderen Form bis zu seinem letzten Urlaub auf Cape Cod fortsetzten. Seine Mutter sagte, nachdem sie die letzten Tagebucheintragungen gelesen hatte: »Hier schreibt er über das Lampenfieber, das ihn immer befiel, bevor er im Fernsehen oder vor einem Auditorium von etwa tausend Menschen sprechen mußte. Er empfand jedes Mal echte Angst und konnte sie nie ganz überwinden. Wie er mir erzählte, raste sein Herz, und er fühlte sich fürchterlich angespannt. Und nervös.«

Jim sagte oft im Kreise seiner Lieben: »Ich habe so genug von diesen Talk-Shows. Wenn ich nur wüßte, wie ich diese Auftritte abwimmeln könnte«.

Aber weil er so gefragt war, kam es doch immer wieder dazu. Sei es, daß irgendein redegewandter Werbefachmann auftauchte und ihm ein phantastisches neues Geschäft anbot, oder daß ihn ein Journalist um ein Interview bat. Und schon zerrten sie ihn wieder vor den Bildschirm oder sonstwie vor's Publikum.

Nun gilt die Einwirkung von Streß über mehrere Jahre – besonders dann, wenn jemand damit so schlecht umgehen kann wie Jim – als einer der wesentlichen Faktoren für die Entwicklung von Herzkrankheiten. Jim hatte offensichtlich bis zu dem Tag, an dem er zu seinem letzten Lauf in Vermont aufbrach, nicht aufgehört, sich zuviel Streß und Anstrengung auszusetzen.

Dieses Übermaß an Streß war jedoch nicht das einzige, womit er sein Leben belastete. Bevor er anfing zu laufen, war er jahrelang ein starker Raucher gewesen. Bis 1964, dem Jahr, in dem der Bericht des *Surgeon General* zum Thema Rauchen und Gesundheit erschien, rauchte Jim zwei Päckchen Zigaretten am Tag.

Als er begann, sich etwas ernsthafter seinem Lauftraining zu widmen, gab er das Rauchen auf. Es ist aber denkbar, daß wegen dieser Gewohn-

heit die Weichen für die spätere Entwicklung einer fortgeschrittenen

Arteriosklerose bereits zu diesem Zeitpunkt gestellt waren. Einer überwältigenden Anzahl von wissenschaftlichen Untersuchungen zufolge steigt durch Zigarettenkonsum die Wahrscheinlichkeit einer Entwicklung von Herzkrankheiten erheblich.

So berichten Mitarbeiter des Medical College of Wisconsin[1] in der Ausgabe des *New England Journal of Medicine* vom 8. November 1984, daß starkes Rauchen eine Kardiomyopathie (Oberbegriff für angeborene oder erworbene Krankheiten des Herzens) auslösen kann, eine Krankheit, bei der aus einer mangelnden Kontraktionsfähigkeit eine Herzerweiterung resultiert. Jahrelang ist man davon ausgegangen, daß Rauchen indirekt einen Herzinfarkt auslösen könne, indem es die Blutzufuhr beeinträchtige. Nun hat das Forscherteam aus Wisconsin die Behauptung aufgestellt, die chemischen Stoffe im Zigarettenrauch riefen eine direkte, diffuse Schädigung des Herzgewebes hervor.

Ihre Schlußfolgerung lautet: »Rauchen erhöht das Risiko eines Herzinfarkts zum Teil durch Hervorrufen von Ablagerungen, die zu Verengungen der Arterien im Herzen führen. Dies scheint jedoch nicht die einzige Wirkung zu sein. Unter bestimmten Umständen ändert sich beim Raucher die Blutzusammensetzung in einer Weise, die die Entstehung von Blutgerinnseln in den Arterien fördert.«

Man nimmt an, daß Rauchen die Ablagerungen von Cholesterin in den Koronararterien begünstigt, indem es den Gehalt des Blutes an »gutem« Cholesterin (Lipoprotein hoher Dichte oder HDL-Cholesterin für high-density-lipoprotein: eine Klasse von Trägereiweißstoffen) senkt. HDL-Cholesterin hat wahrscheinlich die Aufgabe, Abfallstoffe in Form der gefährlichen Fettsubstanzen im Blut zu entfernen. Wenn der HDL-Cholesterinspiegel zu niedrig ist, kann sich leichter eine Arteriosklerose entwickeln. Das ist vielleicht der Grund dafür, daß Raucher eher zu Arteriosklerose neigen als Nichtraucher.

Ein weiterer Mangel in Jims Lebensstil, bevor er zum Läufer wurde, war eine erhebliche Bewegungsarmut. Da er außerdem gerne aß und trank, war sein Körper ziemlich aufgedunsen, so daß er zeitweise etwa 60 Pfund Übergewicht hatte. Er spielte zwar gelegentlich Tennis – ein Sport, mit dem er bereits während seiner Zeit in der Trinity School in New York, auf der er sich auf die Universität vorbereitete, in Berührung kam. Tennis ist jedoch nicht die Sportart, mit der man am ehesten sein kardiovaskuläres System in Schwung und sein Idealgewicht halten kann.

---

[1] Medizinische Fakultät der Universität Wisconsin

In einer seiner Schriften gibt Jim zu, daß sein Gewicht von 170 Pfund, das er als Teenager hatte, bis 1968, als er 36 Jahre alt war, auf 214 Pfund gestiegen war. In einigen Interviews gab er sogar zuweilen an, 220 Pfund schwer gewesen zu sein. Da er langsam, aber stetig zugenommen hatte, schrieb Jim diese Entwicklung vor allem seiner sitzenden Tätigkeit als Redakteur zu. Ich würde eher sagen, sie geht auf das Konto zu vieler, von Martinis begleiteter extravaganter Mittagessen. Nachdem er angefangen hatte zu laufen, konnte er sein Gewicht nach und nach auf 160 oder 165 Pfund senken, obgleich es gelegentlich vorkam, daß es auf 170 Pfund anstieg. In »*Jackpot!*« schreibt er, daß er während des New York-Marathons von 1977 die schlechteste Kondition seit fünf Jahren hatte. Auch hier machte er für die angeschlagene Gesundheit seines kardiovaskulären Systems in erster Linie das viele Sitzen beim Schreiben eines Buchs über das Laufen verantwortlich. Er schreibt: »Wahrscheinlich war der Rettungsring, der sich schon wieder um meine Taille gebildet hatte, schuld daran«.

Als Jim starb wog er ungefähr 170 Pfund – das war etwas mehr als sein Idealgewicht.

Fettleibigkeit erhöht die Neigung zu Herzkrankheiten und ist ein lebensverkürzender Faktor. Es ist daher anzunehmen, daß Jims extremes Übergewicht, das sich während der 10 oder 20 Jahre entwickeln konnte, während derer er weder gelaufen war noch auf eine angemessene Ernährung geachtet hatte, an den Veränderungen beteiligt war, die später zu der Herzkrankheit führten, an der Jim schließlich starb.

Die Art, wie Jim lebte, bevor er mit Laufen anfing, hatte ohne Zweifel einige Komponenten, die sich jederzeit gegen ihn richten konnten: Extremer Streß, starkes Rauchen, Bewegungsarmut und Fettleibigkeit – in Kombination mit seiner Veranlagung – **mußten** die Entwicklung einer Krankheit der Herzkranzgefäße begünstigen. Da ist aber noch ein anderer Punkt, den zu beeinflussen durchaus in seiner Macht lag und der letztendlich die Frage Leben oder Tod entschieden haben mag: Jim konnte sich nie dazu entschließen, sich regelmäßig ärztlich untersuchen zu lassen und sich einem Belastungstest bei *maximaler* Beanspruchung auszusetzen.

In keinem der Berichte, die nach Jim Fixx' Tod auftauchten, gibt es einen Hinweis auf eine komplette ärztliche Untersuchung oder einen Belastungstest. Der letzte Arztbesuch, der in seinen Büchern erwähnt wird, liegt in den späten 60er Jahren und geht auf eine Tennisverletzung zurück. Bei der Durchsicht seiner persönlichen Notizen stieß jedoch sein Sohn Paul auf die Kopie eines Untersuchungsberichts vom 12. Juni 1973, bei dem sich auch die Unterlagen über einen unterhalb der **36** Leistungsgrenze durchgeführten Belastungstest befanden. Das damals ebenfalls durchgeführte Ruhe-EKG gab gewisse Anhaltspunkte auf Veränderungen des Herzens, die die Gefahr eines plötzlichen Todes hätten signalisieren müssen. Aus Gründen, die uns heute nicht mehr zugänglich sind, reagierte Jim auf diese Ergebnisse mit keinerlei Folgeuntersuchungen.

Jim entschloß sich 1973, sich besagtem Laufbandbelastungstest auszusetzen, weil er beabsichtigte, einen Artikel darüber zu schreiben – so steht es jedenfalls im Untersuchungsbericht. Während des Tests steigerte er seine Pulszahl auf 167, d. h. er blieb beträchtlich unter seiner voraussichtlichen maximalen Pulszahl von 185. (Er war damals 41 Jahre alt.)

Im Untersuchungsbericht wird das Testergebnis als »negativ« bezeichnet – d. h. es gab keine Hinweise auf kardiovaskuläre Probleme. Nach den Standards des Aerobic-Centers hätte seine Kondition allerdings nur die Note »gut« erhalten. Da der Belastungstest unterhalb der Leistungsgrenze durchgeführt wurde, konnten seine Resultate leicht zu falschen Schlüssen geführt haben. Möglicherweise hätte ein Test mit maximaler Belastung bereits damals zu auffälligen Ergebnissen geführt. Andererseits war das Verfahren des Belastungstests, was Geräte und Methodik betrifft, 1973 noch nicht so weit entwickelt, um Veränderungen in dem Maße festzustellen wurden wie heute.

Aufschlußreicher als der Belastungstest selbst waren jedoch die Ergebnisse der vor dem Test durchgeführten ärztlichen Untersuchung und des Ruhe-EKGs. Eine Röntgenaufnahme des Brustkorbs zeigte eine mögliche Herzerweiterung. Über das Stethoskop waren Herzgeräusche zu hören, eines im mittleren und eines im linken unteren Bereich des Brustkorbs. Die beiden Geräusche, die im ärztlichen Bericht als »funktionell« oder gutartig bezeichnet werden, treten gelegentlich im Zusammenhang mit einem erweiterten, kranken Herzen auf. Auch das Ruhe-Elektrokardiogramm war auffällig; es zeigte eine »Achsenverschiebung nach rechts« und eine mögliche Hypertrophie der rechten Kammer – auch hier wieder der Hinweis auf eine Herzerweiterung. Dr. Jim Farr, einer unserer Kardiologen am Aerobic-Center, bestätigte nach einer Auswertung von Jim Fixx' Ruhe-EKG, das den Aufzeichnungen zufolge mehrere Veränderungen vorgelegen haben konnten: rechte Achsendrehung (plus 150°); Hypertrophie der rechen Kammer; vorausgegangener »true posterior Infarkt« und andere mit einer Herzerweiterung einhergehende Besonderheiten.

Ich gebe zu, daß der Laufbandbelastungstest 1973, als er an Jim durchgeführt wurde, noch in seinen Kinderschuhen steckte und daß sich auch im Bereich der Kardiologie seit jener Zeit viel getan hat. Trotz dieser Umstände und obwohl sein Test ohne Befund zurückkam, wäre Jim gut beraten gewesen, sich von seinem Arzt gründlicher auf die den übrigen Befunden zugrunde liegenden Änderungen untersuchen zu lassen. Doch dazu kam es nicht.

Hätte Jim 1973 die notwendigen Untersuchungen machen lassen, wäre die Gefahr, die auf ihn zukam, möglicherweise entdeckt worden. Meiner Meinung nach kann kein Zweifel darüber bestehen, daß man in den Jahren danach seine Herzveränderungen festgestellt hätte, wenn er sich regelmäßigen ärztlichen Untersuchungen und Belastungstests mit maximaler Beanspruchung unterzogen hätte. Wahrscheinlich wäre er noch am Leben.

Kollegen wie medizinische Laien fragen mit jeweils, wenn ich diese Meinung äußere: »Woher nehmen Sie denn die Sicherheit, daß die Testresultate abnorm gewesen wären?« Mit Sicherheit kann ich das leider nicht behaupten. Ich kann dazu nur sagen, daß ich viele Patienten mit äußerst auffälligen Belastungselektrokardiogrammen gesehen habe, bei denen wir dann anhand des Angiogramms der Koronararterien weit weniger schwere Veränderungen festgestellt haben, als sie Jim Fixx hatte.

An einen Fall, der mir persönlich sehr nahe ging, erinnere ich mich noch sehr gut. Er betrifft Robert E. Hood, meinen 58jährigen Freund, in dessen Leben es durchaus Parallelen zu Jim Fixx' Fall gibt. Als Redakteur der Zeitschrift *Boy's Life* hatte er einmal einen Artikel über das Aerobic-Center zu schreiben. Während seiner Recherchen wurde ein Laufbandbelastungselektrokardiogramm von ihm gemacht – sein allererstes!

Die Testergebnisse waren alles andere als normal. Da bei ihm die Symptome einer Herzkrankheit aufgetreten waren, nahmen wir ihn in eines unserer ärztlich geleiteten Nachsorge-Trainingsprogramme für Herzpatienten auf. Wenig später unterzog er sich einem zweiten Laufbandbelastungstest. Da sich an den auffälligen Resultaten nichts geändert hatte, empfahlen wir ihm, ein Koronarangiogramm oder einen Herzkatheter machen zu lassen. Das Angiogramm ist ein Verfahren, bei dem ein Farbstoff in die Koronararterien injiziert wird, um anhand eines Röntgenbildes Aufschluß über ihren Zustand zu erhalten.

Was kam dabei heraus? Das Angiogramm zeigte, daß Bobs Koronararterien in einem viel schlimmeren Zustand waren, als wir ihn von Jim Fixx kennen. An fünf Stellen des Koronararteriensystems lag eine Verengung von 80 bis 95% vor! Eigentlich ein Fall für eine Bypass-Operation. Aber Bob litt nur gelegentlich an Angina pectoris, und so verzichteten wir auf eine Operation, zumal er in unserem Nachsorgeprogramm für Herzpatienten bestens überwacht werden konnte. Er mußte **38** Medikamente einnehmen, sich an eine streng cholesterinarme Diät halten und sich einem regelmäßigen, aber *sanften* Aerobic-Übungsprogramm unterziehen.

Wir verabreichten Bob puls- und blutdrucksenkende Mittel, ein arterienerweiterndes Medikament und ein Medikament, das eine weitere Verengung verhindern sollte. In seiner Diät waren Eier, Milchprodukte, Gebratenes und die meisten Arten roten Fleisches verboten. Die körperliche Beanspruchung bestand darin, daß er an fünf Tagen jeweils drei Meilen in 30 Minuten zu laufen hatte.

Nun kann man Bob Hoods Fall nicht in jeder Hinsicht mit den von Jim Fixx vergleichen. Bob war z. B. nie Raucher gewesen. Seinen Angaben zufolge hatte er auch nie Probleme mit Fettleibigkeit oder Streß. Dafür ist Bob Hoods Familiengeschichte noch beängstigender als Jim Fixx': In seiner Familie erkrankten gleich mehrere an einem Herzleiden und starben in jungen Jahren an einem Herzschlag.

Warum ich dieses Beispiel anführe? Bob Hoods Arteriosklerose war mindestens so fortgeschritten wie bei Jim Fixx. Einige seiner Risikofaktoren deckten sich mit denen von Fixx. Und schließlich hatten niemals irgendwelche Symptome signalisiert, daß solche Veränderungen vorlagen.

Bestimmt hätte Bob genau wie Fixx in seinem alten Stil weitergelebt – **wenn er nicht jenen Belastungstest gemacht hätte** und seine Ergebnisse ernstgenommen hätte. Nun war er sich im klaren darüber, daß er in einer Gefahr schwebte, der nur mit entschiedenen Maßnahmen begegnet werden konnte. Bob entschied sich für die nichtoperative Variante der Rettungsmöglichkeiten. Heute, fünf Jahre später, freut er sich seines Lebens und ist so tatkräftig wie eh und je. (Noch eine Bemerkung zum Laufprogramm: ein Programm, bei dem wöchentlich 15 Meilen von je 10 Minuten zu laufen sind, belastet ein krankes Herz viel weniger, als wenn wöchentlich 70 Meilen von je 7 bis 8 Minuten gelaufen werden, wie es Jim Fixx' Gewohnheit war.)

Wenn wir uns die Krankheitsfaktoren, die bei Jims Herzkrankheit wahrscheinlich eine Rolle spielten, in all ihren tödlichen Konsequenzen vor Augen führen, scheint die fortgeschrittene Arteriosklerose die Hauptursache seiner Katastrophe gewesen zu sein. Andererseits springt ins Auge, daß es auch Aspekte gab, die nicht so recht in das Puzzle einer Erkrankung der Koronararterien passen wollen.

Sehen wir uns z. B. seine Cholesterinwerte an. Jims Cholesterinspiegel im Blut war hoch – zwei gegen Ende seines Lebens durchgeführten Bestimmungen zufolge lag er über 250. Dafür ließ der Gehalt an »gutem« Cholesterin (Lipoprotein hoher Dichte) – zumindest während seiner letzten Lebensjahre – auf einen **gesunden** Cholesterinstoffwechsel schließen. (Auf diesen Punkt werden wir in Kapitel 4 näher zu sprechen kommen.) Jim war sich wohl bewußt, daß die Cholesterinwerte eines Menschen viel über dessen Aussichten, an einer Arteriosklerose zu erkranken, aussagen können. Er hatte daher immer ein Auge auf seinen Gesamtcholesterinspiegel und ließ ihn öfter testen. Auch wußte er, daß es mindestens genauso auf das Verhältnis zwischen Gesamtcholesterin und »gutem« Cholesterin ankam. Beim Mann sollte dieses Verhältnis unter 5,0, besser unter 4,5 liegen. Frauen sollten das Verhältnis unter 4,5, besser unter 4,0 halten. Bei höheren Verhältniswerten erhöht sich die Gefahr einer Arteriosklerose.

Jim sprach in seiner Familie öfters darüber, wenn er wieder einmal seinen Cholesterinspiegel hatte überprüfen lassen, und meinte, er wäre »in Ordnung«. An Peggy (Lillis) Palmer schrieb er 1980, sein Gesamtcholesterin läge auf 253 und sein HDL-Cholesterin auf 87. Dies hätte ein Gesamtcholesterin/HDL-Cholesterin-Verhältnis von 2,91 bedeutet – ein wahrhaft fabelhaftes Ergebnis. Auch bei der Autopsie wurden die Werte noch einmal bestimmt: Es wurden 254 Cholesterin und 73 HDL-Cholesterin gemessen. Auch dies ein durchaus passables Verhältnis von 3,48.

Auch Jims Triglycerid-Werte, die ein weiterer Indikator für den Gehalt des Blutes an Fettsubstanzen sind, waren eher niedrig, jedenfalls lagen sie im gesunden Bereich. 1980 betrug sein Wert 57 und der Messung bei der Autopsie zufolge betrug er zum Zeitpunkt seines Todes 109. In unserer Klinik werden Triglycerid-Werte von 115 oder darunter nicht als Risikofaktor für Herzkrankheiten eingestuft. Demnach stand Jim in jener Zeitspanne mit seinen Triglycerid-Werten ebenso gut da wie mit den Cholesterinwerten – ich muß allerdings zugeben, daß ich meinen Patienten zu raten pflege, auf Cholesterinwerte unter 200 und Triglycerid-Werte unter 100 hinzuarbeiten.

Welches sind die Schlüsse, die wir aus dem Gesamtbild dieser Laborwerte ziehen sollten?

Das erste, was mir in den Sinn kommt, wenn ich mir Jims durchaus akzeptable Blutfettwerte betrachte, ist die Frage, wie es wohl um sie bestellt war, bevor er anfing zu laufen. Aussagen seiner Nächsten zufolge nahm Jim »sehr fettes Essen« zu sich bis er, als er schon auf die 40 zuging, sein Lauftraining aufnahm. Wenn er einmal nicht ein Steak und Kartoffeln aß, waren es Garnelen, Hummer oder ähnlich schwere Sachen. Ich nehme an, daß damals sein Cholesterinspiegel sehr viel höher war und daß dies die Zeit war, in der sich seine Arterienverengung entwickelte.

Als Jim begann, sich endgültig dem Laufen zu verschreiben, änderte er **40** seine Ernährungsweise. Zum Frühstück und Mittagessen aß er nur wenig. Ein Stück Toast mit Erdnußbutter und eine halbe Grapefruit zum Frühstück. Mittags einen Joghurt und Sardinen.

Etwa um 7 Uhr abends, wenn er von seinem Lauf zurückkam, begann er dann richtig »aufzuladen«: Er bevorzugte Salate und Speisen mit einem hohen Gehalt an komplexen Kohlenhydratverbindungen wie Früchte, Gemüse und Teigwaren. Auch gegrillter Fisch und Sardellen in Olivenöl gehörten zu seinen Lieblingsmahlzeiten. Gewöhnlich spülte er alles mit ein paar Gläsern Wein hinunter. Seine Mutter erinnert sich, daß er bei seinen Besuchen nach dem schweren Abendessen oft so müde wurde, daß er bereits um halb 9 Uhr zu Bett ging.

Danach könnte man sagen, daß sich Jim in den letzten Jahren seines Lebens recht vernünftig ernährte, obwohl hier eine strikte, fettlose Diät angezeigt gewesen wäre. Was die Verteilung der Kalorienaufnahme über den Tag betrifft, empfehlen wir im Aerobic-Center, schon wegen dem Ernährungsgleichgewicht und der Gewichtskontrolle, eine Verlegung des hauptsächlichen Teiles auf das Frühstück und Mittagessen.

Zusammenfassend möchte ich zum Thema Cholesterin sagen, daß es völlig falsch ist, sich auf **einen** Risikofaktor und somit auf ein beschränktes Spektrum von herzdiagnostischen Mitteln zu konzentrieren. Sieht man sich lediglich die Cholesterinwerte an, könnte man zu dem Schluß kommen, Jim könne schwerlich an Arterienverengung leiden. Erst wenn man in die Betrachtung die übrigen Faktoren wie Familienanamnese, hohe Belastungen im Privat- und Arbeitsleben, jahrelangen Zigarettenkonsum und frühere Fettleibigkeit und Bewegungsarmut mit einbezieht, ist man sich plötzlich nicht mehr so sicher. Wer wissen möchte, was solche oder ähnliche Faktoren in seinem eigenen inneren Zirkulationssystem bewirkt haben, tut gut daran, sich einer kompletten ärztlichen Untersuchung, die Blutuntersuchungen und einen Laufbandbelastungstest mit einschließt, zu unterziehen.

Wenn wir nun unser Wissen über Jim Fixx und seine Gesundheit auf die Frage anwenden, woran er letztendlich gestorben sein mag, haben wir zwischen den drei folgenden Möglichkeiten zu wählen:

☐ Jim starb an einer Herzrhythmusstörung (unregelmäßige Herztätigkeit), die im Anschluß an einen oder mehrere Herzinfarkte bestand, die infolge einer durch eine ausgedehnte Verengung der Koronararterien bedingte Einschränkung der Blutzufuhr eingetretenen waren.

☐ Jim starb an einer plötzlichen Herzrhythmusstörung infolge einer Dekompensation einer unter Umständen angeborenen Herzerweiterung.

☐ Jim starb an einer verhängnisvollen Blutarmut des Herzens, die eintrat, als er ohnmächtig wurde, weil er seinem Trainingslauf keine angemessene Abkühlphase folgen ließ.

Wir werden nun dazu übergehen, jede dieser Todesursachen näher zu betrachten.

Todesursache: Verengung der Herzkranzgefäße

Dies ist die Todesursache, die in dem in Vermont erstellten Autopsiebericht genannt werden. Der dortigen Chefpathologin zufolge wurde der Tod durch eine »plötzlich während des Joggings auftretende Herzrhythmusstörung« eingeleitet. Damit ist gemeint, daß sein Herz bereits gegen Ende der Laufstrecke angefangen hatte, unregelmäßig zu schlagen. Die Arrhythmie, so schreibt die Chefpathologin, war eine Folge »einer schweren Koronarsklerose, verbunden mit einem Myocardinfarkt des linken Ventrikels, der sich von dessen Rückwand bis zur Seite hin ausdehnt«. Für den medizinischen Laien heißt das, die Unregelmäßigkeit der Herztätigkeit setzte ein, als der Herzmuskel über die verengten Koronararterien nicht mehr ausreichend mit Blut versorgt werden konnte. Als Folge dieses Blutmangels wurde der linke Ventrikel, d. h. die linke Herzkammer, so schwer beschädigt, daß Teile ihres Gewebes abstarben.

Wir können uns die Abfolge der Ereignisse etwa so vorstellen: Jim war, wie wir wissen, zu Beginn seines Laufs ziemlich müde. Wahrscheinlich hatte er vor, vor dem Essen seine üblichen 10 Meilen zu laufen. Beim Joggen durch diese hügelige Gegend Vermonts steigerte sich seine Müdigkeit allmählich zu einer Erschöpfung. Er merkte, daß er diesmal seine 10 Meilen nicht schaffen würde und drehte um, nachdem er etwa zwei Meilen auf der Straße Nr. 15 gelaufen war.

Auf dem Rückweg steigerte sich seine Erschöpfung immer mehr, und als er nur noch einige Meter vom Motel entfernt war, setzte ein extrem hoher Puls, eine sogenannte »ventrikuläre Tachykardie« ein. Sein Herz raste – mit einem Puls von 250 bis 300 Schlägen pro Minute lag er weit über dem Puls von 150 bis 160, den er wahrscheinlich normalerweise beim Laufen gehabt hatte. Möglicherweise war die Herztätigkeit zu diesem Zeitpunkt bereits unregelmäßig (s. Abb. 2).

Spätestens dann mußte Jim gemerkt haben, daß er in ernsten Schwierigkeiten war. Vermutlich dachte er nur noch daran, möglichst rasch zum Motel zu kommen, um sich dort erholen zu können. Aber dazu sollte es

42 nicht mehr kommen. Sein Herz schlug immer schneller.

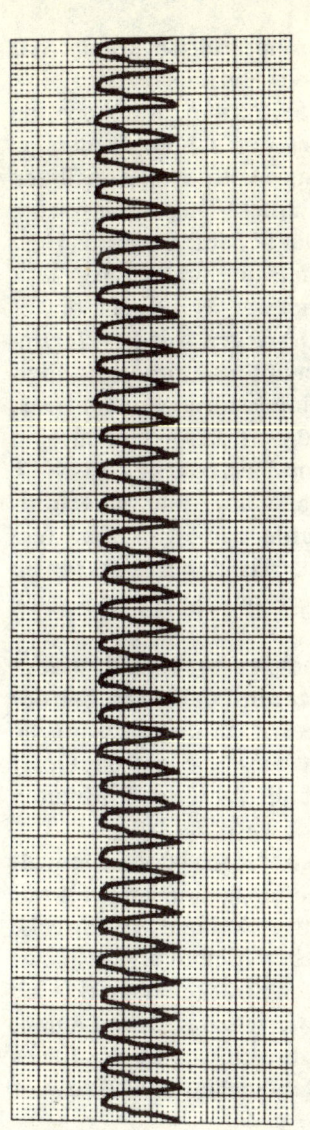

Abb. 2: EKG-Bild bei Kammer-Tachykardie

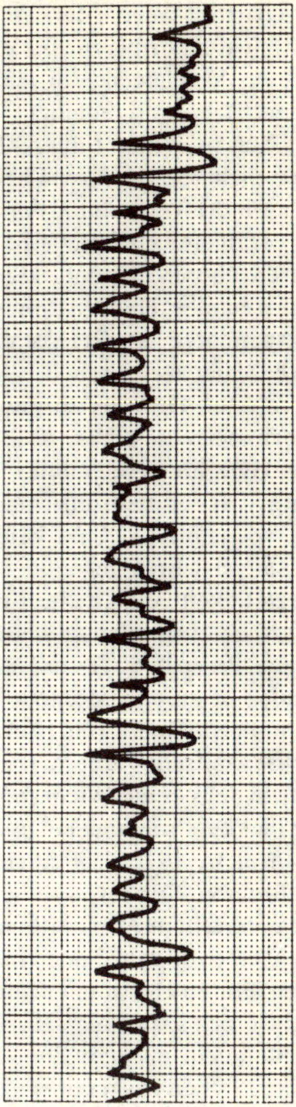

Abb. 3: EKG-Bild bei Kammerflimmern

Nach kurzer Zeit setzten Brechreiz und Schwindel ein. Das Herz arbeitete bereits ineffizient. Die Pumpleistung war ungenügend, was unter anderem zur Folge hatte, daß nicht ausreichend Blut und Sauerstoff zum Herzgewebe gelangen konnten. In dieser Situation mußte die Arteriosklerose ihre tödliche Wirkung entfalten, indem sie den Mangel **43** verschärfte. Wegen der Verengung der Koronararterien konnte das Blut nicht mehr bis zur linken unteren Seite des Herzens fließen.

An den Vorgängen, die schließlich zum Tode führten, war noch ein anderer Umstand beteiligt. Wie wir bereits gesehen haben, wurden bei der Autopsie drei frühere Herzinfarkte festgestellt; zwei von ihnen lagen nicht mehr als zwei bzw. vier Wochen zurück. Diese Zeit reichte nicht für die Vernarbung der alten Infarkte, was bedeutet, daß das Herz mit geringerer Leistung arbeitete und besonders empfindlich war.

Diese früheren Herzinfarkte können überhaupt der Grund sein, daß es zu der fatalen Herzrhythmusstörung kam. Deswegen werden Herzinfarktpatienten in Krankenhäusern auf Herzintensivstationen überwacht. Hier ist es möglich, sofort Herzrhythmusstörungen des frisch infarzierten Herzens zu durchbrechen. Bezüglich dieser Gefahr sind jedoch meist die ersten 48 Stunden nach einem Herzinfarkt kritisch.

Jims Herz litt bereits unter einem bedrohlichen Blut- und Sauerstoffmangel; in der medizinischen Fachsprache würde man sagen: sein Herz war »ischämisch«. Und keine Hilfe in Sicht. Als er bei dem steilen Grashügel schräg gegenüber des Village Motels anlangte, geriet seine Herztätigkeit völlig außer Kontrolle.

Wahrscheinlich blieb er stehen in der Hoffnung, er könnte sich wieder fangen. Zu spät. Er fiel auf die Knie und sank gegen die Böschung an der Straße. In diesem Moment setzte Herzflimmern, in der Fachsprache »Kammerflimmern« ein (siehe Abb. 3). Sie hat zur Folge, daß das Opfer das Bewußtsein verliert, und der Tod innerhalb von 3 bis 5 Minuten eintritt, falls keine Wiederbelebung eingeleitet wird.

Die hier beschriebene Folge von Ereignissen konnte ich beobachten, als ich im Jahre 1975 als ärztlicher Leiter eines Rennens fungierte. Es war ein Rennen über zwei Meilen für über 40jährige Männer; die Strecke war unterteilt in Abschnitte mit unterschiedlicher Tempovorgabe. Etwa 200 Meter vor dem Ende einer der langsameren Strecken bemerkte ich einen älteren Herrn mit offensichtlichen Schwierigkeiten beim Laufen, der, wie sich später herausstellte, damals 61 Jahre alt war. Er schaffte es gerade noch, bis zum Ende der Strecke zu laufen, um bewußtlos vor meinen Füßen zusammenzubrechen.

Ich nahm seinen Arm und mußte feststellen: kein Puls mehr. Schon begann der Mann krampfartig zu zucken. In höchster Eile setzte ich die Elektroden an und stellte anhand des EKGs fest, daß sein Herz bereits flimmerte. Das war knapp! Zwei Elektroschocks aus dem Defibrillator, und er war wieder bei Bewußtsein. Er wurde zwar noch zur Beobachtung in ein Krankenhaus eingeliefert, aber bereits nach 24 Stunden konnte er entlassen werden, zumal nichts auf einen alten oder neueren

44 Herzinfarkt hinwies. Der Anfall verursachte keine Folgeschäden. Da jedoch eine Arteriosklerose vorlag, wurde zwei Jahre später eine Bypass-Operation vorgenommen.

Als ich mit dem Mann über den Vorfall sprach, fiel mir auf, daß er über die letzten 200 m seines Rennens kein Erinnerungsvermögen hatte. Bestimmt bestand die ventrikuläre Tachykardie schon während eines Teils dieser Strecke, um sich zum Kammerflimmern zu steigern, bis sie am Ende der Strecke zur Ohnmacht führte.

Um wieder auf Jim Fixx' Fall zurückzukommen: Eleanor McQuillen, die Chefpathologin in Vermont, faßt ihre Erörterungen über die Todesursache mit den Worten zusammen: »Letztlich war es nicht die Beanspruchung durch das Laufen, die seinen Tod bewirkte ... es war seine schwere, unbemerkte Koronarsklerose«.

Ich stimme ihr insoweit zu, als ich diese Todesursache für die wahrscheinlichste halte, sehe aber auch die anderen Möglichkeiten, die zu Jim Fixx' Ende beigetragen oder aber es in erster Linie verursacht haben könnten.

Todesursache: Herzerweiterung

Bei der Autopsie wurde eine extreme Herzerweiterung festgestellt – das Herz war bedeutend größer, als man es selbst bei einem hochtrainierten Marathonläufer erwarten würde (siehe Abb. 4). Es wog 575 g; den meisten Statistiken zufolge liegt jedoch das Herzgewicht bei Personen von Jims Größe und Statur bei höchstens 400 bis 450 g (siehe Abb. 5).

Wie wir gesehen haben, kam die Erweiterung zustande durch eine möglicherweise angeborene »biventrikuläre Hypertrophie«, d. h. durch viel zu große Ventrikel (Herzkammern). Außerdem war die Herzscheidewand ungewöhnlich dick, genau genommen lag eine sogenannte »asymmetrische Septumhypertrophie« oder ASH[1] vor. (Diese Art Verdickung liegt vor, wenn der Durchmesser der Kammerscheidewand mindestens das 1,3fache der Stärke der Kammerwand selbst beträgt. Bei der Autopsie wurde eine Kammerwandstärke von 1,5 cm gemessen [siehe Abb. 4]. Die Kammerscheidewand hatte an einer Stelle eine Wölbung, dort wurde ein Durchmesser von 2,8 cm gemessen. Der Durchmesser der restlichen Scheidewand betrug 2,2 cm. Das Verhältnis der beiden Wandstärken betrug daher 1,87 bzw. 1,47.)

---

[1] ASH = Abkürzung für engl. »asymmetric septal hypertrophy«.

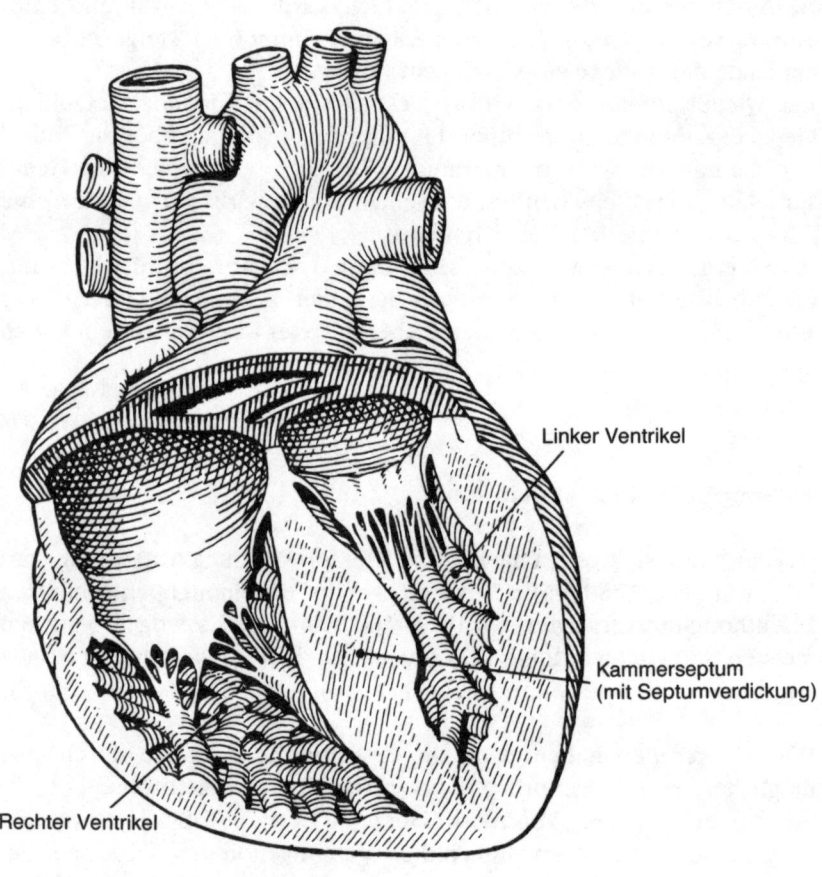

Linker Ventrikel

Kammerseptum
(mit Septumverdickung)

Rechter Ventrikel

Ein Herz mit einer solchen Erweiterung ist als krank zu betrachten. Es ist anfälliger für ernste Störungen, auch solche, die zum plötzlichen Tod führen können, als ein normales Herz. (Rückblickend wären sämtliche Auffälligkeiten des Ruhe-EKGs, die auf dem Röntgenbild erkennbare Herzerweiterung sowie die anläßlich der ärztlichen Untersuchung im Jahre 1973 festgestellten Herzgeräusche als Anzeichen von biventrikulärer Hypertrophie und ASH zu deuten gewesen.) Untersuchungen an **46** Patienten mit diesem relativ seltenen Herzfehler zufolge sind solche

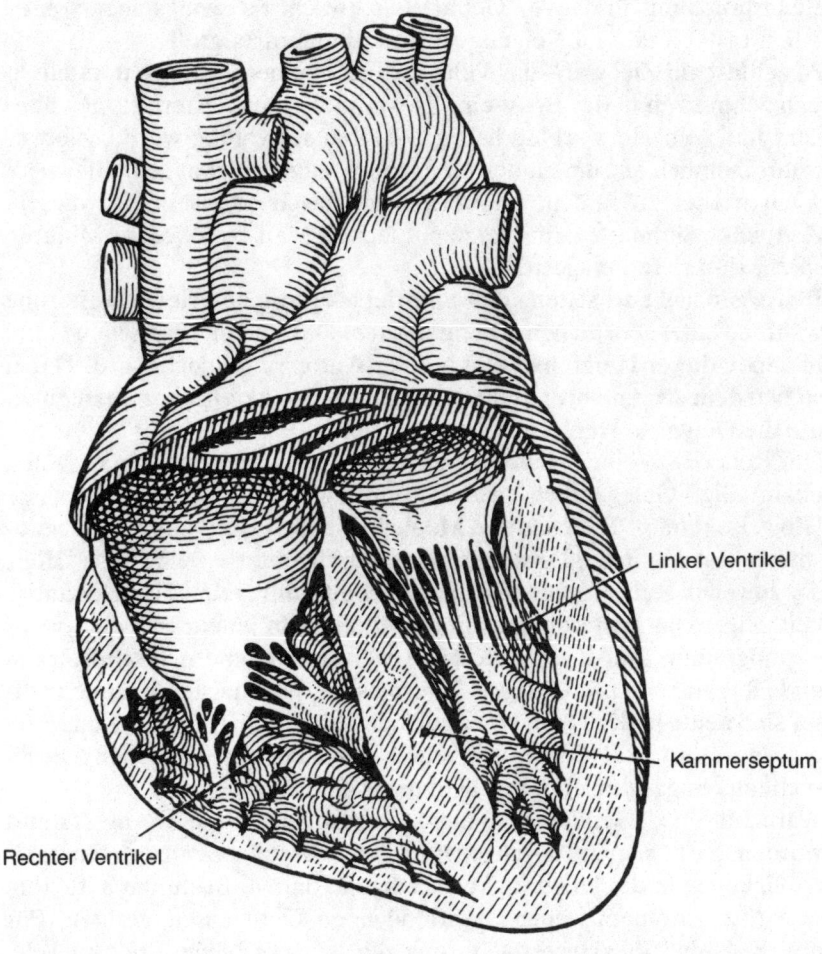

Linker Ventrikel

Kammerseptum

Rechter Ventrikel

Herzen nicht selten elektrisch instabil, und es tritt gelegentlich Kammerflimmern auf, das zum Tode führen kann.

Betrachtet man Jim Fixx' Tod im Lichte dieser Erkenntnis, könnte er
sich etwa so zugetragen haben: Mit seiner Herzerweiterung hatte Jim,
ohne es zu wissen, seit Beginn seiner Karriere als Langstreckenläufer in
ständiger Lebensgefahr geschwebt. Daß er gerade von Hardwick in
Vermont aus zu seinem letzten Lauf startete, war bloßer Zufall. Möglich, daß sich der Druck, der sich nach und nach in ihm angestaut hatte, **47**

gerade an dem Abend, als er die Straße Nr. 15 entlanglief, ins Unerträgliche steigerte. Unter diesen Umständen war eine solche körperliche Beanspruchung für das von Geburt an schwache Herz mit seiner elektrischen Instabilität und Neigung zu Herzflimmern zu groß.

Als er fast am Ziel war – das Village Motel war bereits in Sicht – stellten sich Schmerzen in der Brust ein. Er war mehr außer Atem als gewöhnlich, und sein Herz schlug heftig. Als ihm schwindlig wurde, hielt er wahrscheinlich an, um an den steilen Grashügel gelehnt sein Gleichgewicht wieder zu finden. Da verlor Jim das Bewußtsein. Zu diesem Zeitpunkt flimmerte sein Herz zum letzten Mal. Nur wenige Minuten später ist der Tod eingetreten.

Es ist gar nicht so selten, daß Sportler wegen einer Herzerweiterung während einer sportlichen Übung sterben. Das sind die tragischen Fälle, in denen dieser Herzfehler erst bei der Autopsie entdeckt wird. Dabei stehen dem Arzt mehrere Untersuchungsmöglichkeiten zur Verfügung, um die Diagnose Herzerweiterung zu stellen.

Das Ruhe-EKG eines Menschen mit einer Herzerweiterung ist oft völlig unauffällig. Gelegentlich, wie in Jims Fall, gibt es jedoch gewisse Hinweise darauf. Eine weitere Möglichkeit, den Herzfehler zu diagnostizieren ist das an der Leistungsgrenze durchgeführte Belastungs-EKG, das zuweilen Reizleitungsstörungen oder eine unregelmäßige Herztätigkeit zeigt. Das beste diagnostische Mittel ist in jedem Fall das Echokardiogramm. Bei dieser Methode werden Kammern, Wandstärken und Herzklappen mit Ultraschall vermessen. Die meisten Krankenhäuser sind heute in der Lage, einen solchen Test durchzuführen. Zudem ist bei den meisten Patienten mit einer ASH bei der ärztlichen Untersuchung ein ganz bestimmtes Herzgeräusch festzustellen.

Wäre Jim Fixx' Herzfehler anhand einer solchen Vermessung erkannt worden, hätte man ihn durch entsprechende Medikamente vor Unregelmäßigkeiten in der Herztätigkeit schützen können. Bestimmt hätte ihm sein Arzt zu einem weniger anstrengenden Lauftraining geraten. Für den Fall, daß die Herzerweiterung die hauptsächliche Todesursache war, hätte ihn jede dieser Maßnahmen retten können.

Todesursache: Unangemessene Abkühlphase

Wir können nicht von der Hand weisen, daß Jim Fixx deshalb sterben mußte, weil er einen von ihm selbst in seinen Büchern so heftig verfochtenen Grundsatz verletzt hatte – jenen nämlich, einer anstrengenden Aerobic-Übung eine angemessene Abkühlphase folgen zu lassen.

Diese Hypothese steht und fällt mit der Frage, ob Jim bei dem Gras-hügel seinen Lauf plötzlich stoppte. Welche Anhaltspunkte haben wir dafür?

Wachtmeister George F. Brierley von der zuständigen Polizeidienst-stelle in Hardwick zufolge haben Zeugenaussagen ergeben, daß Jim auf seinen Knien in halb aufrechter Stellung gefunden wurde. Er war gegen einen sehr steilen Grashügel gelehnt, der sich beinahe senkrecht vom Rand der Straße, auf der er gelaufen war, erhob. Der Kopf wurde, ungefähr senkrecht über den Knien, vom Hügel gestützt. Der Oberkör-per lag in einem Winkel von etwa 45° zur Straße.

Wachtmeister Brierley ist der Ansicht, diese Stellung gebe einen Hin-weis darauf, daß Jim stehengeblieben war, bevor er starb. Auch mir leuchtet diese Schlußfolgerung ein. Denn hätte der Tod Jim im Laufen ereilt, hätte ihn die Kraft seiner Bewegung nach vorn geschleudert, und er wäre auf der Straße gelegen.

Schon bevor der Krankenwagen eintraf, wurden von irgendjemand Wiederbelebungsversuche gemacht. Die Versuche wurden fortgesetzt, bis im Krankenhaus der Tod festgestellt wurde. Sowohl Wachtmeister Brierley als auch die Chefpathologin McQuillen äußerten das Gefühl, Jim wäre unmittelbar nach seinem Zusammenbruch gestorben.

Nach dieser Theorie müßte man sich seinen Tod etwa so vorstellen: Jim beendete seinen Lauf bei der Abzweigung der Straße, die zum Village Motel führt. Er hatte zu dem Zeitpunkt weder Schmerzen in der Brust, noch Schwindelgefühle, noch irgendwelche andere Symptome. Irgend etwas bewog ihn, völlig stillzustehen, obwohl er genau wußte, daß er nach dieser heftigen körperlichen Beanspruchung noch etwa 3 bis 5 Minuten gehen oder sich sonstwie bewegen mußte. Keines von beiden tat er.

Warum blieb Jim stehen? Darüber können wir nur spekulieren. Wollte er eine Lücke im Verkehr abwarten, um die Straße in Richtung Motel zu überqueren? Oder machte er eine kurze Pause, um seinen Puls zu messen, wie es viele Läufer tun? Denkbar ist auch, daß er nur noch einmal seinen Blick über die friedliche, ländliche Szenerie schweifen lassen wollte, bevor er ins Motel unter die Dusche ging.

Die Frage, warum Jim stehenblieb, darf ruhig offenbleiben. Wichtig ist die Tatsache, daß er stehenblieb. Während dieser Bewegungslosigkeit konnte, auch wenn sie nur einige Augenblicke dauerte, in Jim eine Reihe von Ereignissen ausgelöst werden, die schließlich in seinem Tod gipfelten. Als er anhielt, hatten sich etwa 60 % seines Blutvolumens unterhalb der Taille gesammelt. Dies geschieht immer, wenn man kräftig gelaufen ist. Dies hatte zur Folge, daß das Blut vom Herzen und aus dem Hirn abgezogen wurde, und es befielen ihn Schwindelgefühle. **49**

Der Puls fiel rasch ab – das Herz geriet in den Zustand einer sogenannten »Bradykardie«, d. h. es schlug über die Maßen langsam. Die Schwindelgefühle steigerten sich, Brechreiz kam hinzu, und bevor Jim so recht wußte, was los war, verlor er das Bewußtsein. Durch den niedrigen Blutdruck war die Nebenniere dazu angeregt worden, herzstimulierende Hormone freizusetzen.

Jim brach bewußtlos am Straßenrand zusammen. Ein unglückliches Schicksal wollte, daß er gerade dahin fiel, wo ein steiler Hang an die Straße grenzte. Dadurch kam sein Kopf höher als die Füße zu liegen; ein möglicher Auslöser für die folgenden Ereignisse, die schließlich zum Tod führten.

Wäre er so gefallen, daß der Kopf auf einer Ebene oder tiefer als die Füße gelegen hätte, wäre allein durch die Schwerkraft mehr Blut zum Herzen zurückgeflossen. Solche Ohnmachtsanfälle kommen oft vor, wenn Soldaten in Hab-Acht-Stellung in einer Reihe stehen müssen. Einer der jungen Männer fällt um, weil sich zuviel Blut im unteren Teil seines Körpers gesammelt hat. Da er flach auf der Erde liegt, kommt er nach kurzer Zeit wieder zu sich. Leider hatten sich die Umstände gegen Jim verschworen und enthielten ihm diese lebensrettende Lage vor.

Jims Arteriosklerose verschärfte diese gefährliche Situation. Der Cholesterinbelag auf seinen Gefäßwänden schränkte seine Chance, in dieser halb aufrechten Stellung noch einmal zu sich zu kommen, weiter ein. Unter diesen Umständen war es schlicht unmöglich, daß rechtzeitig eine ausreichende Blutmenge zum Herz zurückfließen konnte. Das Herz schlug rasch, aber ineffektiv. Die ganze Zeit kämpfte das Blut vergeblich gegen die Schwerkraft an, um es zu erreichen.

Jims kardiovaskuläres System und sein durch frühere Infarkte, eine ausgedehnte Arteriosklerose und vielleicht auch durch die angeborene Herzerweiterung geschwächtes Herz waren nicht in der Lage, die Nachteile dieser aufrechten Stellung auszugleichen. Das Herz litt unter akutem Blut- und Sauerstoffmangel.

Daraufhin blieb das Herz entweder stehen oder steigerte sich zu einem Puls von vielleicht 250 Schlägen pro Minute, einer Pulszahl, bei der die Herzleistung sofort abfällt. Kammerflimmern war die Folge. Nun gelangte kaum noch Blut in das Herz. Nach kurzer Zeit trat der Tod ein.

Obwohl ich am ehesten zur ersten Theorie über Jim Fixx' Tod neige, kann er auch aus einem der beiden anderen Gründe oder aus allen beiden eingetreten sein. Vor kurzem ist in Südafrika eine Arbeit erschienen, die den Schluß zieht, die Erkrankung der Koronararterien und die Herzerweiterung hätten zusammen Jims Tod bewirkt (T. D. Noakes und A. D. Rose: »Exercise-related Deaths in Subjects with Coexistent

50 Hypertrophic Cardiomyopathy and Coronary Artery Disease« [»Todesfälle im Zusammenhang mit körperlicher Beanspruchung in Fällen einer hypertrophen Kardiomyopathie in Verbindung mit einer Erkrankung der Koronararterien«], *South African Medical Journal*, 4. August 1984). Die Wissenschaftler stellten drei Fälle von plötzlichem Tod in Zusammenhang mit körperlicher Beanspruchung bei weißen Sportlern im Alter von 28, 29 bzw. 42 Jahren vor, bei denen sowohl eine Herzerweiterung als auch eine Erkrankung der Herzkranzgefäße vorgelegen hatte. Zwei der Männer waren trainierte Läufer, die an Rennen über 90 km (54 Meilen) teilgenommen hatten; der dritte war ein Rugby-Spieler. Folgendes geschah mit ihnen:

☐ Der 42jährige Mann starb plötzlich im Schlaf, einige Stunden nach einem Trainingslauf über 50 km (30 Meilen).

☐ Der 29jährige starb unmittelbar nach einem Trainingslauf über 12 km (7,2 Meilen). Er hatte sich mit seinem Trainingspartner zum Ausruhen hingesetzt, als er plötzlich das Bewußtsein verlor. Sämtliche Wiederbelebungsversuche waren erfolglos.

☐ Der 28jährige brach zusammen, als er gemeinsam mit seiner Frau beim Joggen war, um sich für die nächste Rugby-Saison vorzubereiten. Der hinzugerufene Arzt konnte nur noch seinen Tod feststellen.

Nur in einem dieser drei Fälle, bei dem 29jährigen, war anhand entsprechender Symptome eine Ischämie (Durchblutungsstörung) des Herzens festgestellt worden.

Um dieses Thema abzuschließen, möchte ich noch einmal festhalten: Jim Fixx' Hintergrund und Lebensstil enthielten gleich mehrere entscheidende Aspekte, die grundlegend für seinen Tod sein konnten: der frühe Tod seines Vaters; seine Fettleibigkeit; ungesunde Eßgewohnheiten; übermäßiger Zigarettenkonsum; hektische Arbeitsbedingungen; Bewegungsarmut bis weit über 30. Sie alle trugen zweifellos dazu bei, daß sich seine Koronararterien, wie bei vielen jungen Männern in Amerika, in einem schlechten Zustand befanden. Autopsien an amerikanischen Soldaten, die in Korea bzw. Vietnam umgekommen waren, zufolge hatten während des Korea-Kriegs 77 % und während des Vietnam-Kriegs 55 % der Soldaten Anzeichen einer Erkrankung der Herzkranzgefäße. Das durchschnittliche Alter lag jeweils bei nur 22 Jahren.

Als Jim im Alter von 36 Jahren anfing zu laufen, konnte die Verengung seiner Arterien bereits den Grad erreicht haben, den sie zum Zeitpunkt seines Todes hatte. Daß sie anläßlich des unter der Leistungsgrenze durchgeführten Belastungstests im Jahre 1973 nicht erkannt wurde, beweist nicht das Gegenteil. Während der 16 Jahre, in denen er ein ernsthafter Läufer war, konnte sich seine Arteriosklerose stabilisiert oder sogar zurückgebildet haben. Es gibt Untersuchungen, die besagen, daß die Verengung der Arterien durch Fettablagerungen zurückgeht, wenn man das Rauchen aufgibt.

So dramatisch sich Jims Lebensstil und äußere Erscheinung änderten, die Jahre davor hatten den Weg für die gefährliche Veränderung seiner Herzkranzgefäße und seinen späteren Tod bereitet. Das einzige, was hätte verhindern können, daß Jim auf jenem verhängnisvollen Lauf sterben mußte, wäre eine Diagnose seiner diversen Herzprobleme gewesen. Ich bin der festen Überzeugung, daß sie mit einem einwandfrei durchgeführten Laufbandbelastungstest in Verbindung mit anderen Untersuchungen erkannt worden wären. Leider versäumte Jim, diesen entscheidenden Schritt zu tun, wo er doch sonst so viel für seine Gesundheit unternahm.

Die Frage »Woran starb Jim Fixx?« werden wir nicht erschöpfend beantworten können. Trotzdem können wir von dem Tod dieses großen Läufers und Schriftstellers eine Menge lernen. Gehen wir nun zu unserer ersten Lektion über – wie können **Sie** verhindern, plötzlich einem Herzinfarkt zum Opfer zu fallen, vielleicht gerade dann, während Sie das Gefühl haben, aus Ihren Aerobic-Übungen großen gesundheitlichen Nutzen zu ziehen?

3 Warum sterben immer wieder Leute bei ihren Aerobic-Übungen eines plötzlichen Todes?

Der plötzliche Tod ist häufiger, als man gemeinhin annimmt. Er trifft jährlich 450 000 Amerikaner, das sind etwa 20 bis 25 % der gesamten Todesfälle pro Jahr in den Vereinigten Staaten. 40 % der Opfer eines plötzlichen Todes sterben am Herzinfarkt.

Mit »plötzlichem Tod« ist gemeint, daß der Betreffende innerhalb von sechs Stunden nach Auftreten der ersten Symptome stirbt. Abweichend von dieser von der Weltgesundheitsorganisation anerkannten Definition begrenzen einige Wissenschaftler diesen Begriff auf Fälle, in denen der Tod innerhalb von einer Stunde eintritt; wieder andere erweitern die Grenze auf 24 Stunden. Für unsere Zwecke ist es ganz sinnvoll, wenn wir uns an die Sechs-Stunden-Definition halten.

Nun wollen wir sehen, inwiefern abstrakte Definitionen und statistisches Material über den plötzlichen Tod Sie selbst betreffen; was sie für Ihr eigenes Bewegungstraining bedeuten.

Wie wir gesehen haben, sind Sie durch körperliche Beanspruchung nicht automatisch gegen einen plötzlichen Tod gefeit. Nun hat freilich das Jim Fixx-Syndrom mit seinen »Unverletzbarkeitsmythen« bei all jenen, die im Rahmen eines vernünftigen Gesundheitsprogramms regelmäßig Aerobic-Übungen machen, keine Chance. Aber so wenig die Übungen einen vollkommenen Schutz bieten, so wenig stellen sie automatisch ein größeres Risiko dar. Bei näherem Hinsehen stellt man fest, daß sich nur sehr wenige plötzliche Todesfälle tatsächlich während einer sportlichen Übung ereignen. Wie wir noch sehen werden, kann ein vernünftiges Übungsprogramm sogar dazu beitragen, einen plötzlichen Tod zu verhindern.

Wie wir gesehen haben, strebte das Intersse an sportlicher Ertüchtigung im Verlaufe der letzten 10 Jahre einem vorläufigen Höhepunkt zu. Die Sportbegeisterten zogen in Massen in ihren Jogging- oder Badeanzügen zum nächsten Sportplatz, ins Schwimmbad oder auch nur zur nächsten Straße, um sich auszutoben. Gleichzeitig mit dieser Begeisterung entwickelte sich eine Tendenz, die das alles in Frage stellte. Und während es immer mehr werden, die regelmäßig trainieren, gibt es andere, die 53 bereit sind, den sportlichen Übungen selbst die Schuld zu geben, wenn irgendwo jemand während einer solchen von einem plötzlichen Tod ereilt worden ist.

Berichte über solche Todesfälle stellen meistens eine Sensation dar – besonders dann, wenn es sich dabei um bekannte Exponenten des Sports wie Jim Fixx oder etwa einen populären Teenager im Football-Team einer High School handelt. Auch der Fall Jacques Bussereaus, eines 48jährigen Franzosen, der während des New York Marathon 1984 an einem Herzschlag starb, wurde weidlich ausgeschlachtet. Am folgenden Tag erschienen Zeitungen mit Aufmachern wie »Der erste Tod des März-Marathons ... Läufer bricht tot zusammen ... Franzose stirbt nach Herzstillstand ... Die erste Marathon-Katastrophe«.

Dabei liefern die Zeitungen oft recht zutreffende Berichte. Was mich daran beunruhigt, sind die Kommentare. Der Tod eines Sportlers kann zu Interpretationen verleiten, die den Sinn von Aerobic-Übungen grundsätzlich in Frage stellen – wo diese Art körperlicher Beanspruchung doch wesentlich dazu beigetragen hat, daß die Todesfälle infolge Herzkrankheit im Verlauf der letzten 20 Jahre zurückgegangen sind.

Soweit ich sehe, kann eine Berichterstattung, die damit arbeitet, die für eine kleine Risikogruppe mit bereits entwickeltem Herzleiden tatsächlich bestehende Gefahr aufzubauschen, bewirken, daß völlig Gesunde Zweifel verspüren, wenn sie sich bücken, um ihre Joggingschuhe zuzuschnüren. Sicher, für einige mag es stimmen, daß sie gut daran täten, sich mit einem etwas weniger anstrengenden Programm zu begnügen. Wenn wir jedoch die Interpretationen weglassen und uns nur die harten Fakten ansehen, kann die überwiegende Mehrzahl ohne Angst mit dem bisherigen Bewegungstraining fortfahren.

Welches sind denn die harten Fakten? Um diese Frage zu beantworten, wollen wir uns ansehen, was die neueren wissenschaftlichen Untersuchungen im einzelnen nachgewiesen haben. Plötzliche Todesfälle beim Sport sind bei weitem nicht so häufig, wie man nach der Lektüre von Artikeln, die die Gefahren körperlicher Beanspruchung betonen, annehmen könnte. Jerry Goss veröffentlichte in *Sportsmedicine* eine Analyse von Berichten über plötzliche Todesfälle, die besagt, daß von 2606 in Finnland untersuchten Todesfällen nur 22 tatsächlich mit einer sportlichen Übung im Zusammenhang standen.

16 davon waren beim Skifahren, zwei beim Jogging und vier bei einer anderen sportlichen Betätigung aufgetreten. Mit anderen Worten, von allen plötzlichen Todesfällen, die sich ereigneten, hatten nur 0,8 % etwas mit Sport zu tun. Kein schlechtes Resultat, wenn man bedenkt, daß 2,2 %, d. h. mindestens dreimal so viele plötzliche Todesfälle in der

54 Sauna eintraten!

Andere Untersuchungen haben dieses Resultat bestätigt. In einer Arbeit wird erwähnt, daß in einem Zeitraum von 16 Jahren nur 8 von 1030000 Personen, die sich auf eine Skitour begaben, eines plötzlichen Todes starben.

Stirbt eine Person wegen eines Zusammenbruchs des kardiovaskulären Systems beim Laufen, wird zumeist angenommen, der Tod sei durch die körperliche Beanspruchung verursacht worden. Um diesen einfachen Schluß zu hinterfragen, genügt es, sich die rein statistische Wahrscheinlichkeit eines tödlichen Herzinfarkts vor Augen zu führen. Koplan (*Journal of the American Medical Association*, Band 242, Nr. 23, vom 7. Dezember 1979) zufolge fallen auf weiße männliche Läufer, die Nichtraucher sind und das niedrigste Körpergewicht des athletischen Typs haben und die an drei Tagen der Woche jeweils 20 Minuten laufen, statistisch gesehen vier Todesfälle pro Jahr in die Zeit des Lauftrainings. Zählt man zu den 20 Minuten Lauftraining jeweils zwei Stunden Nachtrainingszeit dazu, kommen statistisch gesehen 30 Todesfälle pro Jahr hinzu. Denkt man sich für die durchschnittliche weiße männliche Bevölkerung repräsentative Läufer, wären jährlich 15 Todesfälle infolge einer Erkrankung der Herzkranzgefäße während des Laufens und weitere 104 während der zwei Stunden Nachttrainingszeit zu erwarten. Daraus ergibt sich, daß sich rein zeitlich beim Laufen jährlich 4 bis 104 Todesfälle infolge Zusammenbruchs des kardiovaskulären Systems ereignen. Demzufolge ist die körperliche Belastung als solche eindeutig nicht gefährlich – vorausgesetzt, Sie wenden sie vernünftig an, indem Sie sich regelmäßig ärztlich untersuchen lassen und sich an die Empfehlungen Ihres Arztes halten.

Müssen sich demnach Personen, bei denen mehrere Risikofaktoren für die Entwicklung einer Erkrankung der Herzkranzgefäße vorhanden sind oder bei denen sich eine solche bereits entwickelt hat, vor stärkeren körperlichen Belastungen hüten? Bei diesem Personenkreis ist doch das Risiko, eines plötzlichen Todes zu sterben, sowieso höher, ob mit oder ohne Bewegungstraining.

Man kann nicht von der Hand weisen, daß schwere körperliche Belastung das Herz dieser Personen über Gebühr belasten kann. Es ist aber falsch, sich möglichst wenig zu bewegen, weil man Gefahr läuft, beim Sport eines plötzlichen Todes zu sterben. Allerdings empfehle ich allen, bei denen ein erhöhtes Risiko besteht, sei es wegen des Vorkommens von Herzkrankheiten in der Familienanamnese oder sei es wegen einer erheblichen Fettleibigkeit oder starken Zigarettenkonsums, sich zunächst einem einwandfrei durchgeführten Belastungstest zu unterziehen. Damit können Sie feststellen, wie es im Augenblick um Ihr Herz steht. Sollten sich wirklich Veränderungen oder Herzfehler zeigen, **55** kann der Arzt dennoch ein speziell auf Ihr Problem zugeschnittenes Übungsprogramm zusammenstellen.

Wer bei sich das Risiko, eines plötzlichen Todes zu sterben, herabsetzen möchte, will natürlich wissen, welche Übungen ein geringeres Risiko darstellen und ob es sozusagen »sichere« Sportarten gibt. Sie fragen sich: »Welche Umstände müssen denn zusammenkommen, daß bei körperlicher Beanspruchung ein plötzlicher Tod eintritt? Und bei welchen Sportarten kommt er überhaupt vor?«

In plötzlichen Todesfällen beim Sport tritt der Tod gewöhnlich innerhalb von wenigen Sekunden ein. Diese zugegebenermaßen überstürzt eintretenden Ereignisse sind jedoch in aller Regel der tragische Schlußakt einer langen Entwicklung, die sich über Jahrzehnte hingezogen und die sogar schon bei der Geburt ihren Anfang genommen haben mag.

Während eines Zeitraums von 18 Monaten hatte es in Südafrika einmal 21 plötzliche Todesfälle von Sportlern gegeben; in 19 davon spielte wahrscheinlich ein Herzleiden eine Rolle. Wir, die wir uns bereits länger mit Jim Fixx' Tod beschäftigt haben, wissen jedoch, daß eine Herzkrankheit, die plötzlich zum Verhängnis wird, ihre tödliche Wirkung zuweilen während eines ganzen Lebens entfalten konnte.

Von den in der Untersuchung über den Sport in Südafrika beschriebenen 19 Todesfällen ereigneten sich 7 beim Rugbyspielen, 4 bei Schiedsrichtern, je 2 beim Fußball- und Tennisspielen und je einer beim Golfspielen, beim Bergsteigen, beim Joggen und beim Segeln. Als sich die Wissenschaftler mit den näheren Umständen dieser Todesfälle befaßten, stellten sie fest, daß bei den meisten der betreffenden Sportlern – wie bei Jim Fixx – eine fortgeschrittene Arteriosklerose der Koronargefäße oder Fälle von Herzkrankheiten in der Familie vorgelegen hatten. Bei den übrigen hatte der Belastungstest Hinweise auf eine Herzkrankheit gegeben.

Das waren die schlechten Nachrichten. Und nun zu den guten: Mit Aerobic-Übungen wie Schwimmen, Fahrradfahren und Laufen können Sie Ihr Risiko einer Herzkrankheit beeinflussen. Gewisse Risikofaktoren für die Entwicklung einer Erkrankung der Herzkranzgefäße können durch diese Art Beanspruchung kompensiert werden. Damit soll nicht gesagt sein, Aerobic-Übungen könnten schlichtweg verhindern, daß sich eine Herzkrankheit entwickelt oder daß jemanden eines Tages ein plötzlicher Tod ereilt. Immerhin haben wir bereits gesehen, daß sich sogar bei einem Marathonläufer eine Arteriosklerose entwickeln und ein plötzlicher Tod eintreten kann, sofern weitere Risikofaktoren vorhanden sind.

Wie sind denn nun die Aerobic-Übungen einzusetzen, damit das Risiko eines plötzlichen Todes möglichst gering bleibt?

Zunächst gilt es, die richtige Intensität des persönlichen Übungsprogramms zu finden. Hier gilt der Grundsatz, daß außer dem behandelnden Arzt in der Regel jeder selbst am besten bestimmen kann, wie hart er trainieren soll. Meine Beobachtungen lauten jedoch: Jeder, in welchem Fitness-Stadium er sich auch befindet, neigt zu Übertreibungen. Auch Jim Fixx hat übertrieben, wenn man bedenkt, wie es um seine Koronararterien stand. Ein weniger anstrengendes Programm – sagen wir 15 anstatt 60 bis 70 Meilen pro Woche – hätte seinen verhängnisvollen Herzschlag vielleicht verhindern können.

Genauso können sich Übergewichtige oder starke Raucher oder Personen, die über die Woche einer vorwiegend sitzenden Tätigkeit nachgehen, überfordern, wenn sie nur einmal in der Woche Tennis spielen. Hier ist zunächst eine Änderung des Lebensstils angezeigt; erst dann kann mit einem Übungsprogramm, das z. B. aus 30 Minuten Gehen an vier Tagen der Woche bestehen kann, begonnen werden. Diesem Übungsprogramm sollte unbedingt eine ärztliche Untersuchung mit einem Belastungstest vorausgehen.

Bei der Frage, mit welcher Intensität Sie trainieren sollten, ist zunächst der allgemeine Gesundheits- und Fitnesszustand zu berücksichtigen. Manch einer, der gelegentlich an einem Marathon teilnimmt, mag voller Neid auf seine Mitläufer sehen, die mit affenartiger Geschwindigkeit die Straße entlangjoggen – er sollte sich jedoch nicht aus dem Konzept bringen lassen, für extreme körperliche Belastungen ist nicht jeder geschaffen. Genau genommen ist ein **sehr** hartes Training – täglich mehr als eine halbe Stunde an vier oder mehr Tagen der Woche – nur für sehr ernsthafte Wettkampfsportler geeignet.

Nach diesen kritischen Anmerkungen zum Umfang der sportlichen Übungen, möchte ich erneut betonen, daß ein vernünftiges Bewegungstraining **unbedingt** zum Gesundheitsprogramm jedes einzelnen gehört. Es zu vermeiden, ist ebenso gefährlich wie die oben erwähnten Übertreibungen.

Kurz gesagt, Ihr Herz hat mehr davon, wenn Sie sich bewegen, als wenn Sie den ganzen Tag im Sessel sitzen. Sportliche Übungen, insbesondere Aerobic-Übungen, können das Risiko einer Herzkrankheit herabsetzen, denn ein von Bewegungsarmut gekennzeichneter Lebensstil ist einer der größten Herzrisikofaktoren.

Durch Bewegungstraining können zum Teil auch andere Faktoren, die zur Entwicklung einer Erkrankung der Herzkranzgefäße beitragen, kompensiert werden. Damit soll nicht gesagt sein, daß diese durch regelmäßige körperliche Beanspruchung völlig außer Kraft gesetzt werden könnten. Das haben wir bereits in dem Kapitel über das Jim Fixx-

Syndrom mit seinen »Unverletzbarkeitsmythen« gelernt. Mit anderen Worten: körperliche Beanspruchung kann weder eine Familiengeschichte, in der Herzkrankheiten vorkommen, noch eine fortgeschrittene Verhärtung der Herzkranzgefäße zum Verschwinden bringen.

Ich stimme jedoch Dr. Ben Hurley zu, wenn er im *Journal of the American Medical Association* feststellt, daß sich die Vermutung, Aerobic-Übungen seien in der Lage, »Arteriosklerose – (Atherosklerose-) fördernde Faktoren abzuschwächen«, allmählich zur Gewißheit steigere. Demnach kann eine Verhärtung der Arterien durch ein vernünftiges und sicheres Aerobic-Programm verlangsamt, gestoppt oder in gewissen Grenzen sogar rückgängig gemacht werden.

Als nächstes nehmen wir uns vor, herauszufinden, was es bedeutet, unter sicheren Bedingungen zu trainieren. Manch einen traf die Erkenntnis, daß man in Gefahr schweben kann, **obwohl** man regelmäßig beschwerdefrei trainiert, wie ein Schock. Jim Fixx ist nicht der einzige Fall, an dem diese Tatsache demonstriert werden kann. In der zuvor erwähnten südafrikanischen Arbeit beispielsweise wird gesagt, daß unter den plötzlich verstorbenen Sportlern mehrere Schiedsrichter waren.

Die wenigsten haben eine Vorstellung davon, welche physische Anstrengung es bedeutet, Schiedsrichter zu sein, zumeist wissen es nicht einmal die Schiedsrichter selbst.

Ich sage das, weil ich – besonders auf Basketballfeldern – oft übergewichtige Schiedsrichter gesehen habe, die beträchtlich am Schwitzen waren, während sie vor- und zurückrannten. Klitschnaß klebte ihr Trikot am Körper, und ihr Brustkorb machte den Eindruck, als müßten sie nach Atem ringen. Ich ertappte mich oft bei dem Gedanken: »Wo soll das hinführen?«

Daß einige dieser Schiedsrichter allein von ihrem Übergewicht her in Gefahr sind, kann ich sagen, ohne über weitere Informationen zu verfügen. Durch den abgehackten Verlauf ihrer Aktivität während des Spiels scheinen sie ihr Herz zusätzlich zu belasten. Dem möchte ich schnell hinzufügen, daß ich selbstverständlich auch Schiedsrichter kenne, die eine gute Figur haben und an deren Kondition manch ein Profisportler nicht herankommt.

Der bekannte Football-Schiedsrichter der National League Jim Tunney ist ein solches Beispiel. Er ist während fünf Jahren alle sechs Monate einmal in unsere Klinik gekommen. Mit seinen Leistungen auf dem Laufband lag er jedesmal unter den besten 2 % von sämtlichen 32 000 in unserer Klinik getesteten Personen, unabhängig vom Alter. Um diese Kondition zu halten, läuft er mit seinen 55 Jahren etwa 3–4 Meilen pro

Aber nun zurück zu den übergewichtigen, relativ inaktiven Schiedsrichtern. Sie scheinen ein Beispiel dafür zu sein, was geschehen kann, wenn sich jemand Belastungen aussetzt, **obwohl** es um seine Kondition nicht gut bestellt ist. Wer sein Leben lang zuviel gesessen und nicht auf seine Form geachtet hat, darf nicht hoffen, ein regelmäßiges Übungsprogramm könne alle damit verbundenen Nachteile wettmachen.

Sicher, Vorsicht ist angebracht – besonders, wenn man nicht in Form ist –, aber man sollte doch nicht in den Fehler verfallen, Tragödien, wie sie manchmal im Zusammenhang mit größeren sportlichen Leistungen auftreten, überzubewerten, wie dies einige Kritiker des Bewegungstrainings unfairerweise getan haben, indem sie sich auf Arbeiten stützen, die zu beweisen scheinen, daß unter anderem die Jogger in Gefahr seien, einem plötzlichen Tod zum Opfer zu fallen. Dr. Paul D. Thompson studierte sechs Jahre lang die Todesfälle bei Joggern und anderen Sportlern in Rhode Island und fand heraus, daß siebenmal mehr Jogger mit einer Erkrankung der Herzkranzgefäße starben als Nicht-Jogger mit einer solchen Erkrankung.

Dieses Resultat darf man nicht ohne Kenntnis der Untersuchungsbedingungen interpretieren. So waren in den ganzen sechs Jahren **nur zwölf** Jogger plötzlich gestorben! Eines der Opfer starb an einer akuten Magen-Darm-Blutung, nicht an einem Herzleiden. Bei den übrigen elf Fällen war die hauptsächliche Todesursache eine Erkrankung der Herzkranzgefäße – sie ist demnach nicht in der körperlichen Belastung als solcher zu suchen.

Wenn man will, kann man Untersuchungen dieser Art zu einer Anklage gegen körperliche Beanspruchung umfunktionieren. Ein unvoreingenommener Beobachter wird jedoch kaum auf diese Idee kommen; ist doch die Tatsache, daß man sich in Gefahr begibt, wenn man sein durch eine sehr fortgeschrittene Erkrankung der Koronargefäße bereits geschwächtes Herz einer anstrengenden Übung oder sonst einer übermäßigen Belastung aussetzt, an sich nichts Erstaunliches.

Das Problematische an den Berichten über plötzliche Todesfälle ist das Aufheben, das gemeinhin mit ihnen gemacht wird. Hinzu kommt, daß böswillige Kritiker sie immer wieder zum Anlaß nehmen, Meldungen über Gefahren, die angeblich auch von mäßiger körperlicher Beanspruchung ausgehen sollen, zu verbreiten.

Nimmt man jedoch die nackten Tatsachen, so braucht sich kein normaler Jogging-Begeisterter in Angst versetzen zu lassen. Nicht einmal in der Untersuchung über Rhode-Island, deren Beispiel gerade genannt wurde, sahen die Wissenschaftler ein erhebliches Risiko. Zu Recht, denn ein Todesfall pro Jahr bei 7620 Joggern stellt doch wirklich ein recht geringes Risiko dar.

Um zu betonen, für wie gering sie die Wahrscheinlichkeit eines plötzlichen Todes halten, meinten die Wissenschaftler, ein Routinebelastungstest vor Beginn des Trainings sei bei Gesunden nicht angezeigt. Ich bin da etwas vorsichtiger. Um auf der sicheren Seite zu sein, würde ich jedem raten, der einen sitzenden Beruf ausübt und der über 40, vielleicht sogar erst über 35 Jahre alt ist, vor Beginn eines anstrengenden Trainings einen Laufbandbelastungstest zu machen. Sicher, das Trainingsrisiko einer Person ohne Symptome ist klein. Aber hier geht es um die wenigen, die tatsächlich sterben könnten. Wie es dazu kommt und wie Sie Ihr eigenes Risiko so klein wie möglich halten können, werden Sie am besten verstehen, wenn wir uns mit den Hauptursachen des plötzlichen Todes bei sportlichen Übungen auseinandergesetzt haben.

Ursache Nr. 1
Verhärtung der Arterien

Die häufigste Ursache von plötzlichen Todesfällen während des Sports bei Erwachsenen ist die arteriosklerotische Erkrankung des Herzens. (Bei jüngeren Patienten sind dagegen angeborene Störungen im kardiovaskulären System die hauptsächliche Todesursache.) Aber welche sind die Sportarten, in denen die meisten plötzlichen Todesfälle auftreten, wenn diese Erkrankung der Koronararterien vorliegt? Hier eine Antwort zu geben, ist gar nicht so einfach. In einer anderen Untersuchung aus Rhode Island über 81 Todesfälle beim Freizeitsport, dem Sport mit den meisten Todesfällen überhaupt, fallen 23 % der Fälle auf das Golfspielen. Welche Ironie, eine der gemütlichsten Sportarten wäre demnach die »gefährlichste«.
Dem Golf folgten zwei etwas anstrengendere Sportarten. Jogging war mit 20 % die zweite; dann kam Schwimmen mit 11 %. Dabei darf man nicht vergessen, daß in 88 % aller Fälle nicht der Sport als solcher, sondern eine Arteriosklerose die Haupttodesursache war. Zudem waren die meisten Opfer älter als 29 und hatten irgendeinen Herzfehler. Viele dieser Opfer hätten sich retten können, wenn sie besser informiert gewesen wären. Der Arbeit zufolge lagen bei 93 % dieser Arteriosklerose-Opfer Herzkrankheiten in der Familienanamnese oder ein anderer der bekannten Risikofaktoren vor. Aus ihrer Vorgeschichte ging eindeutig hervor, daß eine ärztliche Überwachung im Hinblick auf das Vorhandensein einer Herzkrankheit angezeigt war.
Trotzdem mußten diejenigen, die die Untersuchung durchführten, feststellen, daß sich nur vier der Opfer einem Belastungstest unterzogen

hatten! Den Wissenschaftlern zufolge ist es sehr wohl möglich, daß bei vielen Patienten ein Test einen Hinweis darauf hatte geben können, daß vor Beginn des Bewegungstrainings eine wirkungsvolle Therapie erforderlich gewesen wäre.

Diese zweite Arbeit über Rhode Island kommt zu dem Schluß, daß Todesfälle im Freizeitsport in erster Linie auf Arteriosklerose zurückzuführen seien. Von den Todesfällen seien am ehesten Personen mit den bekannten Herzrisikofaktoren, mit einer diagnostizierten Herzkrankheit oder eindeutigen Symptomen betroffen. Den Wissenschaftlern zufolge seien Todesfälle im Freizeitsport bei Patienten ohne Anzeichen von Herzkrankheiten sehr ungewöhnlich. Wenn plötzliche Todesfälle bei Menschen ohne Krankheitsbeschwerden oder klar umrissene Herzrisikofaktoren vorkämen, seien davon eher die jüngeren Altersgruppen betroffen. Hier könne der Tod dann oft auf latente, angeborene Herzstörungen zurückgeführt werden.

Was hat das nun alles mit Ihnen und Ihrem Übungsprogramm zu tun?

Erste und wichtigste Feststellung: Die Wissenschaftler sagen an keiner Stelle, körperliche Beanspruchung an sich könne zum Tod führen. Sie sagen lediglich, daß körperliche Beanspruchung bei Personen mit bestimmten Herzfehlern Herzrhythmusstörungen auslösen könne, und daß dies das Risiko eines plötzlichen Todes erhöhen könne. Andererseits kommt die Untersuchung zu dem Schluß, daß diese Personen vielleicht auch gestorben wären, wenn sie keinen Sport getrieben hätten.

Zweite Feststellung: Einige Sportarten, dazu gehören vor allem die konditionssteigernden Sportarten wie Langstreckenlaufen, Schwimmen und Fahrradfahren, sind besser geeignet, wenn es darum geht, Ihr allgemeines Risiko zu senken. Ich nehme stark an, daß bald Arbeiten erscheinen werden, denen zufolge bei Leuten, die vor allem weniger anspruchsvollen Wochenendsport treiben, das Risiko eines plötzlichen Todes höher ist als bei jenen, die mäßig, aber regelmäßig laufen oder schwimmen. Darauf weist bereits die vorstehend erwähnte Untersuchung über Rhode Island hin, in der die Golfspieler am meisten gefährdet waren. Von diesen Freizeitsportlern abgesehen werden wahrscheinlich die Sportler, die sich – wie beispielsweise die Gewichtheber – kurze, heftige Anstrengungen abverlangen, am ehesten Gefahr laufen, plötzlich zu sterben, wenn zusätzlich noch eine Arteriosklerose vorliegt.

In einer am 4. Oktober 1984 im *New England Journal of Medicine* erschienenen Arbeit (»The Incidence of Primary Cardiac Arrest during Vigorous Exercise« [Vorkommen von primärem Herzstillstand wäh- **61** rend starker körperlicher Belastung]) sagen die Autoren ganz klar, daß das Risiko eines primären Herzstillstands während einer starken körperlichen Belastung erhöht sein kann. Allerdings war das relative Risiko eines Herzstillstands während körperlicher Beanspruchung bei Männern, die körperlich wenig aktiv waren, elfmal höher als bei Männern, die körperlich aktiv waren. Das Gesamtrisiko eines Herzstillstandes der körperlich aktiven Männer betrug 40 % des Risikos, das bei den wenig aktiven Männern festgestellt wurde.

An dieser Stelle möchte ich noch einmal darauf hinweisen, daß sich trotz Ihres Übungsprogramms eine Arteriosklerose (oder Atherosklerose – beide Wörter können für dieselbe Krankheit verwendet werden) entwickeln kann. In allen Altersstufen sind die hauptsächlichen Faktoren ihrer Entwicklung: Zigarettenkonsum, Bluthochdruck, hoher Fettgehalt des Blutes, Diabetes, Herzkrankheiten in der Familienanmnese, hektischer Lebensstil.

Wenn Sie sich trotz einer Arteriosklerose körperlichen Belastungen aussetzen, hängt Ihr Risiko eines plötzlichen Todes weitgehend vom Ausmaß der Erkrankung ab. Hier raten viele Wissenschaftler dazu, vor Beginn eines Trainingsprogramms einen Laufbandbelastungstest zu machen, um die Möglichkeit einer Tragödie zu verringern. Personen, bei denen eine Herzkrankheit festgestellt wurde, sollten ihr Bewegungstraining unter ärztlicher Überwachung im Rahmen eines Rehabilitationsprogramms für Herzpatienten beginnen. Die Dauer der Überwachung wird davon abhängen, wie Sie auf das Übungsprogramm ansprechen.

Wie wir gesehen haben, ist die Arteriosklerose die häufigste Ursache bei plötzlichen Todesfällen von Sportlern. Aber es gibt auch Ausnahmen. Es hat schon Fälle gegeben, in denen bei der Autopsie völlig normale Koronararterien gefunden wurden, obwohl auf frühen Elektrokardiogrammen die klassischen Anzeichen der Arteriosklerose zu sehen gewesen waren. Wir wollen nun dazu übergehen, welche weiteren Gründe es dafür gibt, daß jemand ohne vorherige Warnung stirbt.

Ursache Nr. 2
Abnormität des inneren Aufbaus des Herzens

Einmal kam ein 37jähriger Marathonläufer, äußerlich ein völlig gesunder Mann, in unsere Klinik. »Mir geht's gut, Herr Doktor«, sagte er. »Ich bin nur zur Durchsicht hier.«

Seinem Habitus nach war er der Prototyp eines Mannes, der gewohnt ist, täglich 10 Meilen zu laufen. Sein Körper war extrem mager. Der Fettgehalt betrug nur etwa 8 bis 10 %. Seine Blutwerte waren sehr gut, der Cholesterinspiegel niedrig. Er hatte einen langsamen, gleichmäßigen Ruhepuls. Im Balke-Laufbandbelastungstest erreichte er mit 30 Minuten eine phantastische Zeit.

Auffällig war lediglich, daß sein Puls gegen Ende des Belastungstests auf 240 Schläge pro Minute hochschnellte. Nun können sogar Gesunde zuweilen einen hohen, ja sogar unregelmäßigen Puls haben. Ein solcher Pulsanstieg kann aber auch ein Zeichen für eine gefährliche Störung der Herzfunktion darstellen. Da wir keinerlei Risiken eingehen wollten, ordneten wir ein paar vertiefende Tests an.

Ein Echokardiogramm, bei dem der Aufbau des Herzens anhand von Schallwellen dargestellt wird, brachte bei diesem Läufer ein wirklich ernstes Problem zutage. Bei ihm lag nämlich eine sogenannte »idiopathische hypertrophe Subaortenstenose« oder IHSS (für engl. »idiopathic hypertrophic subaortic stenosis«) oder, wie man auch sagen kann, eine »hypertrophe Kardiomyopathie« oder HCM (für engl. »hypertrophic cardiomyopathy«) vor. Einfach ausgedrückt, war eines der inneren Bauelemente des Herzens so verdickt, daß der Austritt des Blutes in die Aorta behindert wurde (siehe Abb. 6). Diese Behinderung hatte das Herz durch eine Verstärkung der Muskeln im Bereich seiner Hauptpumpe, der linken Kammer, zu kompensieren versucht. Trotzdem war zu Spitzenbedarfszeiten, wie beispielsweise während des Lauftrainings, der Blutausstoß aus dem Herzen in die Aorta und zum Teil auch in die Koronararterien in der Tendenz ungenügend. Wenn sich eine solche Tendenz verstärkt, kann ein plötzlicher Tod ausgelöst werden.

In den meisten Fällen wird ein solcher Herzfehler durch rasche Ermüdung, Schmerzen in der Brust, leichte Kurzatmigkeit, die sich gelegentlich bis zur Benommenheit oder sogar zum zeitweisen Verlust des Bewußtseins steigern kann, Herzklopfen und einen ungewöhnlich schnellen, unregelmäßigen Herzrhythmus signalisiert. Sowohl Elektrokardiogramm und/oder Belastungstests als auch genaues Abhören der Herztöne können zur Diagnose dieses Herzfehlers herangezogen werden. Das sicherste diagnostische Mittel ist jedoch (wie in diesem Fall) das Echokardiogramm.

Die in Verbindung mit diesem Herzfehler häufig vorkommende Anfälligkeit für Herzrhythmusstörungen kann mit einem Belastungstest oder durch eine Langzeitüberwachung mit dem Elektrokardiographen festgestellt werden. Einer Untersuchung zufolge hatte annähernd ein Drittel der Patienten mit diesem Herzfehler während 72 Stunden, in denen sie ununterbrochen überwacht wurden, mindestens einmal ein auffälliges EKG. Die Fälle wurden über drei Jahre verfolgt, wobei sich heraus- **63**

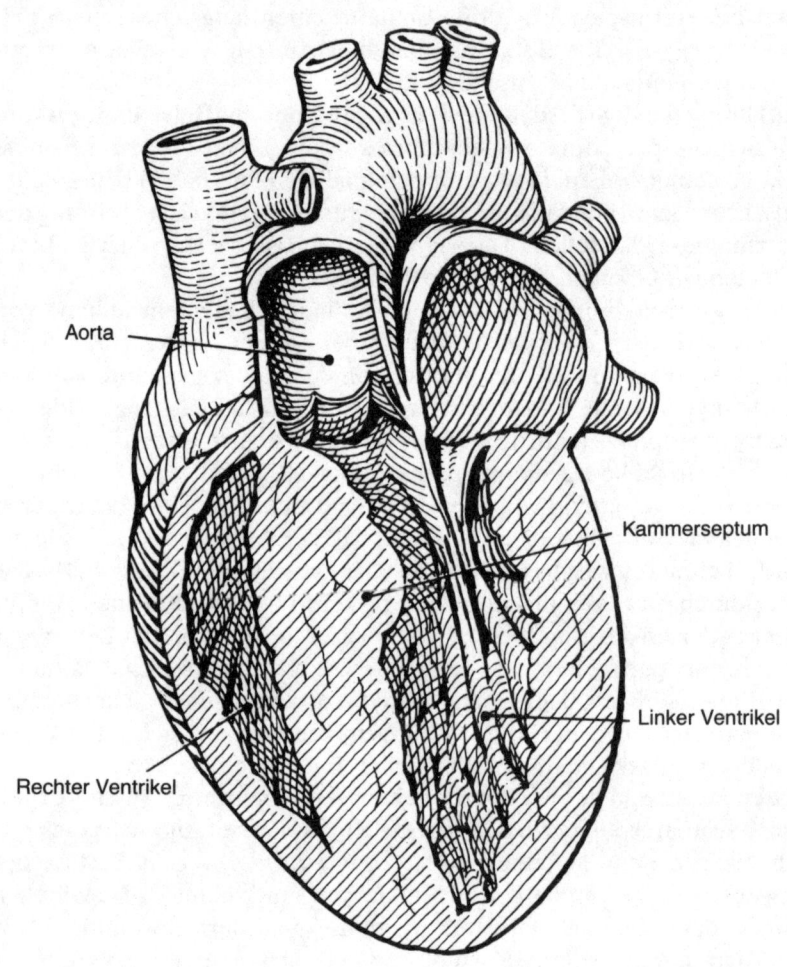

Aorta

Kammerseptum

Linker Ventrikel

Rechter Ventrikel

stellte, daß bei den Patienten, deren EKG während der Tests auffällig gewesen war, das Risiko eines plötzlichen Todes erhöht war.

Anscheinend befand sich dieser Mann in einer sehr ernsten Lage. Er mußte sich sagen lassen, was für einen passionierten Läufer das Schlimmste ist: Infolge unserer Diagnose rieten wir ihm, langsamer zu laufen oder wenigstens seine Trainingsstrecke zu verkürzen. Anstelle der 50, 60 oder sogar 70 Meilen pro Woche, wie er es gewohnt war, sollte er wesentlich langsamere 12 bis 14 Meilen laufen. Wir sagten ihm **64** außerdem, er müsse wohl auf seine anstrengenden Marathonwettbewerbe verzichten. Schließlich verschrieben wir ihm ein Medikament, das er viermal täglich einnehmen sollte.

Er nahm die Medikamente, aber zu mehr war er nicht zu bewegen. So sehr war ihm der Marathon zur Passion geworden, daß er nicht bereit war, das gesamte Vorsorge-»Paket« zu schlucken. Da er sich vollkommen gesund fühlte, war er der festen Überzeugung, das tägliche Trainieren würde ihn abhärten. Noch im selben Jahr nahm er an einem weiteren Marathon teil. Seinen Angehörigen zufolge wollte er beweisen, »daß die Ärzte unrecht hatten«.

Im darauffolgenden Frühling kam er erneut in die Klinik und machte einen Laufbandbelastungstest. Offensichtlich hatten die Medikamente gewirkt, jedenfalls war sein EKG ziemlich normal. Da wir aber wußten, daß er, obwohl er sich dem äußeren Anschein nach stabilisiert hatte, weiterhin in Gefahr war, rieten wir auch damals wieder dazu, das Lauftraining zu reduzieren.

Aber nun schlug er unsere Ratschläge erst recht in den Wind. Gegen Ende des Frühlings nahm er an einem Triathlon teil – ein Wettbewerb, bei dem nacheinander geschwommen, mit dem Fahrrad gefahren und gelaufen wird und der eine enorme Härte und Fitness verlangt. Bei dieser Gelegenheit trat sein Problem zum ersten Mal offen in Erscheinung. Er brach auf der Fahrradstrecke zusammen und kam erst nach den Wiederbelebungsversuchen der Sanitäter zu sich. Der Grund des Unfalls? Eine ernste Herzrhythmusstörung.

Aber nicht einmal die Einlieferung ins Krankenhaus brachte ihn zur Raison. Er redete sich ein, Hitze und Wassermangel seien Schuld gewesen an seiner Begegnung mit dem Tod. Ja, er weigerte sich standhaft, zur Kenntnis zu nehmen, was der Arzt ihm sagte: daß der Sturz die Folge eines extrem unregelmäßigen Pulses gewesen sei, und daß er dabei hätte sterben können. Noch einmal drängten wir ihn, das Laufen aufzugeben oder sich wenigstens auf einige gemütliche Meilen pro Woche zu beschränken. Unser Rat wurde auch diesmal nicht gehört.

Als er nächstes Mal in unsere Klinik kam, erzählte er, daß er weiterhin an Marathonläufen teilnehme und daß ihn das leicht auffällige Resultat im Belastungstest nicht weiter störe. Er schien tatsächlich von dem falschen Glauben – einem jener Unverletzbarkeitsmythen – besessen zu sein, durch Laufen werde man gewissermaßen immun gegen Erkrankungen der Herzkranzgefäße. Nur so läßt sich erklären, daß er dachte, all diese Symptome kurieren zu können.

Schließlich wurde es ihm auch zuviel, viermal am Tag seine Medikamente zu nehmen. Um ihm entgegenzukommen, verschrieben wir ihm ein Medikament, das nur einmal täglich verabreicht wird. Einige Wochen später erzählte uns jemand aus seiner Familie, daß er sich **65** entschieden hätte, auch das neue Medikament abzusetzen, da es ihn, wie er sagte, etwas »schlapp« mache. Das hieß, daß er sich versuchen wollte, sein volles Trainingsprogramm ohne jegliches Medikament durchzuziehen.

Eine Woche nach Absetzen des Medikaments begab er sich auf einen Übungslauf über 7 Meilen, um sich auf einen weiteren Marathon vorzubereiten. Nach dem Lauf suchte er in einem Freizeitzentrum die Toilette auf. Ein Angestellter, der zufällig in den Toilettenraum kam, bemerkte hinter einer Kabinentür zwei Füße, deren Stellung ihm unnatürlich erschien. Er brach die Tür auf und fand den 40jährigen Marathonläufer – er war tot.

Die Autopsie ergab das, was wir erwartet hatten. Die Koronararterien waren nicht im mindesten arteriosklerotisch verändert. Der Autopsiebericht bestätigte, daß eine IHSS die Todesursache war. Was diesen Fall besonders tragisch macht, ist, daß bereits der erste Belastungstest auf die Gefahr hingewiesen hatte. Hätte er unseren Rat befolgt nachdem sein Herzfehler entdeckt worden war, wäre er vielleicht heute noch am Leben.

Dabei ist es gar nicht so selten, daß beim Auftreten der »ersten Anzeichen von Gefahr« schon alles zu spät ist. Bei vielen Opfern eines plötzlichen Todes kündigt sich das fatale Ende in keiner Weise an. Da keines der klassischen Symptome wie Schmerzen in der Brust, Kurzatmigkeit, Schwindelgefühle usw. auftritt, sind sie völlig ahnungslos. Leider zeigen sich diese Symptome nicht in allen Fällen. Sogar bei der klassischen Arterienverhärtung ist der plötzliche Tod in etwa 25% der Fälle das erste »Ereignis«, das bemerkt wird. Auch bei anderen Herzkrankheiten gibt der plötzliche Tod oft zum ersten Mal einen Hinweis darauf, daß etwas Ernsthaftes vorlag.

Ursache Nr. 3
Abnorme Herzerweiterung mit Verdickung des Herzgewebes

Dieser Herzfehler war, wie wir in Kapitel 2 gesehen haben, abgesehen von der Arterienverhärtung einer der wichtigen Gründe für Jim Fixx' Tod.

Von einer Herzerweiterung spricht man, wenn die Kammern vergrößert und die Kammerscheidewand, die die beiden Kammern trennt, ungewöhnlich stark ist. Dieser Herzfehler ist zwar selten, er ist jedoch der häufigste Grund für plötzliche Todesfälle bei jungen Wettkampfsport-

66 lern.

Über diese Frage stellte Anfang der 60er Jahre das National Heart, Lung and Blood Institute[1] eine Serie von Untersuchungen an. Wie das Institut berichtete, wurden fast die Hälfte der Todesfälle bei jungen Sportlern durch diese Art Herzerweiterung verursacht. Einer anderen Untersuchung zufolge starben 40% von 62 untersuchten Patienten während oder unmittelbar nach einer starken körperlichen Beanspruchung. Glücklicherweise stehen uns heute Medikamente zur Verfügung, die in der Lage sind, die mit diesem Herzfehler verbundenen Risiken abzuschwächen. Eine Überwachung von 36 Patienten im Alter zwischen 15 und 61 Jahren über zwei bis acht Jahre ergab, daß von 22 mit einem solchen Medikament behandelten Patienten alle noch am Leben waren. Bei den 14 Kontrollpatienten hingegen hatte es 4 Todesfälle gegeben.

Dieser ohne Zweifel ernstzunehmende Herzfehler braucht nicht unentdeckt zu bleiben – oft wird er anhand eines Ruhe-Elektrokardiogramms oder eines Echokardiogramms festgestellt. In einer Untersuchung über 26 plötzliche Todesfälle ereigneten sich 13 von ihnen während oder unmittelbar nach einer körperlichen Leistung. Die Hauptmerkmale dieser Gruppe waren ein auffälliges Elektrokardiogramm und eine leichte Verdickung der Kammerscheidewand.

Oft kann die Diagnose anhand der mit diesem Herzfehler verbundenen, in Kapitel 2 beschriebenen Symptome wie Schmerzen in der Brust, ungewöhnlich schwere Atmung, Herzklopfen und gelegentlicher Verlust des Bewußtseins gestellt werden.Die bei einer ärztlichen Untersuchung festgestellten Herzgeräusche können ein weiterer Hinweis sein. Es gibt aber immer wieder Fälle, die völlig symptomlos verlaufen.

Oft machen diagnostische Mittel wie Dauerüberwachung mit dem Elektrokardiographen, Echokardiogramm den Arzt auf das Vorhandensein einer Herzerweiterung aufmerksam. In ernsteren Fällen wird der Arzt vor zu großen körperlichen Belastungen warnen und ein Medikament verschreiben, das unregelmäßige Herztätigkeit verhindert. Sollte diese Therapie nicht ausreichen, stehen auch bestimmte operative Möglichkeiten zur Verfügung.

Bevor wir zum nächsten Punkt übergehen, möchte ich noch eine Anmerkung zur Terminologie der Herzerweiterung machen: Ursache 2 (abweichender innerer Aufbau des Herzens) und Ursache 3 (Herzerweiterung) werden häufig in den Begriffen »asymmetrische Septumhypertrophie« (oder ASH, Abkürzung für engl. »asymmetric septal hypertrophy«) oder »hypertrophe Kardiomyopathie« (oder HCM, Abkürzung für »hypertrophic cardiomyopathy«) zusammengefaßt.

---

[1] Amerikanisches Forschungsinstitut für Herz-, Lungen- und Bluterkrankungen

Ursache Nr. 4
Falscher Verlauf der Koronararterien

Störungen im Koronararteriensystem können auch auftreten, wenn die linke Koronararterie nicht da von der Aorta abgeht, wo sie eigentlich sollte (siehe Abb. 7). Wir wissen nicht genau, wie hoch die Wahrscheinlichkeit ist, an diesem Herzfehler zu sterben. In einer Untersuchung über Todesfälle bei jungen Sportlern wird der Prozentsatz, in dem dieser Herzfehler die Todesursache war, mit 10,5 angegeben.
Was bewirkt dieser Herzfehler? Geht die linke Koronararterie an einer Stelle ab, wo sie durch die Erweiterung der Aorta, etwa während einer starken körperlichen Belastung, gequetscht werden kann, kann die Blutzufuhr zu dem betreffenden Teil des Herzens unter Umständen ganz unterbrochen werden. Die hauptsächlichen Symptome dieses Ereignisses sind: Schmerzen in der Brust und Ohnmachtsanfälle.
Der Herzfehler kann anhand des EKGs während der Laufbandbelastungstests oder anhand einer Darstellung des Koronararteriensystems im Angiogramm festgestellt werden. Bei rechtzeitiger Diagnose kann der Fehler operativ beseitigt werden. Seien Sie jedoch versichert, dieser Herzfehler kommt nun wirklich sehr selten vor.

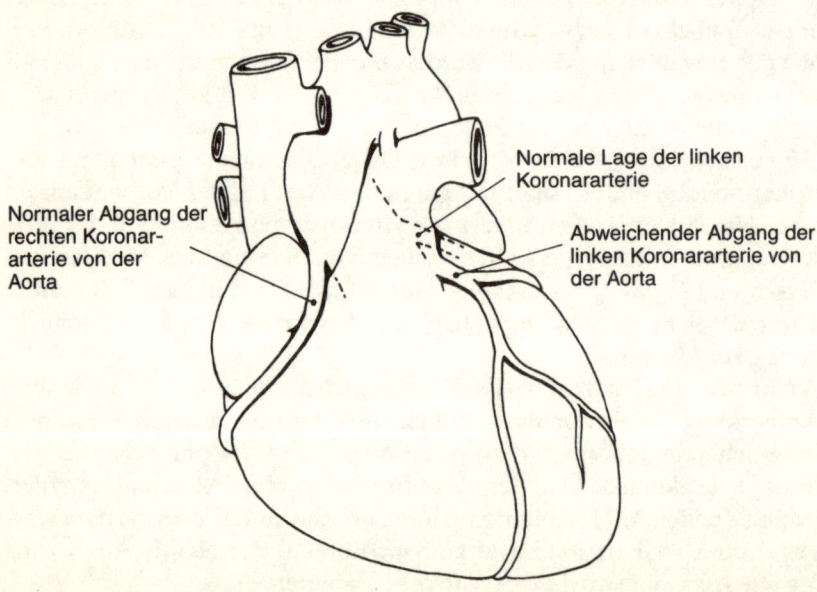

Normale Lage der linken Koronararterie

Normaler Abgang der rechten Koronararterie von der Aorta

Abweichender Abgang der linken Koronararterie von der Aorta

Abb. 7: Abweichender Abgang der linken Koronararterie

Ursache Nr. 5
Herzmuskelentzündung

Eine Entzündung des Herzmuskels, in der medizinischen Fachsprache eine »Myocarditis«, kann in der Folge einer Virusinfektion, beispielsweise einer Grippe, auftreten. Sie ist oft an einer »Herzarrhythmie«, zu deutsch an einer unregelmäßigen Herztätigkeit, zu erkennen. Die Wissenschaft ist der Ansicht, körperliche Beanspruchung könne eine durch eine Myocarditis bedingte Arrhythmie verschlimmern. Dies bedeutet, daß man unter Umständen schlecht beraten ist, wenn man versucht, eine fieberhafte Erkältung bei einer sportlichen Übung »auszuschwitzen«.

Viele Fälle von Myocarditis werden anhand des Elektrokardiogramms erkannt. Dieses diagnostische Mittel bietet jedoch keine hundertprozentige Sicherheit. Da die Gefahr einer solchen Folgeerkrankung immer gegeben ist, rate ich während oder unmittelbar nach einer schweren Virusinfektion von stärkeren körperlichen Belastungen ab. In jedem Fall sollten Sie mindestens 24 Stunden fieberfrei sein, bevor Sie Ihr Übungsprogramm wieder aufnehmen.

Ursache Nr. 6
Herzklappenfehler

Fehler in der Entwicklung der Herzklappen machen sich dem Arzt oft durch ganz spezielle Herzgeräusche, auch »Click«-Geräusche genannt, bemerkbar. Ein Herzgeräusch ist ein Rauschen, das entsteht, wenn sich das Blut in einer abnormen Art und Weise zwischen den verschiedenen Herzkammern und an den Herzklappen vorbeibewegt. Als Click wird das Geräusch bezeichnet, das von einer flatternden Herzklappe verursacht wird.
Auch Herzklappenfehler können, wenn auch recht selten, in einer Tragödie enden. Einer der bekannten Herzklappenfehler, der sogenannte »Mitralklappen-Vorfall«, tritt besonders bei jungen Frauen auf (siehe Abb. 8). Er kann einhergehen mit Schmerzen in der Brust, Herzklopfen oder Schwindelgefühlen; es können aber auch sämtliche Symptome fehlen. Der Herzfehler ist auch bekannt unter den Bezeichnungen Barlow-Syndrom und Mid-Systolic Click-Syndrom.
Der Herzfehler wird oft anhand eines Elektrokardiogramms entdeckt und stellt in der Regel keinerlei Hindernis für sportliche Betätigung dar. Davon ausgenommen sind Fälle, bei denen im Zusammenhang mit dem **69**

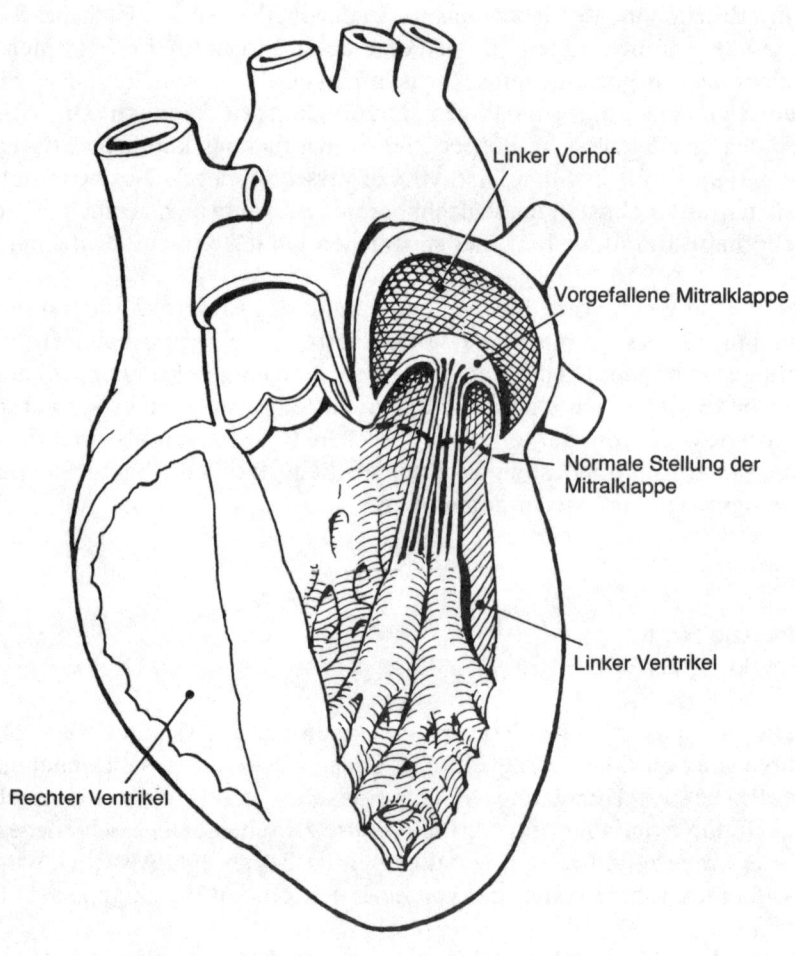

Linker Vorhof

Vorgefallene Mitralklappe

Normale Stellung der
Mitralklappe

Linker Ventrikel

Rechter Ventrikel

Syndrom gelegentliches Herzrasen – genau genommen eine »supraven-
trikuläre Tachykardie« – auftritt. Hier wird der Arzt in der Regel eine
Einschränkung körperlicher Belastungen empfehlen und/oder ein
Medikament verschreiben.

Wer erfährt, daß er einen Herzklappenfehler hat, sollte sich wegen der
Tatsache, daß dadurch die äußerst geringe Wahrscheinlichkeit eines
plötzlichen Todes gegeben ist, nicht zu große Sorgen machen. Durch
70 eine ordentliche Untersuchung, speziell durch ein Echokardiogramm,

kann festgestellt werden, um welchen Klappenfehler es sich handelt. Liegen keine weiteren Symptome vor, braucht das Bewegungstraining in der Regel nicht eingeschränkt zu werden. Sollten doch Symptome auftreten, so kann man sie behandeln, und Sie müssen nicht auf Ihre Übungen verzichten. Bleiben jedoch die Symptome trotz der Behandlung bestehen, ist das im allgemeinen ein Zeichen dafür, daß Sie Ihr Trainingsprogramm überprüfen sollten.

Ich habe Ihnen nun einige der möglichen Ursachen eines plötzlichen Todes vorgestellt, die Sie als Sportler kennen sollten. Um bei der Planung Ihres Trainingsprogramms sicherzugehen, sollten Sie sich, ob bei Ihnen eine der genannten Bedingungen vorliegt oder nicht, einem Belastungstest unterziehen und sich von einem qualifizierten Arzt gründlich untersuchen lassen. Große Teile der Wissenschaft haben bestätigt, daß der Laufbandbelastungstest eines der hilfreichsten diagnostischen Mittel zur Bestimmung des Herzzustandes und zur Feststellung äußerlicher Veränderungen der Koronararterien darstellt.

Bezüglich des Trainingsumfangs merken Sie sich folgendes: Auch wenn sich bei einer Untersuchung herausstellen sollte, daß bei Ihnen ein gewisses Risiko einer Erkrankung der Herzkranzgefäße besteht, brauchen Sie nicht unbedingt ganz auf Ihr Bewegungstraining zu verzichten. Unter Umständen ist es jedoch angezeigt, das Übungsprogramm etwas gemütlicher zu gestalten, als dies die Leute mit einem gesunden Herzen tun.

Bei den 2935 Erwachsenen, die während 65 Monaten in unserem Aerobic-Center getestet wurden – der Bericht darüber ist im *Journal of the American Medical Association* erschienen – sind nur zwei Fälle von Herzstillstand eingetreten – **niemand** ist gestorben. Seither ist die Zahl der Testteilnehmer auf 5000 gestiegen; zusammen haben sie eine Strecke von über 6 Millionen Meilen hinter sich gebracht. Auch unter diesen 5000 Tests waren nur zwei Fälle von Herzstillstand ohne Todesfolge.

Im Gegensatz zu der in manchen populärwissenschaftlichen Artikeln beschworenen Gefahr, die von körperlicher Beanspruchung ausgehen soll, stellten wir fest, daß unsere Patienten nur Probleme mit dem Herzen hatten, wenn bereits ein Herzleiden vorlag. Sehr häufig wurden die Krankheiten erst anhand eines Routinetests festgestellt.

Unseren Beobachtungen zufolge bestand für Erwachsene, die sich einem anstrengenden Bewegungstraining unterziehen, nur ein geringes Risiko einer Störung des kardiovaskulären Systems, **wenn** sie vor Beginn des Übungsprogramms den geplanten Trainingsumfang in einem Test überprüfen ließen und bei der Programmgestaltung Risiko- **71** faktoren wie Veränderungen der Herzkranzgefäße, starke berufliche Belastung, Bewegungsarmut und Zigarettenkonsum berücksichtigten. Durch neuere Arbeiten wie den folgenden können sich alle gesunden Sportler ermutigt fühlen. Neben anderen bekannten Wissenschaftlern hat Ralph Pfaffenbarger nachgewiesen, daß körperliche Beanspruchung vor einer Erkrankung der Herzkranzgefäße schützen kann. In einer anderen Arbeit, die im *Journal of the American Medical Association* erschienen ist, kommen Dr. David S. Siscovick u. a. zu dem Schluß, daß »intensiver Freizeitsport« – z. B. regelmäßiges Joggen an mindestens drei Tagen der Woche – einen Schutz vor primärem Herzstillstand darstellt.

Dr. Siscovick und seine Kollegen untersuchten 163 Fälle von Herzstillstand bei Personen im Alter zwischen 25 und 75 Jahren. Sie verglichen sie mit einer Kontrollgruppe und stellten fest, daß das Risiko eines Herzinfarkts bei Personen, die intensiv Freizeitsport trieben, 55 bis 65% niedriger war als bei Personen, die nicht intensiv Freizeitsport trieben. Die Forscher wiesen auf Arbeiten hin, die besagen, starke körperliche Beanspruchung erhöhe die Gefahr eines Herzinfarkts. Im Gegensatz dazu kommen ihren Beobachtungen zufolge klinisch gesunde Personen, die sich starken körperlichen Beanspruchungen aussetzen, in den Genuß einer allgemeinen Verringerung ihres Infarktrisikos.

Sogar Tiere scheinen seltener eines plötzlichen Todes zu sterben, wenn sie körperlich beansprucht werden. Einer Untersuchung an Hunden zufolge scheint regelmäßiges Training einen gewissen Schutz vor Herzschlag mit Todesfolge zu bieten. Diese Beobachtung wurde interessanterweise an Hunden vorgenommen, bei denen das Risiko eines plötzlichen Herztodes vorlag. So wurde möglicherweise in der täglich wiederholten körperlichen Beanspruchung ein Mittel gefunden, bei diesen Hunden einem plötzlichen Herztod vozubeugen, obwohl sie »Patienten mit einem hohen Risiko« waren.

Eine Arbeit aus Seattle, diesmal wieder über den Herztod bei Menschen, stützt diese Theorie. In dieser Arbeit werden Fälle von plötzlichem Herzstillstand beschrieben, in denen die Wiederbelebung erfolgreich war. Die Arbeit kommt zu dem Schluß, daß jene, die sich regelmäßig körperlicher Beanspruchung aussetzen, ihre Aussichten verbesserten, einen plötzlichen Tod verhindern zu können.

Zusammenfassend können wir feststellen, daß der überwiegende Teil der zugänglichen Fachliteratur eine Theorie zu stützen scheint, nach der körperliche Beanspruchung ein bereits erkranktes und gefährdetes Herz erheblichen zusätzlichen Gefahren aussetzen kann. Dafür, daß sich für Gesunde durch körperliche Beanspruchung das Risiko, eines plötzlichen Todes zu sterben, in irgendeiner Weise erhöht, gibt es keine

Anhaltspunkte. Im Gegenteil dazu zeigen die Untersuchungen, daß mäßige körperliche Beanspruchung das Risiko einer Erkrankung der Herzkranzgefäße senkt, und einen gewissen Schutz gegen den plötzlichen Tod bietet.

Plötzliche Todesfälle beim Sport sind recht selten. Wenn sie hier und da auftreten, sind zumeist angeborene Herzfehler oder eine Verhärtung der Arterien, gelegentlich auch beides, dafür verantwortlich. Wie wir gesehen haben, ist die häufigste Ursache plötzlicher Todesfälle im Zusammenhang mit sportlichen Aktivitäten die Arteriosklerose. Bei Personen, bei denen das Risiko einer Entwicklung einer Erkrankung der Herzkranzgefäße hoch ist, kann die Wahrscheinlichkeit eines plötzlichen Todes hoch sein, ob sie körperliche Beanspruchung meiden oder nicht. Wer erfährt, daß seine Herzkranzgefäße geschädigt sind, sollte unabhängig davon, wie körperlich aktiv er ist, einen Laufbandbelastungstest machen und sich an die daraus resultierenden Empfehlungen halten.

Aber nun zu Ihnen: Wie steht es mit Ihrem Risiko, eine Erkrankung der Herzkranzgefäße zu entwickeln? Gehören Sie zu den Glücklichen, bei denen sich sehr wahrscheinlich keine Erkrankung der Herzkranzgefäße entwickeln wird? Oder gehören Sie zu der Gruppe, die man als »gefährdet« bezeichnet, in dem Sinne, daß Probleme mit dem Herzen und plötzlicher Tod nicht auszuschließen sind?

Zur Beantwortung dieser Frage wollen wir uns noch einmal mit den hauptsächlichen Risikofaktoren beschäftigen, die etwas über die Wahrscheinlichkeit aussagen, mit der jemand eines plötzlichen Todes infolge Herzkrankheit stirbt.

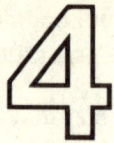

Die Gefahr des Herzinfarkts und des plötzlichen Todes bannen heißt die Risikofaktoren kennen

Die gelegentlich vorkommenden plötzlichen Todesfälle während körperlicher Beanspruchung geben immer wieder dazu Anlaß, daß gesagt wird: »Da sieht man's wieder, körperliche Beanspruchung ist schädlich!«

So muß auch der Tod eines Jim Fixx oder von Marathonläufern wie dem Franzosen Jacques Bussereau für das Argument herhalten, daß wir nicht für das Laufen oder Joggen geschaffen seien. Abgesehen davon, daß solche Argumente Fixx' und Bussereaus spezifische Herzprobleme außer acht lassen, übergehen sie die Tatsache, daß derartige Todesfälle recht selten sind. Bussereaus Todesfall beispielsweise war der einzige unter den über 100 000 Läufern, die während der letzten 15 Jahre am New York Marathon teilgenommen hatten.

Wenn man bedenkt, daß jedermann, auch ohne ärztliche Voruntersuchung, zum New York Marathon zugelassen wird, wundere ich mich sogar, daß bisher nur ein einziger Todesfall vorgekommen ist! Bei einer solchen Statistik kann der Marathonlauf nicht allzu gefährlich sein; wäre er es, müßten jedes Jahr Hunderte daran sterben. Inzwischen sind es ja Zehntausende, die an einem Marathon teilnehmen.

Jedoch, sich über Tatsachen hinwegzusetzen, ist allzu leicht. So lassen sich die radikalsten Jogging-Gegner allerhand verschrobene Argumente einfallen, um bei der Behauptung bleiben zu können, in der heutigen Gesellschaft bedeute körperliche Beanspruchung, das Herz unnatürlich zu belasten. In ihren Augen würde der Durchschnittsbürger unter dem Druck körperlicher Beanspruchung unweigerlich zusammenbrechen und seinem Organismus mehr schaden als nützen.

Ich persönlich sehe für solche Unkenrufe überhaupt keine Veranlassung. Ich bin ganz im Gegenteil der Ansicht, daß wir unserem Organismus zu wenig zutrauen. In unserer Gesellschaft ist Bewegungsarmut so verbreitet, daß die wenigsten Menschen sich unter starker körperlicher Beanspruchung etwas vorstellen können. Die wenigsten haben eine Ahnung, zu welchen Leistungen der menschliche Organismus bei entsprechender Kondition und angemessener Ernährung in der Lage ist. So schnell gibt das Herz nicht auf, auch wenn man an seine Leistungsgrenze kommt. Im Gegenteil, das Herz ist ein unglaublich starkes und leistungsfähiges Organ. Bei richtiger Ernährung und entsprechender Kondition kann Ihr Körper Unglaubliches leisten.

Nehmen wir z. B. die Tarahumara Indianer in Nord-Mexiko. In diesem Indianerstamm hält man nicht viel vom Faulenzen. Wer sich sein soziales Ansehen in der Sippe sichern will, kommt nicht darum herum, seine Leistungfähigkeit in einem Ultra-Marathon über 75 bis 100 Meilen zu beweisen, bei dem die Läufer die ganze Zeit einen kleinen Holzball vor sich her zu kicken haben.

Dabei haben die Rennen für diese Leute einen ganz anderen Stellenwert, als es für uns etwa ein Tennismatch an einem freien Tag hat. So sehr gehören die Rennen zu ihrem Leben, daß sie nichts dabei finden, in ihrer Freizeit spontan zu einem Übungslauf über 50 Meilen aufzubrechen! Während größerer Wettbewerbe zwischen konkurrierenden Gruppen in der Sippe laufen sie oft Tag und Nacht durch die Berge. So ein Rennen kann 48 Stunden dauern und über 150 Meilen gehen. Für diese Indianer interessiert sich die Wissenschaft weniger wegen ihrer Schnelligkeit als wegen ihrer Ausdauer. Als einmal im Rahmen einer wissenschaftlichen Untersuchung ein »Mini«-Rennen über 28 Meilen veranstaltet wurde, machten sich die Indianer über die Kürze der Strecke lustig. Für sie war das Ganze nicht mehr als ein Kinderspiel.

Das Rennen wurde, einschließlich der Pausen, mit einer durchschnittlichen Geschwindigkeit von 6 Meilen pro Stunde gelaufen. Zugegeben, dieses Tempo ist nicht besonders hoch, aber man halte sich doch vor Augen, daß das Rennen im Gebirge abgehalten wurde. Den Berechnungen der Wissenschaftler zufolge mußten die Teilnehmer des Rennens bei der Strecke und Geschwindigkeit mehr Energie aufgewandt haben, als man bisher für menschenmöglich gehalten hatte.

Hinzu kommt, daß die Indianer, als die Wissenschaftler sie nach dem Rennen untersuchten, ruhig dastanden, sie atmeten langsam und tief. Ihr Blutdruck war sogar noch tiefer als zu Beginn des Rennens. Ihr hinter der Ziellinie gemessener Puls betrug 120 bis 150 Schläge pro Minute bei einem Ruhepuls von 56 bis 60 Schlägen pro Minute. Doch damit nicht genug: soweit sich die Indianer erinnern können, ist niemals ein Läufer wegen Schwierigkeiten, die auf Störungen der Herzfunktion hinweisen könnten wie Schmerzen in der Brust oder Atemnot aus einem dieser strapaziösen Rennen ausgeschieden. Auch kann sich niemand an einen Fall erinnern, in dem ein Läufer während des Rennens plötzlich wegen eines Herz- oder Kreislaufproblems gestorben wäre. Arteriosklerose ist in diesem Stamm äußerst selten.

Warum sind diese Indianer derart vor Herzkrankheiten und plötzlichem Tod geschützt? Ist es ihr Erbgut, oder spielen hier noch andere Faktoren eine Rolle?

Man kann sich leicht denken, daß die natürliche Auswahl dafür gesorgt hat, das Erbgut des Stammes zu stärken. Denn selbstverständlich werden die Gewinner der Rennen zu lokalen Berühmtheiten. Dank ihres sozialen Prestiges und ihrer Popularität sind sie als Ehemänner sehr begehrt. So wird sich im genetischen Material des Stammes eine relative Resistenz gegen Herzkrankheiten und die Disposition zu hoher körperlicher Leistungsfähigkeit herausgebildet haben.

Das Vorhandensein positiver Erbfaktoren wird jedoch nicht genügen, dieses Phänomen ausreichend zu erklären. Jedenfalls ist den wissenschaftlichen Untersuchungen an diesem Indianerstamm zufolge kein »Super-Gen« im Spiel. Wir müssen uns also nach anderen Erklärungen umsehen.

Wie steht es mit der körperlichen Beanspruchung? Selbstverständlich kann man von der Kondition dieser indianischen Läufer nur träumen. Schon als Kind haben sie Laufen gelernt, bald nachdem sie ihre ersten Schritte machen konnten. In der Jugend wurden sie daran gewöhnt, alle notwendigen Wege im Laufen zurückzulegen und Rennen über Gebirgspfade abzuhalten. Fortbewegungsmittel werden weder von Läufern noch von Nichtläufern benutzt. Jeder ist an den körperlich anstrengenden Arbeiten beteiligt, die das Leben der Indianer als Bauern mit sich bringt.

Aber auch damit ist das Fehlen von Veränderungen der Herzkranzgefäße bei diesen Indianern nicht hinreichend erklärt. Als in die folgenden Untersuchungen auch Stammesmitglieder mit einbezogen wurden, die weniger körperlich aktiv waren als die Läufer, stellte sich heraus, daß die Arteriosklerose **allgemein** wenig verbreitet war.

Bleibt der Faktor Ernährung. Kurz gesagt, es wird im ganzen Stamm wenig Fett gegessen. Die Mahlzeiten bestehen vor allem aus Mais und anderen Getreideprodukten; Fleisch ist nur selten dabei. Einen übergewichtigen Tarahumara Indianer zu finden, ist schwierig, ja fast unmöglich. Im Untersuchungsbericht wird der durchschnittliche Cholesterinwert der Erwachsenen mit 134 angegeben; dieser Wert liegt weit unter dem des durchschnittlichen Amerikaners.

Demnach scheint der Lebensstil dieser Indianer, der von einer fettarmen Ernährung und einer ausgezeichneten kardiovaskulären Kondition gekennzeichnet ist, dazu geführt zu haben, daß dieser Stamm gegen Herzkrankheiten und plötzlichen Tod praktisch immun ist. Damit bildet er eine Ausnahme innerhalb des westlichen Kulturkreises, in welchem

Herzkrankheiten durch Ernährung und Lebensstil **gefördert** werden.

Demnach kann uns unsere Erfahrung mit diesem mexikanischen Stamm etwas beibringen. Diese Tarahumara Indianer mögen, was ihren Bildungsstand und ihr technisches Verständnis betrifft, gegenüber der übrigen westlichen Welt zurückgeblieben sein, aber sie haben uns vorgeführt, wozu das Herz in der Lage ist, wenn wir es nur lassen.

Wie wir im ersten Teil dieses Kapitels gesehen haben, werden Herzinfarkt und plötzlicher Tod nicht durch körperliche Beanspruchung, sondern durch Krankheiten der Herzkranzgefäße verursacht. Am ehesten können daher Herzinfarkte vermieden werden, wenn die Gefahr der Entwicklung einer Erkrankung der Herzkranzgefäße möglichst gering gehalten wird. Dank der medizinischen Forschung sind heute die hauptsächlichen Faktoren bekannt, die die Wahrscheinlichkeit, daß sich eine Erkrankung der Herzkranzgefäße entwickelt, bestimmen. Diese Faktoren werden »*Risikofaktoren*« genannt.

Neben einigen Risikofaktoren, die sich unserem Einfluß entziehen, gibt es andere, zu deren Zurückdrängung oder völliger Ausschaltung wir beitragen können. Gelegentlich muß mit Medikamenten oder sogar einer Operation nachgeholfen werden. In den meisten Fällen genügt es jedoch, den Risikofaktoren mit Änderungen in Ernährung und Lebensstil zu begegnen.

Wir werden uns nun der Reihe nach mit den hauptsächlichen Risikofaktoren der Herzkrankheiten beschäftigen. Die seinerzeit von der American Heart Association zusammengestellten Faktoren habe ich entsprechend der neueren Forschungsergebnisse zum Teil erweitert und berichtigt. Die elf im folgenden genannten Risikofaktoren werden nicht in der Reihenfolge ihrer Wichtigkeit behandelt. Zum besseren Verständnis empfehle ich, die nun folgenden Informationen mit den neuesten Herzrisikofaktortabellen, die wir im Aerobic-Center verwenden (siehe Anhang) zu vergleichen.

Risikofaktor Nr. 1
Familienanamnese und Erbfaktoren

Einer der Faktoren, gegen die Sie rein gar nichts ausrichten können, ist die Familienanamnese. Auch die größte Sorgfalt bei Ernährung und körperlicher Beanspruchung wird nicht in der Lage sein, eine ererbte Tendenz zur Entwicklung einer Erkrankung der Herzkranzgefäße zum Verschwinden zu bringen. Gewisse Herzkrankheiten können von Generation zu Generation weitergegeben werden, um sich nach Jahren, in denen sie unbemerkt blieben, plötzlich zu zeigen und, wie im Fall von

Jim Fixx, gleich zum Tod zu führen. Aus diesem Grund sollten Sie Ihre Familienanamnese kennen, um etwas genauer zu wissen, wie es mit Ihrem eigenen Risiko steht.

Nun kann man durch seine Erbfaktoren begünstigt oder benachteiligt sein. Wenn man Pech hat und mehrere Vorfahren in jungen Jahren an einer Herzkrankheit gestorben sind, bedeutet dies für Sie ein erhöhtes Risiko. Dabei muß man selbstverständlich genau feststellen, ob es sich um einen »Erbfaktor« handelt oder nicht. Wenn derjenige in Ihrer Verwandtschaft, der in jungen Jahren an einer Herzkrankheit gestorben war, Übergewicht hatte, starker Raucher war und keinen Sport trieb, brauchen Sie sich nicht allzu große Sorgen zu machen. Hier handelt es sich nicht um ein erbliches Problem; die Umweltfaktoren, die wahrscheinlich für seinen Tod verantwortlich sind, können Ihnen nichts anhaben, wenn Sie nicht ähnlich destruktiv gegen Ihre Gesundheit verfahren. **Wirklich** zu denken geben muß Ihnen, wenn einer Ihrer Verwandten vor seinem 50. Lebensjahr an einer Herzkrankheit starb, obwohl er rank und schlank war, vollkommen auf das Rauchen verzichtete und regelmäßig Sport trieb. In diesem Fall könnte es sich tatsächlich um eine erbliche Prädisposition handeln, die sich auf Sie übertragen haben könnte.

Und nun zur positiven Kehrseite der Medaille: Die Erbfaktoren können auch einen gewissen Schutz gegen Herzkrankheiten bieten. Jeder hat schon einmal Geschichten gehört wie die von dem Mann, der rauchte wie ein Schlot, trank wie eine Ziege und aß, als müsse er morgen verhungern – und mit 95 Jahren etwa an den Folgen eines Skiunfalls starb. Tatsächlich scheint es Leute zu geben, deren Konstitution irgend etwas hat, durch das sie mehr gegen Erkrankungen der Herzkranzgefäße gefeit sind als andere.

Nehmen wir z. B. die Pima Indianer in Arizona. Normalerweise müßten sie Kandidaten ersten Grades für Erkrankungen des Koronarsystems sein. In keiner Bevölkerungsgruppe der Welt ist eine so weite Verbreitung von Diabetes und Fettleibigkeit festgestellt worden. Ihre Ernährung ist extrem fetthaltig. (»Heart Disease Found Low for Arizona Indian Tribe« [Herzkrankheiten bei Indianerstamm in Arizona selten], *AMA News*, 28. Januar 1983)

Trotzdem ist der Gehalt ihres Blutes an gefährlichem LDL-Cholesterin (von engl. »low density lipoprotein« = Lipoprotein niedriger Dichte) extrem niedrig, der Gehalt an »gutem« oder HDL-Cholesterin (von engl. »high density lipoprotein« = Lipoprotein hoher Dichte) jedoch sehr hoch. Dies ist möglicherweise der Grund dafür, daß Herzkrankheiten bei diesen Indianern siebenmal seltener vorkommen als in der weißen amerikanischen Bevölkerung. Nach einer Untersuchung an unter 60jährigen Pimas haben nur 4 bis 6 % ein auffälliges Elektrokardiogramm. Wie es scheint, konnte diese Bevölkerungsgruppe tatsächlich eine Art genetischen Schutz gegen Erkrankungen der Herzkranzgefäße entwickeln. Mag sein, daß sie heute noch davon profitieren, daß sie bis vor 50 Jahren wegen ihres harten, körperlich anstrengenden Lebens im Gila River Valley in Süd-Arizona schlank und gut trainiert gewesen waren. Bei der Armut und dem Mangel an Bewegung, in dem sie heute leben, muß man sich allerdings fragen, wie lang dieser genetische Schutz noch anhalten wird.

Wenn in Ihrer Familie keine Herzkrankheiten vorkommen, Sie aber kein Pima Indianer sind, sollten Sie sich nicht zu sehr auf Ihre Erbfaktoren verlassen. Es gibt andere Untersuchungen, denen zufolge es unerläßlich ist, auf seine Ernährung und seinen Lebensstil zu achten, um die Gefahr von Herzkrankheiten und plötzlichem Tod möglichst gering zu halten.

Mehrere Untersuchungen an Eingeborenen von Inseln im Pazifischen Ozean weisen auf die möglichen Gefahren eines den Gewohnheiten der westlichen Industriegesellschaften angepaßten Lebensstils hin. Obwohl aus der Familienanamnese und dem kulturellen Hintergrund abzulesen war, daß Erkrankungen der Herzkranzgefäße früher einmal selten gewesen waren, zeigte sich, daß die Anzahl der Risikofaktoren einer solchen Erkrankung in dem Maße zunahm, wie die betreffende Gemeinschaft unsere Ernährungsweise und andere Gewohnheiten angenommen hatte.

Das klassische Beispiel für dieses Phänomen war lange Zeit der Japaner, der nach Hawaii oder an die amerikanische Westküste zuzieht. Nun, da man dazu übergegangen ist, die Kultur der westlichen Industrieländer nach Japan »zu exportieren«, ist auch dort die Zahl der Todesfälle infolge einer Erkrankung der Herzkranzgefäße gefährlich am Steigen. Um dieser Tendenz beizukommen, baute unser Institute for Aerobics Research in Zusammenarbeit mit einigen Geschäftsleuten und Gesundheitsexperten in der Nähe von Tokio das Nihon Aerobics Center auf. Das Center wurde Anfang 1985 eröffnet und wird wahrscheinlich in der Gesundheitsbewegung des Fernen Ostens eine führende Stellung einnehmen. Anstrengungen dieser Art können dazu beitragen, eine Zunahme der Erkrankungen der Herzkranzgefäße in Gesellschaften, die sich der Ernährungsweise und dem Lebensstil westlicher Industrienationen angleichen, zu verhindern.

Halten wir also fest: Die Tatsache, daß Ihre Vorfahren Schwierigkeiten mit dem Herzen hatten, können Sie nicht ändern, aber Sie können **79**

Einfluß auf bestimmte verstärkende Umweltfaktoren wie eine stark fetthaltige Ernährung oder Bewegungsarmut nehmen. Mit anderen Worten, wenn die Männer in Ihrer Familie in jungen Jahren jeweils gewisse Schwierigkeiten mit dem Herzen hatten, sollten Sie nicht gleich die Hoffnung aufgeben. Sie sollten vielmehr bezüglich der übrigen Risikofaktoren so viel Sorgfalt wie möglich anwenden.

Risikofaktor Nr. 2
Streß und Persönlichkeitsstruktur

Bestimmt kennen Sie Leute, die besonders pflichtbewußt, zielstrebig oder übermäßig erfolgsorientiert sind. Sie sind immer irgendwie in Eile und damit beschäftigt, ihren Fahrplan einzuhalten. Manchmal sind sie leicht reizbar. Bei diesem Persönlichkeitstyp, den die Streßforschung als »Typ A« bezeichnet, ist die Wahrscheinlichkeit, daß sich eine Herz-krankheit entwickelt, siebenmal größer als bei seinen Nachbarn. Um die Beschreibung dieses streßbeladenen Typs haben sich in erster Linie die Kardiologen Ray Rosenman und Meyer Friedman verdient gemacht. Anderen Forschungsarbeiten zufolge ist, wenn man von jemandem sagt, »er steht unter Streß«, nicht unbedingt ein Typ A gemeint, der dauernd am Rennen ist. Es gibt auch einen Persönlichkeitstyp, in letzter Zeit als »Typ -C-Zone« bezeichnet, der recht gut mit Streß umgehen kann, ohne daß die bekannten Ermüdungserscheinungen auftreten. Auf diesen Typ beziehen sich Robert und Marilyn Kriegel in ihrem faszinierenden Buch *»The C-Zone: Peak Performance Under Pressure«* (Spitzenleistung unter Druck).

Bei der Entwicklung von Herzkrankheiten scheinen jedoch diejenigen, die unter Druck relativ gut funktionieren, nicht das Hauptproblem zu sein. Gefährdet sind vor allem jene, die den Eindruck erwecken, mit besonderen Streßsituationen des Lebens nicht besonders gut umgehen zu können. So folgt auf einen schweren emotionalen Schock nicht selten eine Krankheit. Auch Streß in geringeren Dosen kann sich, wenn er über einen längeren Zeitraum wirkt, wegen seiner kumulativen Wir-kung schließlich in Form einer Herzkrankheit auswirken.

Mit dem Holmes Life Change Score wurde uns eine Punktetabelle in die Hand gegeben, von der wir ablesen können, welchen Einfluß gewisse einschneidende Erlebnisse auf unsere Gesundheit haben können. Dort werden Erfahrungen wie Tod des Ehegatten, Scheidung, Trennung vom Ehegatten, Haft oder Eingeschlossensein in anderen Institutionen und

80 Tod eines nahen Familienangehörigen als am meisten belastend bezeichnet. Herzinfarkte nach solchen Erlebnissen sind nicht selten. Indem Sie lernen, besser mit solchen Streßsituationen fertig zu werden, können Sie sicher dazu beitragen, Ihr Leben zu verlängern.

In der Cooper Clinic konnten wir an einer Reihe von Fällen feststellen, welche Wirkung Streß auf manche Leute haben kann. Vor etwa 13 Jahren kam ein Mann in die Klinik, nachdem er mit 39 Jahren einen Herzinfarkt gehabt hatte. Als er mit seinem Übungsprogramm begonnen und wegen einer Diät bereits etwas abgenommen hatte, fing sein Rehabilitationsprogramm an, ihm mächtig Spaß zu machen. Danach ging es ihm 13 Jahre lang sehr gut; er lief 40 bis 50 Meilen pro Woche ohne jegliche Herzbeschwerden oder sonstige Schwierigkeiten.

Als er jedoch im März 1983 zu seiner jährlichen Untersuchung kam, stellten wir während des Laufbandbelastungstests fest, daß sein Elektrokardiogramm äußerst auffällig war. Bei den vorgangegangenen Tests war es immer normal gewesen. Darauf nahmen wir bezüglich der Diät, des Gewichts und der körperlichen Beanspruchung eine kleine, auf vier Monate befristete, Änderung seines Programms vor. Als er nach den vier Monaten erneut zur Untersuchung kam, machten wir wieder einen Belastungstest. Zu unserem Bedauern mußten wir jedoch feststellen, daß die Resultate noch schlechter waren als zuvor.

Da sein EKG nun schon zum »wiederholten« Mal auffällig gewesen war, schlug ich vor, ein Angiogramm der Herzkranzgefäße zu machen. Sie erinnern sich: dieses Verfahren besteht darin, daß ein Kontrastmittel in die Koronararterien injiziert wird, damit anhand einer Röntgenaufnahme festgestellt werden kann, ob die Arterien arteriosklerotisch verändert sind. Der Test fiel so schlecht aus, daß ich zur Bypass-Operation riet.

Er erholte sich recht schnell von der Bypass-Operation. Nach fünf Tagen konnte er aus dem Krankenhaus entlassen werden, und zwei Wochen nach der Operation war er in der Lage, spazierenzugehen und seine erste Meile zu joggen. Im nächsten Monat ging und joggte er insgesamt 146 Meilen – seit der Bypass-Operation waren erst sechs Wochen verstrichen. Seit jener Zeit hat er sich in Balke-Laufbandtests bis zu der phantastischen Zeit von 26 Minuten emporgearbeitet; wenn man ihn auf seine Bestzeit von 27 Minuten und 5 Sekunden anspricht, wird er fast ein bißchen verlegen.

Wir können heute noch nicht mit Sicherheit sagen, was bewirkt hat, daß sich die Arteriosklerose dieses Mannes, nachdem sie beinahe 13 Jahre stabil gewesen war, plötzlich so verschlimmerte. Wir vermuten jedoch, daß einige wichtige Veränderungen in seinem Leben, belastende Erlebnisse ohne Zweifel, die Verschlechterung seines Zustands bewirkt haben.

81

Kurz bevor er im März 1983 zur Untersuchung kam, wurde er von seiner langjährigen Ehefrau geschieden. Ein Umzug, weg von seinem Zuhause und von sieben Kindern in eine eigene Wohnung war die Folge. Da er sich nun selber um seine Mahlzeiten kümmern oder im Lokal essen mußte, änderten sich auch seine Eßgewohnheiten. Als ob dies alles nicht schon belastend genug gewesen wäre, fing auch noch sein Geschäft an, schlecht zu gehen.

Nun kann man in diesem Fall in der Streßeinwirkung nicht den einzigen Faktor für die Entwicklung einer Arteriosklerose sehen; ich nehme jedoch an, daß dieser Faktor eine erhebliche Rolle spielte. Die Wirkung starker emotionaler Erlebnisse ist schon deshalb schwer zu bestimmen, weil viele in belastenden Situationen dazu tendieren, in anderen Lebensbereichen ungesunde Gewohnheiten anzunehmen. Statt regelmäßig zu essen, kaufen sie sich hier und da einen dieser fetttriefenden Imbisse und essen insgesamt zuviel; nicht selten nimmt auch der Zigaretten- und Alkoholkonsum zu. Kurzum, sie lassen sich gehen.

In vielen Fällen konnte jedoch Streß als hauptsächlicher Risikofaktor isoliert werden. Einer Untersuchung des National Heart, Lung and Blood Institute zufolge kann durch ein dem Typ A entsprechendes Verhalten die Gefahr einer Erkrankung der Herzkranzgefäße ebenso erhöht werden wie durch Bluthochdruck, Rauchen und einen hohen Cholesteringehalt des Blutes.

Wenn Sie daran, daß Sie häufig unter psychischem Streß stehen, nichts ändern können, so können Sie doch wenigstens die übrigen Faktoren angehen. In einer neueren Arbeit wird von Herzinfarktpatienten mit einem Typ A-Verhalten berichtet, mit denen regelmäßig Beratungsgespräche durchgeführt wurden, in denen sie auch Vorschläge für eine Diät und ein Bewegungstraining erhielten. Bei einigen Patienten wurde auch versucht, eine Verhaltensänderung zu initiieren. Letztere Maßnahme führte der Arbeit zufolge dazu, daß in dem darauffolgenden Jahr in dieser Gruppe deutlich weniger Herzinfarkte und Todesfälle infolge Versagens der kardiovaskulären Systems zu verzeichnen waren als in den übrigen Gruppen. Bei den Patienten, die einen weiteren Herzinfarkt erlitten oder sogar plötzlich starben, war der Herzinfarkt unmittelbar nach einer emotionalen Krise, einer übermäßigen körperlichen Beanspruchung oder einer fetten Mahlzeit aufgetreten.

Sollte Ihre Persönlichkeit streßorientiert sein oder sogar dem klassichen Typ A entsprechen, können Sie gemäß den Ergebnissen der Streßforschung die nachteiligen Wirkungen dieser Eigenschaften etwas abschwächen, indem Sie Ihren Lebensstil bewußt ändern.

Eine weitere Möglichkeit, dem Streß entgegenzuwirken, ist, eine medi-

kamentöse Behandlung einzuleiten. Eine Ärztegruppe aus der Bundes-
republik hat festgestellt, daß Beta-Blocker – Medikamente, die gemeinhin zur Behandlung des Bluthochdrucks eingesetzt werden – einem Typ
A-Verhalten entgegenwirken und damit einige seiner schädlichen
Erscheinungen abschwächen können. Der Vorteil dieser Medikamente
ist, daß sie keine Schläfrigkeit und andere typische Nebenwirkungen der
Sedativa oder Tranquilizer erzeugen. Die mit Beta-Blockern behandelten Patienten sind sogar besonders munter. Demnach wäre der Einsatz
gewisser Medikamente bei Patienten, bei denen der Umgang mit Streß
nicht durch eine Verhaltensänderung verbessert werden kann, eine
mögliche Alternative.
Wenn irgend möglich, rate ich jedoch immer zu einer nichtmedikamen-
tösen Behandlung. Schon durch eine geringe Änderung des Lebensstils
kann die beste aller Therapien für streßorientierte Persönlichkeiten,
nämlich ein regelmäßiges Bewegungstraining, angewandt werden. Vielen Untersuchungen zufolge wirkt körperliche Beanspruchung als eine
Art natürlicher Tranquilizer. Abgesehen davon, daß man sich angenehm »erschöpft« fühlt, läuft in unserem Körper eine bestimmte chemische Reaktion ab. Während Belastung werden Hormone ausgeschüttet,
die als »Endorphine« bekannt sind. Diese morphinähnlichen Substan-
zen senken das Schmerz- und Streßempfinden und erzeugen ein gewisses Hochgefühl. So können regelmäßige Aerobic-Übungen dazu beitragen, daß sich Spannungen, die sich in Ihrem Körper aufgebaut haben,
entladen können oder doch auf ein erträgliches Maß reduziert werden.

Risikofaktor Nr. 3
Bluthochdruck

Hoher Blutdruck führt zu kleinen Verletzungen in der Arterienwand
und schafft damit die Voraussetzungen für die spätere Ablagerung von
Cholesterin. Das sind die Stellen, wo sich die Beläge bilden können, die
sich später zur Arteriosklerose entwickeln. Je höher der Blutdruck ist
und um so mehr Cholesterin sich im Blut befindet, um so rascher werden
sich diese Beläge bilden. Wissenschaftlichen Untersuchungen zufolge
sind Herzinfarkte bei Patienten mit Bluthochdruck doppelt so wahrscheinlich, Herzversagen sechsmal wahrscheinlicher und Schlaganfälle
viermal häufiger als bei Menschen mit normalem Blutdruck (siehe
Nutrition & Health News, Band II, Nr. 1; Herbst 1984).
Bei Erwachsenen spricht man von einem hohen Blutdruck, wenn der
Druck über 140 zu 90 mm Hg liegt. Je höher Ihr Blutdruck über diesen **83**

Werten liegt, um so höher ist Ihr Risiko einer Erkrankung der Herzkranzgefäße.

Ist der Blutdruck nur geringfügig erhöht, kann sich der Arzt darauf beschränken, seinen Patienten zu empfehlen, auf zuviel Salz im Essen zu verzichten, ein paar Pfunde loszuwerden, das Rauchen aufzugeben und ein Bewegungstraining anzufangen.

Einem Bericht im *American Journal of Medicine* aus dem Jahre 1984 (Band 77, S. 785) zufolge können Aerobic-Übungen *allein* eine günstige Wirkung auf zu hohen Blutdruck ausüben. In der Arbeit wird berichtet, daß 105 Patienten mit Bluthochdruck ein sich steigerndes Übungsprogramm begannen, wobei sie zunächst nur eine Meile pro Tag gingen und ihre Trainingsintensität schrittweise anhoben, bis sie schließlich täglich zwei Meilen liefen. Der Blutdruck wurde vor Beginn des Trainingsprogramms und drei Monate, nachdem die Teilnehmer in der Lage waren, täglich zwei Meilen zu laufen, gemessen.

Obwohl nur die Hälfte der Teilnehmer zu Beginn der Untersuchung blutdrucksenkende Mittel bekommen hatten, sank bei allen Patienten der Blutdruck. Bei den 58 Teilnehmern, die zu Beginn der Untersuchung keine Medikamente erhalten hatten, fiel der diastolische Druck (Blutdruck während der Erweiterungsphase des Herzens) um 15 Punkte. Bei den Teilnehmern, die Medikamente erhalten hatten, fiel der diastolische Blutdruck um 20 Punkte. 24 dieser Patienten konnten ihr Medikament absetzen, bei 14 konnte die Dosis reduziert oder die Einnahme eines ihrer blutdrucksenkenden Mittel unterbrochen werden.

Interessant ist, daß die Verbesserungen durchweg von Gewichtsveränderungen unabhängig waren. 10 % der Patienten hielten ihr Gewicht; 30 % nahmen etwas zu; 60 % nahmen ab. Die unter dem Bewegungstraining erreichte Blutdrucksenkung derjenigen, die zugenommen hatten, entsprach tatsächlich in etwa der Blutdrucksenkung derjenigen, die abgenommen hatten! Die positive Wirkung hielt jedoch nicht an, wenn das Bewegungstraining fallengelassen wurde. Nach drei bis vier Monaten war der Blutdruck bei 10 von 15 Patienten, die wieder in ihre frühere Bewegungsarmut verfallen waren, wieder deutlich höher.

Da Bluthochdruck zu den Faktoren mit großem Einfluß zählt, ist auch eine »leichte Erhöhung« sehr ernst zu nehmen. Bei uns werden jedoch nur Fälle medikamentös behandelt, bei denen wiederholt Werte über 150 zu 95 gemessen werden. Zur Zeit stehen dem Arzt etwa 30 Medikamente zur Behandlung dieser etwas schwereren Fälle von Bluthochdruck zur Verfügung. Am häufigsten werden Beta-Blocker und Diuretika eingesetzt, die den Puls senken bzw. überflüssiges Natrium

aus dem System entfernen.

Der Blutdruck kann so leicht und rasch gemessen werden, daß Sie diesen Test regelmäßig machen lassen sollten. Wir pflegen unseren Patienten zu raten, ein Blutdruckmeßgerät für zuhause anzuschaffen. Auch wenn Ihr Arzt Ihnen Medikamente verschrieben hat, und Sie keine Symptome mehr verspüren, sollten Sie die Messungen nicht einstellen. Um mögliche Herzinfarkte, Schlaganfälle oder plötzlichen Tod zu verhindern, müssen die Medikamente dauernd eingenommen werden.

Risikofaktor Nr. 4
Hoher Cholesterin- und Triglyceridgehalt des Blutes

Es ist seit langem bekannt, daß durch Arteriosklerose verursachte Erkrankungen bei Herzkranzgefäßen mit hohen Cholesterin- und Triglyceridwerten korrelieren. Diese Theorie wird durch immer neue Arbeiten erhärtet. Das National Heart, Lung and Blood Institute gab kürzlich einen Bericht heraus, demzufolge bei Patienten mit hohen Cholesterinwerten eine Senkung des Cholesteringehalts des Bluts das Risiko eines Herzinfarkts herabsetze.

Wenn Ihr Cholesterinspiegel innerhalb Ihrer Altersgruppe noch im Bereich von 75 bis 90 % liegt (d. h. wenn 75 bis 90 % der Gesambevölkerung in Ihrer Altersgruppe einen niedrigeren Cholesterinspiegel haben als Sie), ist Ihr Gesamtrisiko, an einem Herzinfarkt zu sterben, mäßig. Liegt Ihr Cholesterinwert über dem 90 %-Bereich in Ihrer Altersgruppe, ist Ihr Risiko hoch. Untenstehende Tabelle zeigt für jede Altersgruppe die Gesamtcholesterinwerte und das Verhältnis zwischen Cholesterin und HDL-Cholesterin, die jeweils ein mäßiges bzw. hohes Risiko einer Erkrankung der Herzkranzgefäße bedeuten. Der Ausdruck »mg/dl« bedeutet Milligramm pro Deziliter.

Cholesterinspiegel und Verhältnis zwischen Gesamtcholesterin und HDL

Alter	Mäßiges Risiko (75–90 %)		Hohes Risiko (mehr als 90 %)	
	Choles. (mg/dl)	Verhältnis	Choles. (mg/dl)	Verhältnis
2–19	170–185	4,9–6,0	> 185	> 6,0
20–29	200–220	5,2–6,4	> 220	> 6,4
30–39	220–240	5,7–6,9	> 240	> 6,9
40 und älter	240–260	6,2–7,5	> 260	> 7,5

(Die Cholesterinwerte stammen aus der Erklärung der Consensus Development Conference der National Institutes of Health vom 10. Dezember 1984. Die Verhältniszahlen wurden im November 1984 am Institut für Aerobic-Forschung in Dallas ermittelt.) **85**

Bei einer drastischen Senkung des Cholesterinspiegels können die plötzlichen Todesfälle durch Herzversagen um 50 % gesenkt werden. Bei Erwachsenen unter 30 Jahren sollten Cholesterinwerte unter 180 mg/dl, bei älteren Erwachsenen von unter 200 mg/dl angestrebt werden. Bedenken Sie, daß einer Veränderung Ihres Cholesterinspiegels um 1 % eine Veränderung Ihres Risikos einer Herzkrankheit um 2 bis 3 % entspricht.

Bei unserer Suche nach genaueren Methoden der Risikobestimmung haben wir festgestellt, daß es mehrere Arten Cholesterin gibt, die sich unterschiedlich auf das Risiko einer Herzkrankheit auswirken. Die Lipoproteine niedriger Dichte (LDL) beispielsweise enthalten viel Cholesterin und andere Fette und wenig Protein. LDL transportiert Cholesterin in die Zellen zur Speicherung. Hohe LDL-Cholesterinspiegel des Blutes sind einer der hauptsächlichen Faktoren für die Beschleunigung von arteriosklerotischen Veränderungen. Lipoprotein hoher Dichte (HDL) ist ein anderer Typ, der im Unterschied zu LDL wenig Cholesterin und andere Fette, dafür viel Protein enthält. HDL ist für den Transport von Cholesterin vom Körpergewebe zur Leber verantwortlich, wo es als Galle ausgeschieden wird. Ein hoher HDL-Spiegel bedeutet ein **vermindertes** Risiko einer Erkrankung der Herzkranzgefäße und Arteriosklerose.

Das dritte Blutlipid ist das Lipoprotein sehr niedriger Dichte (VLDL [für engl. »very low density lipoprotein«]). Diese Substanz enthält mehr Fett als Protein und besteht eher aus Triglyceriden als aus Cholesterin. Man vermutet, daß ein hoher VLDL-Spiegel an der Entstehung einer fortgeschrittenen Arteriosklerose beteiligt ist. Aus diesem Grund sollte ein hoher Triglycerid-Gehalt des Blutes, auch bei normalen Cholesterin-Werten, vermieden werden (siehe Dr. Dr. Scott Grundy, *Nutrition & Health News*, Universität Texas, Gesundheitszentrum Dallas, Band II, Nr. 1, Herbst 1984).

Unseren Untersuchungen in der Cooper Clinic zufolge ist das Verhältnis zwischen Gesamtcholesterin und HDL-Cholesterin ein guter Indikator für das Risiko einer Arteriosklerose der Herzkranzgefäße. Je niedriger das Verhältnis zwischen Gesamtcholesterin und HDL, desto niedriger das Herzrisiko. In mehreren unabhängig voneinander durchgeführten Untersuchungen konnte allein anhand dieses Verhältnisses von Gesamtcholesterin und HDL festgestellt werden, bei welchen Patienten eine Erkrankung der Herzkranzgefäße vorlag.

Die berühmte, inzwischen 35 Jahre alte Framingham-Herzstudie war zu ihrer Zeit *die* Arbeit auf dem Gebiet der Risikofaktoren der kardiovaskulären Krankheiten. Einer der wichtigsten Beiträge dieser vom Natio nal Heart, Lung and Blood Institute geförderten Untersuchung war die

Entdeckung der Korrelation zwischen dem Risiko einer Erkrankung der Herzkranzgefäße und dem Spiegel der verschiedenen Cholesterinarten im Blut. Dr. William P. Castelli, Framinghams damaliger Chef, bezeichnete jüngst das Verhältnis zwischen dem Gesamtcholesterin und HDL-Cholesterin im Blut als den besten Indikator für einen drohenden Herzinfarkt (*The New York Times*, 8. Januar 1985).

Neueren Arbeiten zufolge ist dieses HDL sogar noch wichtiger, als man bisher angenommen hatte. Wir wissen nun, daß eine Veränderung des Lebensstils zu einer Erhöhung des HDL-Gehalts des Blutes beitragen kann. Offensichtlich ist besonders die regelmäßige körperliche Beanspruchung in der Lage, das Cholesteringleichgewicht zu beeinflussen und HDL zu erhöhen.

Das Erstaunen war groß, als einige Arbeiten erschienen, denen zufolge auch täglich in geringen Mengen zu sich genommener Alkohol den HDL-Spiegel anheben kann. Vertiefenden Untersuchungen zufolge hatte jedoch der Alkoholkonsum bei Personen, die regelmäßig Sport trieben, absolut keinen Einfluß auf den HDL-Spiegel; lediglich bei jenen, die keinen Sport trieben, war der Spiegel erhöht. Dies führte dazu, daß manche glaubten, »täglich 3 Meilen zu joggen oder 3 Glas Bier zu trinken«, könne gleichermaßen vor Arteriosklerose schützen. Unserer Meinung nach muß das nicht unbedingt den Tatsachen entsprechen.

Die Sache mit dem HDL ist nämlich noch komplizierter: Es gibt zwei Arten davon. Wer sich regelmäßiger körperlicher Beanspruchung aussetzt, erhöht den Spiegel der einen Art Lipoprotein hoher Dichte – HDL-2. Dieses HDL-2-Cholesterin ist wahrscheinlich das Cholesterin, das einen gewissen Schutz vor Arteriosklerose bietet.

Wenn Sie dagegen Alkohol in geringen Mengen zu sich nehmen, erhöhen Sie den Gehalt Ihres Blutes an einem anderen HDL, dem HDL-3. Bisher ist es nicht gelungen, eine antiarteriosklerotische Wirkung eines hohen HDL-3-Spiegels nachzuweisen. Es sind lediglich einige Arbeiten erschienen, denen zufolge mäßiger Alkoholkonsum eine Senkung des Risikos einer Erkrankung der Herzkranzgefäße zur Folge haben soll. Auch wenn diese Beobachtung richtig sein sollte, gibt es keinen Anhaltspunkt dafür, daß mäßiger Alkoholkonsum eine ähnlich günstige Langzeitwirkung auf die Gesundheit hätte wie ein Bewegungstraining. (Wer mehr über dieses Thema wissen möchte, lese Dr. William Haskells Artikel im *New England Journal of Medicine* vom 29. März 1984.)

Wenn es um die Förderung der kardiovaskulären Gesundheit geht, sollte Alkohol in meinen Augen nie als Alternative zu körperlicher Beanspruchung gesehen werden. Da Alkohol auch in geringen Mengen **87** die Gesundheit schädigt, wenn er über längere Zeit konsumiert wird, werden Sie sich damit mehr schaden als nützen.

Neueren Forschungsergebnissen zufolge besteht eine mögliche Korrelation zwischen einem niedrigen HDL-Spiegel und Zigarettenkonsum oder Einnahme von Anabolika – ein Grund mehr, die Finger davon zu lassen!

Noch eine kurze Bemerkung zu den Triglyceriden. Der Zusammenhang zwischen diesen Fettsubstanzen im Blut – die, wie Sie sich vielleicht erinnern, die Hauptkomponenten von VLDL sind – und Herzkrankheiten ist weniger klar als im Falle von Cholesterin. Mehreren Untersuchungen zufolge besteht zwischen hohen Triglycerid-Werten und Erkrankungen der Herzkranzgefäße eine hohe Korrelation, besonders dann, wenn gleichzeitig ein erhöhter Cholesterinspiegel vorliegt. Jedenfalls scheint eine Senkung des Triglyceridspiegels die Entwicklung der Arteriosklerose zu hemmen. Die Wissenschaft zögert jedoch noch zu empfehlen, Patienten mit erhöhten Triglyceridwerten zu behandeln, wenn sie sonst gesund sind.

Gemeinhin werden Triglyceridwerte über 120 als zu hoch bezeichnet. Auch hier bin ich wieder etwas vorsichtiger. Ich ziehe Werte unter 100 vor.

Risikofaktor Nr. 5
Diabetes oder erhöhter Blutzuckerspiegel

Ein erhöhter Glucosegehalt des Blutes, wie er bei Diabetikern vorliegt, erhöht das Risiko eines Herzinfarkts mit oder ohne Todesfolge auf das Zwei- bis Dreifache. Erkrankungen der Herzkranzgefäße sind die hauptsächliche Todesursache von Diabetikern.

Diabetiker können nicht allen Zucker verbrennen, weil ihre Bauchspeicheldrüse nicht ausreichend Insulin produziert. Bei Patienten, die regelmäßig Insulin bekommen müssen, gibt der Körper überhaupt kein Insulin ab. Bei Erwachsenen kommt jedoch auch eine Form der Diabetes vor, bei der die Bauchspeicheldrüse zwar etwas Insulin produziert, jedoch nicht in dem Bedarf des Körpers entsprechenden Mengen.

Im allgemeinen diagnostiziert der Arzt einen Diabetes, indem er den Blutzuckerspiegel bestimmt, nachdem der Patient 14 Stunden gefastet hat. Kann mit dieser Methode kein sicheres Resultat erzielt werden, wird zwei Stunden, nachdem der Patient eine große Menge Zucker zu sich genommen hat, der Blutzuckerspiegel erneut bestimmt.

88 Beide Formen von Diabetes erfordern eine strenge Diät. Bei 80 bis

90 % der Patienten, bei denen der Diabetes erst im Erwachsenenalter auftritt, reichen eine Diät und ein Bewegungstraining aus, um die Krankheit in den Griff zu bekommen. Dies gilt besonders für übergewichtige Patienten. In schwereren Fällen kann eine zusätzliche medikamentöse Behandlung erforderlich sein. Wissenschaftlichen Untersuchungen zufolge kann die täglich benötigte Insulinmenge durch ein Bewegungstraining reduziert werden. Dies ist zurückzuführen auf eine höhere Reaktionsbereitschaft des Körpers auf das zugeführte Insulin (siehe Bericht von Philip Raskin in *Nutrition & Health News*, Universität Texas, Gesundheitszentrum Dallas, Band II, Nr. 1, Herbst 1984.)

Bei erhöhten Glucosewerten ist die Gefahr eines Diabetes immer gegeben. Hier sollte man, abgesehen von einer Diät, zu einem Bewegungstraining raten, bei dem – wie sich gezeigt hat – auch überschüssige Fettreserven verschwinden, die der Diabetiker oft um die Taille und darüber anlegt.

Risikofaktor Nr. 6
Fett- und cholesterinreiche Ernährung

Die Erkenntnis des Zusammenhangs zwischen dem Cholesteringehalt des Blutes und der Menge des in die Ernährung aufgenommenen Cholesterins brauchte Jahre, um sich durchzusetzen. Inzwischen gibt es keinen Zweifel mehr darüber, daß eine cholesterin- und fettreiche Ernährung zu einem erhöhten Cholesteringehalt des Blutes führt. Wird an einer solchen Ernährung über längere Zeit festgehalten, erhöht sich das Risiko einer Erkrankung der Herzkranzgefäße.

Bei den meisten Herzinfarktpatienten wird ein mittelmäßig erhöhter Cholesterinspiegel festgestellt werden. Als Folge davon neigen immer mehr Ärzte dazu, in der Ernährung die Hauptursache des Problems zu sehen – und zum Teil die Lösung. Dies bedeutet, daß in der Behandlung vor allem auf eine fettarme Diät gesetzt wird. Einen stark erhöhten Cholesterinspiegel wird man jedoch allein mit einer Diät nicht wirkungsvoll angehen können; hier müssen auch Medikamente eingesetzt werden. In leichteren Fällen beschränkt man sich zumeist darauf, zu einer bewußten Zusammenstellung der Mahlzeiten zu raten.

Die Arbeit Nathan Pritikins zu diesem Thema enthält ein paar interessante und provokante Aussagen über die Wirkung einer sehr fett- und cholesterinarmen Diät. Seine Diät enthält ungefähr 80 % komplexer Kohlenhydratverbindungen, 10 % Fett, 10 % Protein und weniger als 100 Milligram Cholesterin pro Tag. Schade, daß diese Diät kaum über einen längeren Zeitraum eingehalten werden kann, denn Pritikin konnte, zumindest anfänglich, eine deutliche Reduzierung des Gesamtcholesteringehalts feststellen. Bei den großen Mengen komplexer Kohlenhydratverbindungen, die Pritikin empfiehlt, können während dieser Diät die Triglyceridwerte vorübergehend erhöht sein.

Obwohl Pritikins Diät immer noch sehr umstritten ist, wird sie zuweilen bei Patienten mit schweren Cholesterinprolemen eingesetzt; besonders dann, wenn sie auf herkömmliche Cholesterindiäten und Bewegungstraining nicht ansprechen. Ich habe in meiner Praxis verschiedentlich solche Patienten mit Erfolg auf Pritikins Diät gesetzt, um ihren erhöhten Cholesterinspiegel nicht medikamentös angehen zu müssen.

Einer anderen, nicht minder intereressanten Untersuchung zufolge ist für die Entwicklung einer Arteriosklerose nicht nur entscheidend, *was* wir essen, sondern auch *wann* wir essen. Bekanntermaßen erreicht die Verdauungstätigkeit etwa sieben Stunden nach einer schweren Mahlzeit ihren Höhepunkt. Demnach schlafen wir bereits fest, wenn unsere Magensäfte so richtig anfangen zu arbeiten. Das Problem dabei ist, daß Cholesterin und Fette zu einem Zeitpunkt in den Blutkreislauf gelangen, zu dem der Stoffwechsel verlangsamt ist – und am wenigsten in der Lage ist, die Fette zu verarbeiten.

Dadurch wird die Gefahr einer Bildung von Blutgerinnseln und damit von Schlaganfällen, Herzinfarkten und plötzlichen Todesfällen erhöht. Wie in oben genannter Arbeit festgestellt wird, ereigneten sich bei den in der Framingham-Studie erfaßten Fällen von Erkrankungen der Herzkranzgefäße über die Hälfte der Herzinfarkte zwischen 11 Uhr nachts und 6 Uhr früh, d. h. während der Zeit, in der die meisten Leute schlafen. Wie weiter festgestellt wurde, treten Herzinfarkte häufig nach einem belastenden Erlebnis oder einer sehr schweren, fetten Mahlzeit auf.

Den Empfehlungen der American Heart Association sollte man, um über diesen Risikofaktor gegen die Arteriosklerose anzugehen:

☐ Sein Idealgewicht halten. Sie sollten Übergewicht vermeiden, indem Sie stark fetthaltige Mahlzeiten meiden. Ergänzen Sie diese Diät durch ein Programm mit regelmäßigen Konditionsübungen, wodurch, wissenschaftlichen Untersuchungen zufolge, das Verhältnis zugunsten von HDL-Cholesterin verschoben wird.

☐ Den Gesamtfettgehalt der Mahlzeiten auf maximal 30 % der Gesamtkalorienmenge reduzieren. Der Durchschnitt beträgt derzeit bei den meisten 40 %.

☐ Den Gehalt der Mahlzeiten an gesättigen Fettsäuren auf maximal 10 % der Gesamtkalorien senken (gesättigte Fettsäuren sind vor allem in fettem Fleisch, Vollmilchprodukten, tierischen Fetten wie Butter, Schinken und Hühnerfett und pflanzlichen Ölen wie Kokosöl, Palmöl, Kakao, gehärteter Margarine und Bratfett enthalten). Zur Zeit beträgt der durchschnittliche Gehalt der Mahlzeiten an gesättigten Fettsäuren 17 % der Gesamtkalorien.

☐ Den Cholesterinkonsum auf maximal 300 Milligramm pro Tag senken – entgegen dieser Empfehlung liegt der durchschnittliche Cholesteringehalt der Mahlzeiten zur Zeit bei 500 bis 550 Milligramm. Eigelb und innere Organe wie Leber und Nieren sind zu vermeiden; stark cholesterinhaltige Meeresfrüchte wie Tintenfisch und Garnelen sollten nicht so oft gegessen werden.

☐ Gesättigte Fettsäuren durch mehrfach ungesättigte Fettsäuren (enthalten in Mais-, Soja- und Sonnenblumenöl) oder einfach gesättigte Fettsäuren (enthalten in Oliven- und Erdnußöl) ersetzen. Der Anteil dieser Fettsäuren an der täglichen Gesamtkalorienaufnahme sollte jedoch 5 % nicht übersteigen.

☐ Den Anteil der komplexen Kohlenhydratverbindungen, die unter anderem in Salat, Bohnen und Getreide enthalten sind, auf 50 bis 55 % der täglichen Kalorienaufnahme steigern. Die Kohlenhydrate reichern zudem die Mahlzeiten mit Faserstoffen an, die aller Wahrscheinlichkeit nach zu einer Senkung des Cholesterinspiegels im Blut beitragen.

Zum letzten Punkt ist anzumerken, daß Mahlzeiten mit einem hohen Faserstoffgehalt voluminöser sind, wodurch weniger Cholesterin in den Körper absorbiert wird. Manche Wissenschaftler sind der Ansicht, gewisse Arten von Faserstoffen entfalten eine stärkere Wirkung als andere.

Einer Untersuchung zufolge haben Haferkleie und getrocknete Bohnen eine besonders starke Wirkung auf den Cholesterinspiegel. Diese Nahrungsmittel sollen im Gegensatz zu den übrigen »wasserlösliche Faserstoffe« enthalten. Die Nahrungsmittel mit nicht wasserlöslichen Faserstoffen, zu denen z. B. Weizenkleie, Körner, Obst und Gemüse gehören, fördern dagegen die Wasseradsorption an die Nahrung, vergrößern das Volumen der Verdauungsmasse und sorgen für eine regelmäßige Darmtätigkeit. Sie senken nachgewiesenermaßen die Anfälligkeit für Mastdarmkrebs, ihre Wirkung auf den Cholesterinspiegel des Blutes scheint jedoch nicht sehr stark zu sein. Es ist daher wichtig, daß auch wasserlösliche Faserstoffe aufgenommen werden.

Ein Thema, das immer wieder Kontroversen entfacht, ist die Frage, ob Kaffeekonsum den Cholesterinspiegel anhebt. Die vielen Millionen, die sich jeden Morgen auf ihren Frühstückskaffee freuen, werden bestimmt **91** enttäuscht sein über die Meldung, nach der kürzlich in Norwegen festgestellt wurde, daß Kaffeekonsum *tatsächlich* zur Erhöhung des Cholesterinspiegels beitrage. So soll manchen Untersuchungen zufolge ein übermäßiger Kaffeegenuß von neun Tassen pro Tag das Risiko einer Erkrankung der Herzkranzgefäße verdoppeln.

Zu diesem Resultat ist jedoch eine Anmerkung zu machen: In Norwegen wird der Kaffee anders zubereitet als in unserem Land. Der Kaffee wird dort eher gekocht als aufgebrüht und zu 80 % »schwarz«, d. h. ohne Milch getrunken. Daneben gibt es auch Untersuchungen, in denen kein Zusammenhang zwischen Kaffeegenuß und einem erhöhten Risiko einer Erkrankung der Herzkranzgefäße festgestellt wurde, besonders dann, wenn der Kaffeegenuß im Rahmen bleibt und die notorische Zigarette entfällt. (*New England Journal of Medicine*, Band 308, S. 1454, 16. Juni 1983.)

Risikofaktor Nr. 7
Bequemlichkeit und Bewegungsarmut

Nicht nur die Ernährung kann Ihren Cholesterinspiegel wesentlich beeinflussen, auch die körperliche Beanspruchung hat eine große Wirkung auf den Fettstoffwechsel. Anhand jahrelanger wissenschaftlicher Untersuchungen wurde nachgewiesen, daß körperlich Inaktive oft einen höheren Cholesterinspiegel haben. Wie wir bereits gesehen haben, ist es im allgemeinen der LDL-Spiegel, der bei dieser Bevölkerungsgruppe erhöht ist, was eine Erhöhung der Gefahr einer Arteriosklerose mit sich bringt.

Einigen neueren Untersuchungen zufolge können Aerobic-Übungen das Gleichgewicht zwischen HDL- und LDL-Cholesterin im Körper deutlich beeinflussen. Eine vergleichende Untersuchung über den Einfluß der Ernähung auf den HDL-Spiegel bei Marathonläufern, Joggern und körperlich wenig aktiven Männern wurde festgestellt, daß der Einfluß der Ernährung weniger deutlich war als der Umfang der körperlichen Beanspruchung, der sich die Männer aussetzten. Dieser Arbeit zufolge ist die Länge der Laufstrecke der beste Indikator für das Verhältnis zwischen HDL- und Gesamtcholesterin. Bei den Langstreckenläufern war der Gesamcholesterinspiegel niedriger, und das HDL-Cholesterin-Verhältnis war höher. Diese Resultate zeigen erneut, welchen Schutz das Laufen über weite Strecken bietet.

Auch wenn man in seinem Leben lange Zeit körperlich wenig aktiv war,
ist es noch nicht zu spät, mit einem regelmäßigen Konditionstraining zu

beginnen und die Risikofaktoren einer Erkrankung der Herzkranzgefäße zu beeinflussen. Aus der Gruppe der körperlich wenig aktiven
Männer stellten sich einige für einen Versuch zur Verfügung, in dem die
Wirkung eines über eine gewisse Zeit laufenden, regelmäßigen Laufpro-
gramms auf ihre Cholesterinwerte im Blut gemessen werden sollte. Sie
sollten verglichen werden mit einigen ihrer weniger aktiven Kollegen.

Es stellte sich heraus, daß nach einem Jahr Laufen der Gesamtcholesterinspiegel bei der aktiven Gruppe deutlich gesunken war. Ihre HDL-
Spiegel waren beträchtlich gestiegen. Die Gruppe der Männer, die
regelmäßig bis zu 15 Meilen liefen, hatte einen höheren Anteil an HDL-
Cholesterin als die Kontrollgruppe. Aber selbstverständlich muß man
nicht Marathonläufer sein, um seine Blutwerte im Gleichgewicht zu
halten!
Sollte der deutliche Rückgang der Todesfälle infolge Erkrankung der
Herzkranzgefäße während der letzten 15 Jahre in irgendeiner Weise mit
dem Fitness-Boom zusammenhängen, so ist er sehr wahrscheinlich das
Resultat einer Erhöhung der HDL-Spiegel. Auch nach einer Bypass-
Operation hängt es sehr oft vom HDL-Spiegel ab, wie die weitere
Entwicklung der Erkrankung der Herzkranzgefäße verläuft.
Nach einer über 10 Jahre laufenden Untersuchung an 82 bypassoperier-
ten Patienten, waren in den Fällen, in denen Schwierigkeiten auftraten,
die VLDL- und LDL-Werte hoch und die HDL-Werte niedrig. Die
Gruppen unterschieden sich in erster Linie im Hinblick auf den HDL-
Cholesterinspiegel. Daraus folgt, daß ein bypassoperierter Patient sich
am besten vor dem Fortschreiten seiner Krankheit schützen kann, wenn
er seinen HDL-Spiegel durch ein Bewegungstraining erhöht (*New England Journal of Medicine*, S. 1329–1332, 22. November 1984).

Risikofaktor Nr. 8
Zigarettenkonsum

Die schädlichen Wirkungen des Zigarettenkonsums auf die Gesundheit
sind inzwischen ausreichend dokumentiert. Raucher laufen weit mehr
Gefahr, eine Erkrankung der Herzkranzgefäße zu entwickeln als Nichtraucher; Todesfälle infolge Erkrankung der Herzkranzgefäße – auch
plötzliche Todesfälle – sind bei Rauchern viel häufiger. Daher rangiert
der Zigarettenkonsum unter den drei wchtigsten Risikofaktoren neben
Bluthochdruck und erhöhtem Cholesterinspiegel. Trotzdem wird wei-
tergeraucht, zumal zunächst keine körperlichen Schwierigkeiten auftre-

ten. Wie oft habe ich Raucher schon sagen hören, »nun habe ich mir schon so viel geschadet, warum soll ich jetzt noch das Rauchen aufgeben!«

Dieses Argument ist nicht nur gefährlich, es ist auch falsch. Egal, wie alt Sie sind, wenn Sie das Rauchen aufgeben, wird sich Ihre Gesundheit deutlich verbessern. 1984 veröffentlichte das *Journal of the American Medical Association* eine Arbeit, in der die lebensverkürzenden Wirkungen des Zigarettenkonsums bei älteren Menschen untersucht wurden. Bei den Zigarettenrauchern war das Risiko, an einer Erkrankung der Herzkranzgefäße zu sterben, um 59 % höher als bei Nichtrauchern, ehemaligen Rauchern, Zigarren- oder Pfeifenrauchern. Neben dieser unangenehmen Entdeckung gab es auch eine angenehme: Wenn die Zigarettenraucher das Rauchen aufgaben, entsprach ihr Risiko nach 1 bis 5 Jahren dem der übrigen Gruppen. Man sollte daher immer auch älteren Rauchern raten, das Rauchen aufzugeben!

Entsprechendes gilt auch für jüngere. In einer in Oslo durchgeführten Untersuchung, deren Resultate in der britischen medizinischen Zeitschrift *Lancet* in der Ausgabe vom 12. Dezember 1981 veröffentlicht wurden, beobachtete man 1232 gesunde Männer im Alter zwischen 40 und 49 Jahren während fünf Jahren. Ziel der Untersuchung war es, festzustellen, ob die Wahrscheinlichkeit einer Erkrankung der Herzkranzgefäße abnimmt, wenn der Blutcholesterinspiegel gesenkt und der Zigarettenkonsum eingestellt wird. Als Testpersonen waren nur Männer zugelassen, die einen normalen Blutdruck und Cholesterinwerte zwischen 290 und 380 Milligramm hatten und Zigaretten rauchten.

Ihr teilweises Bemühen um eine Einschränkung der Risikofaktoren hatte nur mittelmäßigen Erfolg. Der Cholesterinspiegel fiel im Durchschnitt um 13 %; 25 % gaben das Rauchen auf; und 45 % reduzierten die Anzahl der täglich gerauchten Zigaretten. Trotz dieser eher bescheidenen Veränderungen zeigten sich am Ende der fünf Jahre recht aufregende Resultate: In der Versuchsgruppe war die Zahl der Herzinfarkte und plötzlichen Todesfälle um 47 % kleiner als in der Kontrollgruppe! Sie sehen, man muß nicht allzu viele schlechte Gewohnheiten aufgeben, um die Gesundheit meßbar zu verbessern.

Um die durch langjähriges Rauchen entstandenen Schäden wieder gutzumachen, braucht es allerdings etwas Zeit. Wer das Rauchen aufgibt, kann jedoch damit rechnen, daß sein Risiko, eine Erkrankung der Herzkranzgefäße zu entwickeln oder gar daran zu sterben, mit der Zeit wieder demjenigen von Nichtrauchern entspricht. Wie wir gesehen haben, sinkt das besondere Risiko des Rauchers einer wissenschaftlichen Arbeit zufolge innerhalb von ein bis fünf Nichtraucherjahren.

Bitte verfallen Sie nicht in den Fehler zu glauben, Zigaretten mit niedrigerem Nikotingehalt seien weniger schädlich. Diese Theorie, die leider immer wieder in der Werbung auftaucht, basiert auf Untersuchungen, in denen die Nikotinaufnahme an *Rauchapparaten* gemessen wurde. Selbstverständlich rauchen Apparate nicht so wie Menschen. In einer 1983 im *New England Journal of Medicine* erschienenen Arbeit wird über Nikotinbestimmungen im Blut von 272 Rauchern verschiedener Zigarettenmarken berichtet. Dieser Untersuchung zufolge nehmen Raucher von Zigaretten mit niedrigem Nikotingehalt, sogenannten leichten Zigaretten, nicht weniger Nikotin auf.

Einer anderen Arbeit zufolge, über die 1983 im *Journal of the American Medical Association* berichtet wurde, war Zigarettenkonsum ein möglicher Risikofaktor für die Abnahme der Blutzufuhr im Hirn. Ein Effekt, der wahrscheinlich die Arteriosklerose ins Gefäßsystem des Gehirns bisher förderte. Demnach bestünde bei Rauchern ein erhöhtes Risiko für Schlaganfälle. Auch Patienten, die gelegentlich Herzschmerzen haben, können ihren Zustand verbessern, wenn sie das Rauchen aufgeben.

Auch die Patienten, die nur während eines kürzeren Zeitraums auf Zigaretten verzichteten, hatten einen niedrigeren Puls und bessere Resultate im Elektrokardiogramm.

Außer daß Rauchen das Risiko einer Erkrankung der Herzkranzgefäße weiter erhöht – beeinträchtigt es die Wirkung von Medikamenten. Angina pectoris-Patienten, die Zigaretten rauchten, sprachen weniger auf die medikamentöse Behandlung ihrer Herzschmerzen an als Nichtraucher. Aber auch dieser Effekt ließ sich rückgängig machen. Bei Patienten, die während eines Monats auf Zigarettenkonsum verzichteten, waren die Anfälle von Angina pectoris seltener. Die Schmerzmittel, die in solchen Fällen verschrieben werden, waren bei ihnen wirksamer.

Seit längerer Zeit werden die verschiedenartigsten Mittel angeboten, die den Rauchern – mit mehr oder weniger Erfolg – dabei helfen sollen, ihre Gewohnheit aufzugeben. Erst neulich wurde ein Kaugummi, der 2 Milligramm Nikotin enthält, in die Liste dieser Mittel aufgenommen. In einer Untersuchung über die 1984 im *Journal of the American Medical Association* berichtet wurde, gaben 29 % der Patienten, die an einer Gruppentherapie teilnahmen und besagten Kaugummi anwendeten, das Rauchen auf. Von den Patienten, die mit einem Placebo behandelt wurden, hörten dagegen nur 16 % mit dem Rauchen auf. Anscheinend kann eine Gruppentherapie in Verbindung mit einem nikotinhaltigen Kaugummi zum Erfolg des Bemühens, das Rauchen aufzugeben, beitragen.

Risikofaktor Nr. 9
Fettleibigkeit

Wer von »Fettleibigkeit« spricht, hat im allgemeinen stark übergewichtige Personen vor Augen. Nach gesundheitlichen Kriterien liegt jedoch auch bei einer Person, deren Gewicht nur wenig über dem Idealgewicht liegt, »Fettleibigkeit« in dem Sinne vor, daß das Risiko einer Erkrankung der Herzkranzgefäße erhöht ist.

Der Zusammenhang zwischen Fettleibigkeit und Erkrankung der Herzkranzgefäße ist schon seit längerem bekannt. Man ist jedoch lange davon ausgegangen, die Krankheit werde von anderen Faktoren wie Bluthochdruck, hohe Cholesterin- und Triglyceridwerte und einem hohen Zuckergehalt des Blutes ausgelöst. Neueren Untersuchungen zufolge ist jedoch anzunehmen, daß – auch wenn Ihr Blutdruck normal und die übrigen Risikofaktoren unauffällig sind – Ihr Risiko einer Erkrankung der Herzkranzgefäße allein durch das Übergewicht erhöht ist.

Der Anteil des Körperfetts am Gesamtgewicht, das beste Maß zur Bestimmung des Idealgewichts, kann entweder durch Messungen mit einem Hauttaster oder durch hydrostatisches (unter Wasser) Wiegen bestimmt werden. Untenstehende Tabelle zeigt die unbedenklichen Körperfettanteile für die verschiedenen Altersgruppen.

Unbedenkliche Körperfettanteile (%)

Alter	Männer		Frauen	
	unbedenklich	ideal	unbedenklich	ideal
unter 30	13,0	9,0	18,0	16,0
30–39	16,5	12,5	20,0	18,0
40–49	19,0	15,0	23,5	18,5
50–59	20,5	16,5	26,5	21,5
über 60	20,5	16,5	27,5	22,5

Diese Maßangaben wurden anhand der Daten von über 30000, in einer Langzeituntersuchung des Aerobic-Center erfaßten Patienten ermittelt.

Risikofaktor Nr. 10
Auffälliges Ruhe-Elektrokardiogramm

Das Elektrokardiogramm (EKG) ist ein Test, bei dem der Herzzustand elektrisch gemessen wird. Ein auffälliges Ruhe-EKG läßt auf ein hohes Risiko einer Erkrankung der Herzkranzgefäße schließen. Die Störung im Bild des Ruhe-EKGs, die am häufigsten mit einer Erhöhung des Risikos einer Erkrankung der Herzkranzgefäße einhergeht, ist die Hypertrophie oder Erweiterung des linken Ventrikels.

Nicht selten werden durch ein anscheinend normales Ruhe-EKG Krankheiten verdeckt, die erst sichtbar werden, wenn das Herz größeren Belastungen ausgesetzt wird. Um diese verdeckten Herzprobleme mit zu erfassen, muß das EKG während einer starken körperlichen Beanspruchung, wie sie der Laufbandbelastungstest darstellt, aufgenommen werden. Auf den Laufbandbelastungstest werden wir in den späteren Kapiteln noch zu sprechen kommen.

Risikofaktor Nr. 11
Orale Empfängnisverhütungsmittel

Anti-Baby-Pillen sind problematisch, weil sie im allgemeinen aus einer Kombination von Östrogen und Progesteron bestehen. Der Einfluß der oralen Empfängnisverhütungsmittel auf das Risiko einer kardiovaskulären Erkrankung hängt vermutlich mit dem Östrogengehalt und der Wirksamkeit des Progesterons zusammen. Hochwirksame Progesterone verursachen vielen Untersuchungen zufolge erhöhte LDL-Cholesterin- und niedrige HDL-Cholesterinspiegel. Hohes LDL und niedriges HDL korrelieren aber mit einem erhöhten Risiko einer Erkrankung der Herzkranzgefäße.

Diese Nebenwirkung der Anti-Baby-Pille kann jedoch weitgehend ausgeschaltet werden. Eine Möglichkeit ist, die Dosis zu verringern. Anti-Baby-Pillen mit 30 bis 35 Mikrogramm Östrogen scheinen eine Schwangerschaft ebenso verhüten zu können wie 50 Mikrogramm-Pillen. Ernste Störungen im kardiovaskulären System treten zumeist im Zusammenhang mit Pillen mit einem Östrogengehalt von über 50 Mikrogramm auf. Neuerdings sind auch Präparate mit einem weniger wirksamen Progesteron im Handel, die dennoch als empfängnisverhütende Mittel anerkannt sind.

Bei den oralen Empfängnisverhütungsmitteln geringerer Wirksamkeit sind allerdings einige Nachteile in Kauf zu nehmen. Frauen, die Anti- **97**

Baby-Pillen dieser Art einnehmen, senken ihr Risiko einer kardiovaskulären Erkrankung. Dafür treten bei ihnen häufiger Ausfluß, Durchbruchblutungen und unerwünschte Schwangerschaften ein. Welches Mittel in Ihrer Situation das beste ist, sollten Sie in Abstimmung mit Ihrem Arzt entscheiden.

Sieht man vom Östrogen- und Progesterongehalt der Anti-Baby-Pillen ab, treten wissenschaftlichen Untersuchungen zufolge kardiovaskuläre Störungen im Zusammenhang mit der Anwendung oraler Empfängnisverhütungsmittel am häufigsten bei über 35jährigen Frauen auf, die stark rauchen oder bei denen andere Herzrisikofaktoren vorliegen. Nun ist das Alter etwas, wogegen man nichts unternehmen kann. Sollten Sie jedoch zu dem Entschluß kommen, weiterhin orale Empfängnisverhütungsmittel einzunehmen, so können Sie die davon ausgehende Gefahr einer Erkrankung der Herzkranzgefäße dadurch kompensieren, daß Sie das Rauchen aufgeben und andere Risikofaktoren weitgehend ausschalten.

Nun kommen wir zu einem weiteren Problem, das sich erwiesenermaßen durch ein mäßiges Bewegungstraining günstig beeinflussen läßt. Bei Frauen, die orale Empfängnisverhütungsmittel anwenden, bilden sich zuweilen Blutgerinnsel. Einer neueren Untersuchung zufolge kann dieses Problem durch ein Bewegungstraining reduziert oder ausgeschaltet werden. Das Enzym Plasmin, das sich natürlicherweise in den Arterienwänden befindet, baut die Gerinnsel ab, bevor sie ernsten Schaden anrichten können.

Die Frauen, bei denen sich nach der Anwendung oraler Empfängnisverhütungsmittel Blutgerinnsel gebildet hatten, hatten einen erniedrigten Plasmin-Spiegel. Durch mäßige körperliche Beanspruchung konnte ein gewisser Schutz erreicht werden. In der Gruppe, die dreimal in der Woche an jeweils 30 bis 45 Minuten dauernden Übungen teilnahm, erhöhte sich der Plasminspiegel um 50 bis 250 %.

Die Einnahme von Östrogenen nach der Menopause kann sich günstig auf das Risiko einer Herzerkrankung auswirken. Dieser Vorteil wird leider mehr als ausgewogen durch die Tatsache, daß in dieser Lebensphase eingenommene Östrogene die Wahrscheinlichkeit erhöhen, daß sich ein Gebärmutterkrebs entwickelt. Der Zusammenhang zwischen Östrogentherapie und anderen Krebsarten ist weniger klar.

Sollten bei Ihnen Risikofaktoren festgestellt werden, die im Zusammenhang mit Herzinfarkt und plötzlichem Tod genannt werden, so sind sie beileibe nicht für alle Zeiten festgeschrieben. Es gibt eine Fülle von Möglichkeiten, durch die Sie die Gefahr, während einer sportlichen **98** Übung oder zuhause im Sessel zu sterben, erheblich einschränken können. Kleine Änderungen in der Art, wie Sie Ihren Alltag gestalten, können Ihre Aussichten auf ein langes, gesünderes Leben beträchtlich verbessern.

Wie wir am Beispiel der Tarahumara-Läufer zu Beginn dieses Kapitels gesehen haben, ist ein gut trainiertes Herz zu bemerkenswerten Leistungen in der Lage, wenn es nicht durch eine Erkrankung der Herzkranzgefäße daran gehindert wird. Dieser natürlichen Fähigkeit scheint jedoch unser Lebensstil – unser Verhalten und unsere Ernährung – entgegenzuwirken. Wir tendieren immer mehr zu einem Leben, das unserem Körper sehr wenig abverlangt. Als Folge davon verfügen viele von uns über eine Kondition, die an ihrem niedrigsten Punkt angelangt, einer bewegungsarmen Existenz entspricht.

Dennoch: Am besten fangen Sie gleich heute damit an, Ihren Lebensstil zu ändern und damit Ihr Risiko einer Erkrankung der Herzkranzgefäße zu verringern. Eine besonders wirkungsvolle und höchst befriedigende Art, dies zu tun, besteht – wie wir in den beiden folgenden Kapiteln sehen werden – in dem Abenteuer, mit einem **sicheren** Aerobic-Übungsprogramm zu beginnen.

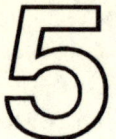

5 Die Grundlagen eines effektiven Trainingsprogramms – Und eine Warnung vor den Gefahren der Abkühlphase

»Freut euch, wir siegen!« brachte Pheidippides, der wohl meistgefeierte Athlet aller Zeiten, keuchend hervor, und mit diesen Worten brach er tot zusammen.

Er war eben mehr als 26 Meilen von der Marathonebene nach Athen gelaufen, um den Sieg der Griechen über die Perser im Jahre 490 v. Chr. zu verkünden.

Durch alle Epochen hindurch dient dieses Ereignis als Beispiel für selbstlosen Patriotismus. Keiner, der die Geschichte nicht in der Schule gehört hat – und sich wahrscheinlich gedacht hat, daß Pheidippides wegen seiner enormen physischen Anstrengung starb oder daß sein starkes Herz aus lauter Freude darüber brach, daß er den Bürgern Athens diese glorreiche Siegesmeldung überbringen konnte. Das Marathonrennen, das nicht zu den Sportarten der alten Griechen gehört hatte, wurde in Erinnerung an Pheidippides' Leistung in die modernen Olympischen Spiele aufgenommen.

Ich, der ich mich weniger zu solchen eher mystischen Interpretationen dieses plötzlichen Todes hinreißen lasse, bin eher an den tatsächlichen Ursachen interessiert. Zunächst stelle ich einmal die Behauptung auf, daß man Pheidippides zum Überbringer dieser wichtigen Meldung bestimmte, weil er als hervorragender Läufer aufgefallen war. Ich denke, wir können davon ausgehen, daß dieser erste Marathonläufer ein Mann mit einer ausgezeichneten Kondition war und wahrscheinlich dafür berühmt war, in großem Tempo über weite Distanzen laufen zu können. Und so ein Mann fiel plötzlich tot um. Warum?

In den Überlieferungen dieses Ereignisses fiel mir immer wieder ein Punkt auf: Pheidippides starb erst, **nachdem** er aufgehört hatte zu laufen, er starb mit anderen Worten während der sogenannten »Abkühl«-Phase seiner athletischen Leistung. Das Phänomen des Todes nach körperlicher Beanspruchung ist eine Gefahr, derer sich auch heute noch viele nicht bewußt sind. Wie wir gesehen haben, könnte auch Jim Fixx' Tod unter anderem durch eine unangemessen gestaltete

Abkühlphase ausgelöst worden sein. Befassen Sie sich daher sehr genau mit dieser wichtigen Phase, wenn Sie vorhaben, sich ein sicheres Übungsprogramm zusammenzustellen.

Ärzte der Harvard und Tufts University haben kürzlich versucht, in einem Test mit zehn gesunden Männern im Alter von 22 bis 35 Jahren eine Erklärung für die Gefahr, die in der Abkühlphase liegt, zu finden. Die Männer wurden gebeten, sich auf ein feststehendes Fahrrad-Ergometer zu setzen. Dieses Gerät wird gemeinhin dazu verwendet, die Arbeitsleistung bestimmter Muskelgruppen zu messen. Die Testpersonen wurden aufgefordert, die Pedale zu betätigen.

Nach drei Minuten wurde der Blutdruck gemessen und Blut abgenommen. Danach wurde der Widerstand am Ergometerrad des Fahrrads erhöht, so daß die Testpersonen mehr Kraft aufwenden mußten. Sie wurden aufgefordert, weitere drei Minuten die Pedale zu betätigen; danach wurde erneut der Blutdruck gemessen und Blut abgenommen. Der Widerstand wurde in diesem Turnus erhöht, bis die jeweiligen Testpersonen an ihrer Leistungsgrenze angelangt waren. An diesem Punkt wurde der Widerstand am Fahrrad gelöst und die Testperson wurde aufgefordert, während einer »Abkühlphase» von zweimal drei Minuten die Pedale weiter zu betätigen. Auch während dieser Abkühlphase wurde der Blutdruck gemessen und Blut abgenommen.

In dieser Untersuchung konnten einige interessante Beobachtungen über die Prozesse, die während einer solchen Beanspruchung ablaufen, gemacht werden. Wie erwartet, stiegen die Blutspiegel der beiden von den Nebennieren produzierten natürlichen Stimulantien Epinephrin (auch Adrenalin genannt) und Norepinephrin während des anstrengendsten Teils der Übung an. Auch der Blutdruck stieg während dieser Phase.

Während der Abkühlphase sank der Blutdruck infolge der Abnahme der Übungsintensität; der Epinephrin- und Norepinephringehalt des Blutes **stieg** jedoch weiter **an**. Da diese Nebennierensubstanzen natürliche Stimulantien des Herzens sind, scheint dieses Phänomen der Arbeit zufolge die Ursache für das gelegentliche Auftreten einer gefährlichen unregelmäßigen Herztätigkeit nach starker körperlicher Beanspruchung darzustellen. Mit anderen Worten, der Umstand, daß der Körper die natürlichen Stimulantien weiter produziert, könnte eine weitere Erklärung dafür sein, daß die Herztätigkeit außer Kontrolle geraten kann, was unter Umständen sogar zum Tod führen kann.

In der Arbeit wird die Vermutung geäußert, daß vor allem der deutliche Anstieg des Norepinephrinspiegels einen reflexartigen Versuch darstellen könnte, den Blutdruck während einer starken körperlichen Beanspruchung so stark wie möglich zu steigern. Es dauert eine ganze Weile, bis die Wirkung dieses natürlichen »Ankurbelns« des Organismus nach- **101** gelassen hat – eine Tatsache, die man bei der Gestaltung der Endphase einer sportlichen Übung nicht außer acht lassen darf. Kurzum, der Organismus muß Gelegenheit haben, **schrittweise** zu dem Zustand vor der Übung zurückzufinden.

Die Arbeit zieht den Schluß: »Die schlechteste Möglichkeit, ein Bewegungstraining zu beenden, besteht im plötzlichen Abbruch der Übung und Stehenbleiben des Patienten. Am besten ist es, wenn der Patient die aufgewendete Kraft stufenweise vermindert und/oder nach dem Bewegungstraining eine Zeitlang auf dem Rücken liegt.«

Kurzum, wer eine starke körperliche Beanspruchung plötzlich abbricht, bringt sein Herz in Gefahr – und spielt unter Umständen mit dem Tod. Denn wenn der Blutfluß rascher abnimmt als der Puls, kann das Kreislaufsystem leicht »aus dem Gleichgewicht« geraten.

Wenn Sie eine Übung abbrechen und plötzlich stehenbleiben, ohne vorher Ihr Tempo schrittweise verlangsamt zu haben, beginnt Ihr Blutdruck zu sinken. Von den natürlichen Stimulantien der Nebenniere angetrieben, schlägt ihr Herz rasch und ineffizient. Es fließt zu wenig Blut zum Herz zurück, was eine Ischämie des Herzens, d. h. einen Blutmangel des Herzgewebes zur Folge haben kann. Übersteigt der Blutmangel ein gewisses Maß, kann plötzlich der Tod eintreten. Wie wir bereits gesehen haben, kann dieser Zusammenhang schuld daran gewesen sein, daß Jim Fixx nach seinem Lauf in Nord-Vermont zusammenbrach. Er fiel so, daß Kopf und Herz höher als die Beine lagen. In dieser Stellung konnte das Blut, das sich in den Beinen und in den Gefäßen unterhalb der Taille gesammelt hatte, unmöglich rechtzeitig zum Herzen zurückgelangen.

Personen, die zusammenbrechen – etwa weil sie zu lange stehen mußten oder weil sie ihre Abkühlphase unangemessen gestalteten –, fallen meistens so, daß sie flach auf der Erde liegen und das Blut dank der Schwerkraft zum Herzen und in den Kopf fließen kann. Diese Personen kommen bald wieder zu Bewußtsein und erholen sich ziemlich rasch. Trotzdem: Diese Situation ist so gefährlich, daß ich allen Sporttreibenden wärmstens an Herz lege, bei der Gestaltung der Abkühlphase besondere Sorgfalt anzuwenden.

Wie macht man das: eine Abkühlphase sicher und richtig gestalten? Wichtigstes Grundprinzip ist: **Sportliche Übungen nie plötzlich abbrechen.** Der Blutdruckabfall während der Abkühlphase sollte stufenweise vor sich gehen. Das ist nur möglich, wenn Sie sich weiter bewegen, zuerst schnell und dann in einem etwas niedrigeren Tempo. Läufer verfahren richtig, wenn sie rasch und gleichmäßig gehen. Schwimmer strampeln mit Armen und Beinen im Wasser oder gehen im Nicht-
schwimmerbereich des Beckens auf und ab.

Geher gehen weiter mit einer Geschwindigkeit von zwei bis drei Meilen pro Stunde, und halten, falls sie sich etwa schwindlig fühlen, die Arme über den Kopf. Dies verhindert einen Blutdruckabfall und fördert die Blutzufuhr zu Kopf und Herz. Bewegen Sie sich so – während mindestens drei bis fünf Minuten –, lassen Sie sich lieber etwas zuviel als zuwenig Zeit.

Wenn Sie am Ende der heftigsten Phase Ihrer Übung angelangt sind, halten Sie sich unter allen Umständen an folgende Verbote:

☐ Nicht stehenbleiben.
☐ Nicht hinsetzen.
☐ Beim Pulsmessen nicht bewegungslos stehenbleiben. Während der Messung in Bewegung bleiben!
☐ Lassen Sie sich nicht in ein Gespräch verwickeln; dies könnte Sie ablenken und dazu führen, daß Sie vergessen, in Bewegung zu bleiben. Gegen Ende Ihrer Übung sollte Ihnen Ihr Hirn automatisch signalisieren: »In Bewegung bleiben, in Bewegung bleiben, in Bewegung bleiben!«
☐ Vor einer roten Ampel oder einem Stoppschild nicht anhalten. Damit ist nicht gemeint, daß Sie in den Verkehr laufen sollen; das könnte noch gefährlicher werden als eine schlecht gestaltete Abkühlphase. Laufen Sie auf der Stelle oder joggen Sie hin und her, bis der Verkehr es zuläßt, daß Sie die Straße überqueren.

Nach einem Wettkampf oder wenn man sich bis zum Äußersten angetrieben hat, kann es vorkommen, daß einem während der Abkühlphase schlecht oder schwindlig wird und man sich am liebsten gar nicht bewegen möchte. Hier empfiehlt es sich, sich für einige Minuten flach auf den Rücken zu legen, um dem Organismus Gelegenheit zu geben, sich zu erholen. Achten Sie darauf, daß Ihr Kopf dabei auf einer Ebene mit den Füßen oder sogar tiefer liegt. Wenn Sie sich in einer Gymnastikhalle befinden, können Sie sich auf eine Matte legen; im Freien können Sie sich im Gras oder auf einer Parkbank ausstrecken und die Füße hochlagern. Wenn Sie so verfahren, können Sie wahrscheinlich vermeiden, daß Sie wegen eines plötzlichen Blutdruckabfalls oder einer anderen Störung das Bewußtsein verlieren oder sogar sterben.

Zwar habe ich bereits in meinen früheren Büchern ausgeführt, was dazu gehört, Aerobic-Übungen richtig zu gestalten. Um die Sicherheit kann man sich jedoch nicht genug bemühen. Deshalb werde ich nun dazu übergehen, auf ein paar Seiten eine kurze Einführung in die Hauptmerkmale eines einwandfreien, effektiven Aerobic-Programms zu geben.

Zunächst einige Definitionen. In dem Ausdruck »Aerobic« steckt das Wort Luft – gemeint ist, an der Luft sein oder Sauerstoff verbrauchen. Sie befinden sich in einem aeroben Zustand, wenn Sie im Sessel sitzen und normal atmen; die Sauerstoffmenge, die Sie einatmen und die Sauerstoffmenge, die Ihr Organismus benötigt, halten sich die Waage. Wenn Sie eine sportliche Übung beginnen, steigt der Sauerstoffbedarf Ihres Körpers. Die Atmung wird rascher, und das Herz pumpt schneller, um die Sauerstoffzufuhr zu steigern. Wie vorhin im Sessel sitzend, können Sie Ihren Organismus auch während einer sportlichen Übung in einem aeroben Zustand halten, solange Ihre Sauerstoffaufnahme dem Energieverbrauch des Körpers entspricht. Wenn Sie die Intensität Ihrer Übung zu sehr steigern, können Sie »anaerob« werden. In diesem Zustand verbraucht Ihr Körper mehr Sauerstoff als Sie aufnehmen, weswegen Sie bald an Ihre Leistungsgrenze stoßen.

Aerobic-Übungen sind demnach Übungen, bei denen Ihre Atemgeschwindigkeit und Ihr Puls für einen relativ langen Zeitraum zunimmt, ohne daß das Gleichgewicht zwischen Sauerstoffaufnahme und -verbrauch gestört wird. Unter der Voraussetzung, daß Sie nicht über einen längeren Zeitraum nahe der Leistungsgrenze betrieben werden, sind Laufen, Schwimmen, Fahrradfahren, Skilanglauf, Tanzen usw. Sportarten, bei denen der Organismus im aeroben Bereich bleibt. Sportarten, die einen plötzlichen, heftigen Energieaufwand erfordern wie Kurzstreckenlauf etc. dagegen sind anaerob.
Wie wir festgestellt haben, können über einen Zeitraum von einigen Wochen regelmäßig durchgeführte Aerobic-Übungen einen »Trainingseffekt« bewirken. Das bedeutet, daß das Bewegungstraining die Kondition steigert und den Körper in die Lage versetzt, immer größere Trainingsleistungen zu vollbringen. Dabei verbessert sich der Zustand des kardiovaskulären Systems, nehmen Bewegungsarmut und andere Risikofaktoren ab, und baut sich ein besserer Schutz vor Herzkrankheiten auf.

Die besten Trainingserfolge werden erreicht, wenn man mit der »angestrebten Pulszahl«, die als 65 bis 80% Ihrer maximalen Pulszahl definiert ist, arbeitet. Die angestrebte Pulszahl einer gesunden Person errechnet sich wie folgt:

1. Schritt: Bestimmen Sie Ihren Ruhepuls, indem Sie Zeige- und Mittelfinger auf Ihr Handgelenk legen und die Pulsschläge pro Minute zählen. Üben Sie die Pulsmessung, bis Sie sie sicher durchführen können, und **104** wiederhole Messungen übereinstimmen.

2. *Schritt:* Bestimmen Sie Ihre »voraussichtliche maximale Pulszahl« (PMHR, für engl. »predicted maximum heart rate«). Wenn Sie ein Mann sind und regelmäßig Sport getrieben haben, beträgt diese 205 minus Ihr halbes Alter. Sind Sie eine Frau oder ein völlig untrainierter Mann – was bezüglich der PMHR etwa auf dasselbe hinausläuft –, beträgt sie 220 minus Ihr Alter. Demnach beträgt die PMHR einer 40jährigen Frau 180, und die PMHR eines trainierten Mannes im selben Alter 185.

3. *Schritt:* Nun können Sie den *Bereich* Ihrer angestrebten Pulszahl bestimmen. Berechnen Sie dazu 65 bis 80% Ihrer PMHR. Im Beispiel unserer 40jährigen Frau läge die angestrebte Pulszahl zwischen 117 (180 multipliziert mit 0,65) und 144 (180 multipliziert mit 0,80).

Wenn Sie den Bereich Ihrer angestrebten Pulszahl ermittelt haben, brauchen Sie nur noch eine Sportart zu wählen, in der Sie Ihr Herz an vier Tagen der Woche jeweils mindestens 20 Minuten lang auf diesen Puls bringen können. Wenn Sie in der Lage sind, diesen Trainingsumfang durchzuhalten, werden Sie bald erleben, daß sich Ihre Kondition und die Leistungsfähigkeit Ihres Herzens dank des Trainingseffekts verbessern.
Um einen guten Aerobic-Trainingseffekt zu erzielen, muß man seinen Körper gar nicht so stark beanspruchen, wie gemeinhin angenommen wird. Dr. Steven Blair, der Leiter der epidemiologischen Abteilung unseres Instituts für Aerobic-Forschung führte während seines Aufenthalts an der University of South Carolina eine Untersuchung über die Wirkung mäßiger Übungsprogramme durch. Es gelang ihm nachzuweisen, daß junge gesunde Männer, die zehn Wochen lang an fünf Tagen der Woche jeweils 30 bis 40 Minuten lang mit nur der Hälfte ihrer maximalen Leistung trainierten, ihre Aerobic-Fitness deutlich verbesserten.

Wir können davon ausgehen, daß bei ausreichendem täglichen Übungsumfang auch bei niedrigen Pulszahlen ein deutlicher Trainingseffekt erzielt werden kann. Dies bedeutet, daß man auch mit Gehen gute Trainingserfolge erzielen kann, wenn man ausreichende Strecken geht. In meinen früheren Büchern habe ich empfohlen, an fünf Tagen der Woche jeweils drei Meilen in 45 Minuten zu gehen. Sie können auch an vier Tagen der Woche jeweils zwei Meilen in weniger als 20 Minuten laufen.

Nun werden wir zusammen die einzelnen Punkte durchgehen, die Sie beachten müssen, bevor Sie mit Ihrem persönlichen Aerobic-Übungsprogramm beginnen können. Zunächst einige Vorbemerkungen:

☐ **Wählen Sie eine Sportart, die Ihnen Freude macht und die Sie wahrscheinlich längere Zeit ausüben werden.** Dabei ist zu beachten, wo Sie trainieren werden und wie leicht Sie dorthin gelangen. So hat es beispielsweise wenig Sinn, sich vorzunehmen, regelmäßig Schwimmen zu gehen, wenn das nächste Schwimmbad 20 Meilen entfernt ist und Sie nur 45 Minuten Zeit für Ihr Training haben. Des weiteren müssen Sie sich fragen, ob Ihr technisches Können ausreicht, um von Ihrem Training zu profitieren. Wird der Umfang der körperlichen Aktivität, den Sie investieren können, nicht dadurch beschränkt sein, daß Sie Anfänger sind? Wenn Sie z. B. gerade lernen Ski zu fahren oder zu schwimmen, werden Sie in diesen Sportarten schwerlich einen ausreichenden Trainingsumfang unterbringen können. Sie werden so viel Zeit damit verbringen, an Ihrer Technik zu feilen, daß Sie Ihren Puls nicht auf eine Höhe bringen können, in der Sie den erwünschten Trainingseffekt erzielen.
Für den Fall, daß Sie bei Ihrem Sport auf einen Partner oder ein Team angewiesen sind, haben Sie zu bedenken, ob die anderen Teilnehmer auch zur Verfügung stehen. Und schließlich, wie teuer ist der Sport – können Sie ihn sich leisten oder nicht?
Bedenken Sie, daß man mehreren Untersuchungen zufolge ein weniger intensives Programm wie beispielsweise Gehen länger durchhält und sich dabei seltener verletzt als bei anstrengenderen Programmen. Die dabei erzielten Resultate sind dieselben wie bei den intensiveren Programmen; es dauert nur länger.

☐ **Fassen Sie eine ärztliche Untersuchung ins Auge, bevor Sie anfangen.** Die Untersuchung ist obligatorisch, wenn Sie: über 40 sind, 20 Pfund oder mehr Übergewicht haben, eine Familienanamnese haben, in der Herzkrankheiten vorkommen, rauchen, hohen Blutdruck oder einen hohen Cholesterinspiegel haben. Bedenken Sie: Bei der Untersuchung darf ein Laufbandbelastungstest, der im folgenden noch beschrieben wird, nicht fehlen.

☐ **Wenn Sie Schmerzen in der Brust oder andere wiederkehrende Schmerzen spüren, nachdem Sie mit Ihren Übungen begonnen haben, brechen Sie das Programm sofort ab und suchen Sie einen Arzt auf.** Schmerzen oder Beschwerden sind immer ein Zeichen dafür, daß Sie aufhören sollten.

☐ **Steigern Sie sich langsam.** Zwingen Sie sich nicht, zu rasch zu viel zu leisten. Sie können nicht erwarten, über Nacht fit zu werden, wenn Sie jahrelang nicht in Form waren.

Es sind fertige Übungsprogramme im Handel, bei denen Sie durch einen Fitnesstest Ihre Klassenzugehörigkeit bestimmen sollen. Ob dieses Verfahren sinnvoll ist, sei dahingestellt. Bei entsprechender fachlicher Begleitung kann so ein Test ganz nützlich sein, falsch angewendet kann er jedoch zur Gefahr werden.

Ich würde Ihnen jedoch nicht raten, zu Beginn ihres Trainingsprogramms einen Fitnesstest zu machen, bei dem Sie bis an Ihre Leistungsgrenze gehen müssen. Dies sollten Sie sich nur zumuten, wenn Sie während der letzten sechs Wochen regelmäßig Sport getrieben haben oder wenn Sie während des Tests ärztlich überwacht werden. Wenn Sie herausfinden wollen, ob Sie sich bei einer Übung zuviel abverlangen, können Sie den sogenannten »Sprechtest« anwenden. Versuchen Sie, mit jemand zu sprechen, während Sie bei Ihrer Übung sind. Wenn Sie zu sehr außer Atem sind, um zu sprechen, haben Sie sich zuviel abverlangt.

Dies sind die grundlegenden Voraussetzungen, die Sie berücksichtigen sollten, bevor Sie mit einem Übungsprogramm beginnen. Das Aerobic-Programm, soll es sicher und wirkungsvoll sein, das Sie nun zusammenstellen können, sollte mindestens aus den folgenden vier Grundphasen bestehen:

Phase Nr. 1
Das Aufwärmen

Jede Trainingseinheit sollte mit einer angemessenen Aufwärmphase beginnen. Verwenden Sie mindestens drei bis fünf Minuten darauf, sich zu strecken und Ihre Muskeln warm zu bekommen. Fangen Sie am besten mit weniger anspruchsvollen Übungen an, schwingen Sie Ihre Arme und dehnen Sie Rücken, Rumpf und Beine.

Besonders viel gebe ich auf die sogenannten »Williams«-Übungen. Wenn Sie gelegentlich Schmerzen im Kreuz haben, sollten Sie nicht darauf verzichten. Bei diesen Übungen legt man sich flach auf den Rücken. Dann zieht man das linke Knie bis zur Brust an und hält es einige Sekunden in dieser Stellung. Sodann macht man dasselbe mit dem rechten Knie. Schließlich werden beide Knie bis zur Brust angezogen, ein paar Sekunden festgehalten und in die Ausgangsposition zurückge- **107** bracht. Dann beginnt man von vorn und wiederholt den Zyklus fünfmal. Ich pflege diese Übungen mit folgender Aufgabe abzuschließen: sie besteht darin, daß ich mich flach auf den Rücken lege, die Lendenwirbel gegen den Boden drücke und sie während einiger Sekunden in dieser Stellung halte. Wer dauernd Probleme mit seinem Kreuz hat, kann diese Übung jederzeit am Tage machen.

Lassen wir nun den aktiven Teil der Aufwärmphase folgen; hüpfen oder laufen Sie 30 Sekunden lang auf der Stelle. Dies regt Ihren Puls an und bereitet Sie auf die anstrengenderen Aerobic-Übungen vor. Eine gutgeplante Aufwärmphase kann den »Sauerstoffmangel« während der folgenden Aerobic-Übungen verringern; mit anderen Worten, Sie werden vielleicht feststellen können, daß Sie damit Ihre Leistungsfähigkeit steigern. Das Aufwärmen hilft außerdem, Muskel- und Knochenverletzungen zu verhindern.

Lassen Sie mich noch erzählen, wie es einer Frau erging, als sie die Aufwärmphase einmal ausfallen ließ. Sie hatte schon seit Monaten an einem unserer Programme teilgenommen, als sie eines Tages, es war mitten im Winter, zu spät zum Training erschien. Die Gruppe hatte ihre Dehnungsübungen bereits hinter sich und hatte eben mit den anspruchsvolleren Aerobic-Übungen begonnen. Statt daß die Frau nun für sich allein einige Dehnungsübungen gemacht hätte, stieg sie gleich in das Hüpfen und Tanzen der Gruppe mit ein. Da spürte sie, wie etwas in ihrer Wade zerriß. Sie konnte vor Schmerzen nicht auftreten und mußte zu einem Stuhl getragen werden. Man legte ihr Eis auf das Bein.

Später mußte sie erfahren, daß ihre Achillessehne gerissen war. Sie durfte ihr Bein wochenlang nicht belasten und bekam später einen Gipsverband. Mit der Zeit heilte ihr Bein natürlich; aber auch, als der Unfall schon einige Monate zurücklag, hatte sie während der Übungen noch Schwierigkeiten mit dem verletzten Bein. Ob ihre Verletzung tatsächlich durch das Fehlen der Aufwärmphase verursacht wurde, kann man nicht mit Sicherheit sagen. Tatsache ist jedoch, daß Muskel- und Bänderzerrungen sowie Verstauchungen an kalten, ungenügend aufgewärmten Extremitäten besonders häufig sind.

Ein weiterer Vorteil der Aufwärmphase ist, daß dabei das kardiovaskuläre System auf die Beanspruchung während der Übungen vorbereitet wird. Vielen Untersuchungen zufolge können Herzpatienten höhere Leistungen erbringen, ohne Beschwerden in der Brust zu verspüren, **wenn** sie den Übungen eine Aufwärmphase voranstellen. Andererseits können sogar völlig Gesunde ein auffälliges EKG haben, wenn sie aus dem Ruhezustand direkt auf das Laufband steigen und dort bis an ihre

Leistungsgrenze gehen.

Kurzum, man muß verrückt sein, eine Verletzung zu riskieren vor lauter Ungeduld, endlich mit dem Training anzufangen. Fangen Sie langsam an; Ihr Organismus wird besser auf die Herausforderung vorbereitet sein, die die anstrengendere Aerobic-Phase Ihres Programms für ihn darstellt.

Phase Nr. 2
Aerobic-Übungen

In diesem Teil Ihres Programms sollen Sie Ihre angestrebte Pulszahl, d. h. etwa 65 bis 80% Ihrer maximalen Pulszahl, erreichen. Denken Sie daran, es geht darum, das Gleichgewicht zwischen Sauerstoffaufnahme und Energieabgabe aufrechtzuerhalten, denn nur in diesem Zustand können Sie die Gesundheit des kardiovaskulären Systems optimal steigern. Wenn Sie viermal in der Woche trainieren, sollte die Aerobic-Phase jeweils mindestens 20 Minuten dauern. Können Sie nur dreimal in der Woche trainieren, erhöht sich die Zeit pro Trainingseinheit auf 30 Minuten.

Die Aerobic-Phase ist das Herzstück Ihres körperlichen Fitnessprogramms. Aber denken Sie an das alte amerikanische Sprichwort, das besagt: »Train, not strain« (trainieren, nicht überanstrengen). Mit anderen Worten, Sie müssen jeweils ein Leistungsniveau erreichen, bei dem Sie Ihren Puls innerhalb des »Bereichs der angestrebten Pulszahl« (Erläuterung und Berechnung s. o.) halten können.

Noch ein Wort zu den Läufern, Schwimmern und Fahrradfahrern, die besonderen Gefallen daran finden, am Ende ihrer Aerobic-Phase zu einem Endspurt, auch »Kick«, anzusetzen. Wenn Sie dazu gehören, sollten Sie genau aufpassen, wie Ihr Körper darauf reagiert. Haben Sie irgendwo im Körper Beschwerden oder Schmerzen? Wenn ja, müssen Sie annehmen, sich überanstrengt zu haben. Sie sollten sich in Zukunft mit einem gleichmäßigen Tempo während des gesamten Trainings begnügen. Zuweilen wehrt sich das Herz mit einem unregelmäßigen Puls gegen ein solches Ansinnen. Ich habe festgestellt, daß wir während der letzten Sekunden eines an der Leistungsgrenze durchgeführten Laufbandtests oft auffällige EKGs erhalten. Einige werden während der dem Test folgenden Erholungsphase wieder normal, manche nicht.

Auf jeden Fall tut man nach einem »Kick« gut daran, eine extra lange Abkühlphase anzuschließen. Sie werden feststellen, daß es sich auf die Dauer bezahlt macht, wenn Sie Ihren Körper während dieser Phase etwas verwöhnen.

109

Phase Nr. 3
Die Abkühlphase

Sowohl meine Erfahrungen als auch diejenigen meiner Kollegen besagen, daß die Hälfte der Herzinfarkte, die während einer sportlichen Betätigung auftreten, sich **nach** der Phase intensiver körperlicher Beanspruchung ereignen. Das heißt, die Gefahr, daß Sie einen Herzschlag erleiden, ist am größten in der Phase, in der Ihr Körper sich nach einem anstrengenden Training abzukühlen beginnt. Achten Sie also darauf, daß Sie jeden Ihrer Trainingsgänge mit einer solchen Phase abschließen! Wie ich bereits erwähnte, sollten Sie für das Abkühlen mindestens fünf Minuten verwenden. Und denken Sie daran: Verlängern Sie die Phase entsprechend, wenn Sie am Ende Ihrer Aerobic-Phase einen Endspurt eingelegt haben. Sie sollten so lange weitergehen und in Bewegung bleiben, bis Ihr Puls auf unter 120 Schläge pro Minute, wenn Sie älter als 50 Jahre sind, sogar auf unter 100 gefallen ist.

Liegt Ihr Puls nach fünf Minuten noch über diesen Werten, sollten Sie beim nächsten Mal Tempo oder Dauer der Übung etwas reduzieren.

In meinen Augen ist das Pulsverhalten während der Erholungsphase nach einer körperlichen Beanspruchung sogar ein besserer Indiaktor für die Sicherheit des Übungsprogramms als die maximale Pulszahl. Dies gilt allerdings nicht für Herzpatienten, die an einem Rehabilitationsprogramm teilnehmen. Bei diesen Patienten muß (anhand der Resultate ihres Belastungstests) die maximale Pulszahl bestimmt werden, die sie während ihrer Übung erreichen dürfen. Während der Übung wird durch verschiedene Überwachungsverfahren sichergestellt, daß die Pulszahl unter diesem Wert bleibt.

Besonders wichtig ist, daß Sie während der gesamten Abkühlphase genau auf die Reaktion Ihres Körpers achten. Gibt es dabei einen Punkt, an dem Sie sich ein bißchen »komisch« fühlen, sollten Sie einen Arzt aufsuchen. Setzen Sie sich auf keinen Fall hin, um sich auszuruhen, bevor Sie sich entsprechend den eben gemachten Empfehlungen abgekühlt haben.

Phase Nr. 4
Krafttraining

Das Krafttraining besteht aus besonderen Übungen, die den Aufbau der Muskeln fördern. Wenn Sie diese nicht im Anschluß an Ihr Bewegungstraining machen wollen, können Sie sie für einen Tag vorsehen, auf den **110** kein Trainingsgang fällt. Indem Sie Ihre Muskeln stärken, stählen Sie

Ihren Körper und reduzieren die Gefahr, sich während der Aerobic-Phase Ihres Programms Verletzungen zuzuziehen. Zu den gebräuchlichsten Übungen zur Stärkung der Muskulatur zählen unter anderem gymnastische Übungsformen wie Liegestütz, Klimmzug und Beinübungen mit Gewichten sowie alle Arten von Gewichtheben. Falls Sie es vorziehen, können Sie auch an anderen Heimtrainern trainieren.

Ich möchte Ihnen den Rat geben, derlei Übungen **nicht** vor Ihrer Aerobic-Phase zu machen; Sie könnten leicht einen »Sauerstoffmangel« aufbauen, bevor Sie in die Aerobic-Phase eintreten. Damit ist gemeint, Sie könnten sich schon am Anfang verausgaben und zu Beginn Ihres Trainings bereits so erschöpft sein, daß Sie mit dem von Ihnen gewählten Aerobic-Training nicht mehr die gewünschte Wirkung erzielen können. Sollte bei Ihnen eine verdeckte Herzkrankheit vorliegen, könnte diese Sonderbelastung, die Sie Ihrem Körper zumuten, sogar gefährlich werden.

Im allgemeinen tut es der Sicherheit Ihres Programms keinen Abbruch, wenn Sie es im Anschluß an Ihre Aerobic-Übungen oder an dazwischenliegenden Tagen durch ein systematisches, nicht allzu anspruchsvolles Krafttraining ergänzen. Sie sollten versuchen, Ihre besonderen Kraftübungen an drei Tagen in der Woche mindestens zehn Minuten zu machen.

Neben diesen klassischen Krafttrainingsprogrammen gibt es die Möglichkeit, beim Joggen den Oberkörper durch sogenannte »Heavy Hands« (kleine Handgewichte) zu stärken. Das sind zwei kleine, je 3 bis 5 Pfund schwere Gewichte. Man hält während des Aerobic-Trainings in jeder Hand ein Gewicht und bewegt sie auf verschiedene Weise, um Arme, Schultern, Brust, Rücken und Beine zu stärken. Bei Patienten mit verdeckten Störungen des kardiovaskulären Systems können beim Laufen mit Gewichten Symptome auftreten.

Das Tragen dieser Extragewichte hat einen doppelten Effekt. In erster Linie steigert es die Intensität Ihrer Übungen, wodurch der Trainingseffekt erhöht wird. Dazu kommt, wie ich schon sagte, eine Stärkung der Arme, des Oberkörpers und der Beine durch diese kleinen Gewichte.

Am Forschungsinstitut unseres Aerobic-Centers wurde kürzlich eine über zehn Wochen laufende Untersuchung über die Wirkung von Seilspringen mit einem schweren Seil auf Aerobic-Leistung und Kraft abgeschlossen. Die Seile wogen zwischen 2,5 und 6 Pfund und wurden in einem Intervall-Trainingsprogramm angewendet.

An vier Tagen in der Woche wurde trainiert. Die Testpersonen sprangen eine Minuten lang Seil und konnten sich dann eine Minute lang ausruhen. Diese Folge von Übungen und Pausen wurde insgesamt 22 Minuten fortgesetzt. **111**

Dr. Jill Upton zufolge wurde durch dieses Übungsprogramm sowohl die Aerobic-Trainingsleistung als auch die Kraft der oberen Extremitäten verbessert. Die Steigerung entsprach in etwa dem, was ich in meinen früheren Büchern zum Thema Intervall-Krafttraining geschrieben habe. Zum Schluß möchte ich noch ein paar Bemerkungen zum Thema Motivation machen. Wenn Sie vorhaben, Ihr Bewegungstraining für den Rest Ihres Lebens durchzuhalten, müssen Sie wissen, wie Sie Ihr Interesse daran wachhalten können. Hier gibt es zum einen die Möglichkeit, sich mit sich selbst zu messen, indem man z. B. Aufzeichnungen über seine Fortschritte macht. Notieren Sie Ihre Körpermaße, Ihr Gewicht, verzeichnen Sie Strecken und Zeiten.

Eine andere, weit aussagekräftigere Möglichkeit, Ihren Fortschritt festzustellen, besteht darin, die Aerobic-Fitness mit einer wissenschaftlich abgesicherten Methode zu messen. In meinem früheren Buch »*The Aerobics Program for Total Well-Being*« habe ich ein Aerobic-Punktesystem vorgestellt, das Ihnen die Bestimmung der während eines Bewegungstrainings von bestimmter Dauer und Strecke aufgewendeten Energie erleichtern kann. Viele meiner Patienten und Leser haben entdeckt, daß das Punktesystem oder eine vergleichbare Methode ganz hilfreich ist, wenn es darum geht, die Effektivität eines Programms zu überwachen und eine Antwort zu finden auf die quälende Frage: »Trainiere ich auch genug?«

Abgesehen davon, daß Sie Ihren Fortschritt beobachten, sollten Sie darüber nachdenken, ob Sie Ihr Programm eher durchhalten können, wenn Sie in einer Gruppe oder mit einem Partner trainieren. Manchmal ist man schon dadurch motiviert, daß man Geld in ein Übungsprogramm investiert hat, sei es für eine Ausrüstung oder für einen Kurs.

Sie können jedes beliebige Verfahren anwenden – wenn es nur dazu beiträgt, daß Sie bei Ihrem Training bleiben. Wenn Sie es geschafft haben, ein Aerobic-Programm, bei dem Sie an drei bis vier Tagen in der Woche trainieren, mindestens sechs Wochen durchzuhalten, werden Sie nicht mehr so leicht aufgeben. Sie werden von der Veränderung Ihres körperlichen und seelischen Befindens so begeistert sein, daß Sie mittlerweile bereit sein werden, sich dem Thema Aerobic für den Rest Ihres Lebens zu verschreiben.

Doch nun zurück zur Planung Ihres Übungsprogramms. Wenn Sie sich noch nicht entschieden haben, fragen Sie sich vielleicht, welches die Vor- und Nachteile der einzelnen Aerobic-Sportarten sind. Welchen Vorteil hat beispielsweise Schwimmen gegenüber Laufen, Fahrradfahren oder Aerobic-Tanzen? Welches ist die richtige Sportart für Sie? Um diese und ähnliche Fragen zu beantworten, werden wir uns nun ein **112** paar der populärsten Aerobic-Sportarten etwas genauer ansehen.

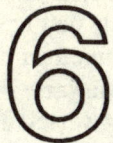

Welche ist die richtige Aerobic-Sportart für Sie?
Eine Übersicht über ungefährliche und effektive Möglichkeiten

Ich habe dieses Buch »*Bewegungstraining ohne Angst*« genannt, aber es könnte ebenso gut den Titel »*Sporttreiben ohne Angst*« tragen. Es gibt eine Menge hervorragende, ungefährliche Möglichkeiten, um sich in Top-Form zu bringen; die sieben beliebtesten werde ich hier besprechen. Für jede der Sportarten gilt: Betreiben Sie sie vernünftig, und Sie werden sich kaum Verletzungen zuziehen. Und, was das wichtigste ist, Sie werden die Zahl Ihrer Herzrisikofaktoren vermindern und die Wahrscheinlichkeit, eine Herzkrankheit zu entwickeln, senken.

Skilanglauf

Skilanglauf ist die anstrengendste Aerobic-Übung. Es gibt mehrere Gründe, warum ich diese Sportart an die erste Stelle setze: Der hauptsächliche Grund ist die Tatsache, daß es auf der ganzen Welt keine Aerobic-Athleten gibt, deren Kondition (d. h. deren maximaler Sauerstoffverbrauch) diejenige der skandinavischen Skilangläufer übertrifft. Das kommt bestimmt daher, daß beim Skilanglauf im Unterschied zu einigen anderen Aerobic-Sportarten außer den Beinen auch die Arme und der Rumpf eingesetzt werden. Dazu kommt, daß der Skilangläufer meist in größerer Höhe trainiert und seinen Körper mehr beansprucht, weil er im Freien ist und infolge der Kälte mehr Kleidungs- und Ausrüstungsgegenstände an sich trägt als bei anderen Sportarten.
Wenn Sie die Technik des Skilanglaufs beherrschen und Zugang zu Langlaufloipen haben, eignet sich dieser Sport hervorragend dazu, Ihr Herz in Form zu halten. Die Sportart hat aber auch ein paar Nachteile, besonders dann, wenn Sie sich in ihr noch nie versucht haben oder in einer Region mit warmem Klima leben.
Auch wenn Sie ein guter Skilangläufer sind und in der richtigen Gegend leben, werden Sie vermutlich eine Alternative brauchen für Zeiten, in denen kein Schnee liegt oder es aus anderen Gründen nicht möglich ist, **113**

in die Loipe zu gehen. Hier empfiehlt sich Laufen als »Warmwetter-Sport«, allerdings nur, *wenn* sich der Langläufer bewußt ist, daß er es mit einer anderen Sportart, mit anderen Sicherheitsmaßnahmen zu tun hat. Einem Artikel von Dr. Stan James in der Februar-Ausgabe des *Runner* von 1985 zufolge ereignen sich die meisten Trainingsverletzungen von Skilangläufern während ihres Lauftrainings im Sommer.

Einen großartigen »sommerlichen Ersatz« für Skilangläufer stellt der »Nordic Track« dar. Auf diesem feststehenden Trainingsgerät können die Langlaufbewegungen simuliert werden. Die Maschine verlangt von Ihnen, daß Sie Ihre Füße vorwärtsschieben und Ihre Arme vor- und zurückbewegen, wie Sie das beim Skilanglauf tun. Selbstverständlich fehlen dabei die zusätzlichen Beanspruchungen durch Kälte und schwere Kleidung und die Freude, im Freien zu sein. Trotzdem können darauf großartige Aerobic-Leistungen erzielt werden. Wem die Anschaffung eines guten Nordic Track-Geräts zu teuer erscheint, kann vielleicht in einem Gymnastikclub oder in einem Freizeitzentrum darauf trainieren.

In den skandinavischen Ländern wird im Sommer mit Begeisterung »Roller-Ski« gefahren. Man verwendet dabei besondere Skistöcke und Ski mit Rollen. Richtig ausgeführt, ist diese Sportart dem Skilanglauf vergleichbar.

Ihr Skilanglauf-, »Roller-Ski«- oder »Nordic Track«-Training sollte an mindestens drei, besser vier Tagen der Woche jeweils wenigstens 30 Minuten dauern, damit ein guter Trainingseffekt erzielt wird.

Schwimmen

Auch beim Schwimmen benutzen Sie die meisten Muskeln Ihres Körpers. Schwimmen rangiert daher direkt hinter dem Skilanglauf. Entsprechend sollte auch beim Schwimmen das Training an mindestens vier Tagen in der Woche 20 bis 30 Minuten dauern, damit in Ihrem kardiovaskulären System der erwünschte Effekt erzielt wird.

Als guter Schwimmer können Sie in kurzer Zeit recht viele Kalorien verbrauchen. Ein Schwimmer wird je nach Geschwindigkeit und Schwimmstil zwischen 5 und 20 Kalorien pro Minute verbrauchen.

Schwimmen hat gegenüber den meisten anderen Sportarten einige Vorteile. So ist beim Schwimmen wegen des natürlichen Auftriebs des Wassers die Belastung Ihrer Muskeln und Ihres Skeletts schonender. Sehnen- und Gelenkkrankheiten treten seltener auf.

Nun, die Schattenseiten. Wer beispielsweise nicht über eine gute

Schwimmtechnik verfügt, wird zu Anfang nicht 20 Minuten hintereinander schwimmen können, ohne sich mehrere Male auszuruhen. Nicht jede Gemeinde verfügt über ein Schwimmbad, das das ganze Jahr über geöffnet ist. Mit Augen- und Ohrenentzündungen und Schnupfen haben Schwimmer gelegentlich auch zu tun. Hier können Nasenklemmen und Schwimmbrillen ganz hilfreich sein.

Daß Sie zu Beginn nicht in Form sind und wenig Kraft beim Schwimmen haben, muß jedoch nicht heißen, daß diese Sportart nicht das Richtige für Sie ist. Dr. Wayne Peavey, ein Zahnarzt, den ich aus Fort Worth in Texas kenne, fing als ziemlich langsamer Schwimmer an. Heute schwimmt er seine Bahnen ebenso wie jeder Schwimmer, der in Top-Form ist.

Vor etwa drei Jahren, als er auf das kritische 40. Lebensjahr zuging, beschloß er, etwas für seine Kondition zu tun. »Immer häufiger hörte ich von Männern, die bereits Anfang 40 Schwierigkeiten mit ihren Koronararterien hatten«, sagte er. »Das brachte mich auf die Idee, mit einem Bewegungstraining anzufangen, um mich vor so etwas zu schützen.«

Zunächst begann er mit einem Krafttraining bei Downtown YMCA in Dallas. »Ich arbeitete eine Weile mit dem ›Nautilus‹ (ein spezielles Heimtrainingsgerät«, erinnert er sich. »Dann entschied ich mich für Schwimmen. Als ich das erste Mal ins Schwimmbad ging, war ich sehr beeindruckt von den Jungs, die Länge um Länge schwammen, ohne anzuhalten. Ich dachte: ›Mein Gott, da muß man ja ein Herkules sein!‹«

Aber er ließ sich nicht entmutigen. »Ich kam völlig außer Atem!«, gab er zu. »Ich war mir über meine Schwimmkünste so unsicher, daß ich mich zu Anfang nicht in den tiefen Teil des Beckens traute, aus Angst, ich könnte untergehen. Heute weiß ich, daß ich damals zwar schon oft im Wasser gewesen war, aber eigentlich nicht schwimmen konnte.«

Aber Wayne hielt durch. Nach und nach verbesserte er seinen Kraulstil, indem er den anderen zusah oder hier und da von einem Schwimmlehrer einen Ratschlag aufschnappte. Von Anfang an traf er ein paar Maßnahmen, die ihn vor den üblichen Schwimmerkrankheiten verschonten. Im Unterschied zu den meisten Neulingen trug er gleich eine Nasenklemme und eine Schwimmbrille. Wie er sagt, hatte er nie Infektionen.

»Ich steigerte mich von zwei auf sechs oder sieben Längen«, sagte er. »Dann verlängerte ich meine Strecke immer mehr; jetzt kann ich schon mehr als eine Meile schwimmen. Wahrscheinlich reicht das auch für mich, so fanatisch bin ich nun auch wieder nicht.«

Wayne schwimmt an sechs Tagen der Woche – jeden Tag außer sonntags. Für seine tägliche Meile braucht er etwa 33 Minuten. Zusätzlich arbeitet er an drei Tagen der Woche am »Nautilus«. Für dieses Pensum braucht er nicht wenig Zeit: Er muß für sein Training täglich zwei **115**

Stunden ansetzen, wenn er die Fahrt zum und vom Schwimmbad und das Umziehen und Duschen mitberechnet.

Die Zeit und Hingabe, die Wayne bisher in sein Programm investiert hat, hat sich allerdings bereits in Form einer Konditionssteigerung bezahlt gemacht. 1981, bevor er angefangen hatte zu schwimmen, hielt er es nur 15 ¾ Minuten auf dem Laufband aus. In seinem Alter bedeutete das, daß seine Kondition »befriedigend« war.

Nachdem er mit seinem Schwimmprogramm begonnen hatte, steigerte sich seine Fitness beträchtlich. 1983 schaffte er bereits 25 Minuten auf dem Laufband, was ihm die Note »ausgezeichnet« eintrug. In seinem letzten Test schaffte er 27 Minuten und 3 Sekunden – womit er innerhalb seiner Altersgruppe in den Bereich 99 % aufstieg.

Von Waynes Erfahrungen kann man mehreres lernen: Erstens, wenn Sie Lust haben, es mit dem Schwimmen zu versuchen, sollten Sie sich von mangelnder Technik nicht abschrecken lassen. Sie brauchen nichts weiter als eine ausreichende Motivation und die Geduld, bei dem Sport zu bleiben, bis sich Ihre Technik verbessert hat.

Zweitens, wie wir gesehen haben, kann man durch ein Schwimmprogramm seine Kondition im Laufbandbelastungstest extrem steigern – dies, obwohl es bei diesem Test um Gehbewegungen geht, die sich von der Schwimmtechnik beträchtlich unterscheiden. Mit anderen Worten, jede Konditionssteigerung, unabhängig davon, durch welche Sportart sie erzielt wurde, macht sich im Laufbandbelastungstest bemerkbar.

Joggen und Laufen

Nach der von mir benutzten Definition joggt man, wenn man sich langsamer als 9 Minuten pro Meile fortbewegt, und läuft man, wenn man sich schneller als 9 Minuten pro Meile fortbewegt. Wie auch immer, Laufen und Joggen sind vielleicht deshalb die beliebteste Aerobic-Sportart, weil sie am leichtesten und billigsten ist. Keiner, der sich nicht ein paar Joggingschuhe und Shorts kaufen kann. Und dann: Einfach rausgehen und einen Fuß vor den anderen setzen.

Doch so leicht, wie er aussieht, ist dieser Sport nun auch wieder nicht. Hier ein paar Warnungen für Anfänger. Schließlich beschäftigen wir uns in diesem Buch vor allem mit der Sicherheit, und für den Jogger bedeutet das: Sicherheit in bezug auf das Herz und in bezug auf Muskeln, Knochen und Gelenke.

Was das Herz betrifft, ist streng darauf zu achten, daß die vier im

vorangegangenen Kapitel beschriebenen Grundlagen eines richtig ver-

standenen Aerobic-Trainings beachtet werden. Aus den bereits genannten Gründen ist die Abkühlphase besonders wichtig.
Den größten Schutz vor Herzkrankheiten und plötzlichem Tod erreicht der Anfänger, wenn er den Grundsatz vor Augen hat:
Langsam anfangen und nicht übertreiben.

Wenn Sie vor allem deshalb laufen, weil Sie Ihr kardiovaskuläres System stärken wollen, so sollten Sie an vier Tagen in der Woche jeweils 20 bis 30 Minuten laufen. Als höchste wöchentliche Gesamtstrecke empfehle ich 12 bis 15 Meilen. Anhand meiner eigenen Erfahrungen und meiner Untersuchungen konnte ich feststellen, daß dieser Trainingsumfang völlig genügt, um eine ausreichend gute Kondition zu erreichen. Eine längere Strecke, sagen wir 60 Meilen oder mehr, wie Jim Fixx sie lief, könnte sogar gefährlich werden, wenn Sie verdeckte Probleme mit dem Herzen haben.
Zur Vermeidung von Muskel-, Knochen- und Gelenkverletzungen sollten Sie folgende Punkte im Auge behalten:

☐ **Dehnen:** Lesen Sie das Kapitel über die Aufwärmübungen nach.
☐ **Schuhe:** Probieren Sie verschiedene Paare an. Kaufen Sie Schuhe, die für den Boden, auf dem Sie laufen werden, geeignet sind. Je härter der Boden, um so mehr müssen Ihre Schuhe die Bewegung abfedern.
☐ **Boden:** Der Boden, auf dem Sie laufen, hat einen direkten Einfluß auf die Verletzungsgefahr. Am gefährlichsten ist Beton. Am besten eignen sich mit synthetischem Material federnd gemachte Böden, wie sie auf vielen Wegen zu finden sind. Danach kommen Wiesen und Naturstraßen. Auch eine gut gepflegte Aschenbahn ist ganz gut geeignet. Nach Beton sind Asphalt und Schotterwege die am schlechtesten geeigneten Böden. Wenn es sich aus irgendeinem Grund nicht vermeiden läßt, daß Sie auf einem harten, nicht federnden Boden laufen, müssen Sie bei der Wahl der Schuhe noch vorsichtiger sein.
Noch ein Rat: Suchen Sie sich für Ihre Trainingsstrecke ein möglichst flaches Gelände aus. Hochtrainierte Wettkampfläufer benutzen zwar gerne Steigungen für ein besonders intensives Training. Für den Durchschnittsläufer können jedoch Steigungen eine zu große Belastung für Beine und Gelenke darstellen. Bei verdeckten Veränderungen der Koronararterien können Sie sogar Ihr kardiovaskuläres System überbelasten.
Vergessen Sie nicht, auf den Verkehr zu achten. Einem neueren Bericht aus New Jersey zufolge sind Verkehrsunfälle die Hauptursache für Verletzungen von Joggern.

☐ **Technik:** Konzentrieren Sie sich darauf, den ganzen Körper, auch Hals und Arme, locker und frei beweglich zu lassen. Rollen Sie beim Laufen mit Ihren Füßen ab. Vermeiden Sie es, über größere Strecken vorwiegend auf den Zehen oder auf den Ballen Ihrer Füße zu laufen. Heben Sie beim Laufen nicht zu sehr vom Boden ab, Sie werden sonst Ihre Gelenke und Knochen zu sehr belasten.

☐ **Überbelastung:** Dr. Stan James schreibt in der Februar-Ausgabe von *The Runner* 1985, daß die hauptsächlichen Trainingsfehler beim Laufen ein »zu großer Trainingsumfang, eine zu große Trainingsintensität und *plötzliche Änderungen* im Programm« seien. Das ist gemeint, wenn ich von »Überbeanspruchung« des Körpers spreche; mögliche Folgen davon sind: Muskel- und Knochenkrankheiten, Jogger-Anämie, Pseudonephritis (Blutungen aus den Nieren), Amenorrhoe (Ausbleiben der Menstruation).

Neueren Untersuchungen am Institut für Aerobic-Forschung in Dallas zufolge ist die Verletzungsgefahr am geringsten, wenn 1 bis 20 Meilen pro Woche gelaufen werden. Bei einem Trainingsumfang von 20 bis 40 oder gar 40 bis 60 Meilen pro Woche steigt die Anzahl der Verletzungen rapide an. Um Verletzungen zu vermeiden, sollte der Trainingsumfang deshalb nicht zu hoch angesetzt werden. Auch hier gilt, was ich schon oft gesagt habe: Wer über 15 Meilen pro Woche läuft, läuft nicht nur für die Gesundheit seines kardiovaskulären Systems.

Jedes Jahr im Oktober können wir im Aerobic-Center eine interessante Beobachtung machen. Bei den Läufern, die über 100 Meilen im Monat laufen, schnellt die Anzahl der Laufverletzungen in die Höhe. Der Grund dafür ist, daß jemand, der gewöhnlich 12 bis 15 Meilen pro Woche läuft, seinen Trainingsumfang relativ rasch auf 25 bis 30 Meilen pro Woche erhöhen kann. Um Verletzungen zu vermeiden, sollte man die Laufstrecke jedoch nicht plötzlich auf das Doppelte erhöhen. Wenn Sie so etwas vorhaben, tun Sie es in Stufen!

Nun gibt es auch Leute, die an sich gerne laufen, dazu aber lieber ihre häusliche Atmosphäre um sich haben möchten. Für diese Heimsportler kommt ein elektrisch angetriebenes Laufband in Frage. Das Gerät ist mit einem Band ausgestattet, dessen Laufgeschwindigkeit reguliert werden kann. Durch eine Schrägstellung kann man einen Lauf über eine Steigung simulieren. Daneben sind auch Laufbänder mit Selbstantrieb im Handel; diese Geräte kann ich jedoch nicht empfehlen. Sie sind relativ schwierig zu bedienen und bieten eine geringere Trainingseffektivität.

Wie ich festgestellt habe, tun Läufer und Jogger, bei denen gerade eine
118 Verletzung ausgeheilt ist, gut daran, zunächst auf einem Mini-Trampo-

lin zu trainieren. Da dieses Gerät die Wirkung der Schwerkraft zum Teil aufhebt, muß länger trainiert werden als beim Laufen auf der Stelle. Wer an vier Tagen der Woche 20 Minuten auf der Stelle läuft, ruft bereits einen Trainingseffekt hervor; um auf dem Mini-Trampolin einen Trainingseffekt zu erzielen, muß dagegen an vier Tagen der Woche jeweils 30 Minuten trainiert werden.

Fahrradfahren im Freien

Diese Sportart, die ich zu den fünf besten Aerobic-Sporarten zähle, fördert die Entwicklung der Beinmuskulatur und hat eine phantastische Wirkung auf das kardiovaskuläre System. Auf Knochen und Gelenke wirkt es weniger belastend als Joggen.

Dafür ist der Fahrradfahrer wieder anderen Gefahren ausgesetzt. Egal, wo Sie trainieren, Sie kommen in den seltensten Fällen darum herum, am Verkehr teilzunehmen. Dadurch erhöht sich selbstverständlich die Unfallgefahr. Die Gefahr, vom Rad zu fallen oder in einen Verkehrsunfall verwickelt zu werden, erhöht sich durch Faktoren wie schlechte Witterungsbedingungen, Schlaglöcher in der Straße oder plötzliche Ablenkungen, etwa wenn ein Hund sich laut bellend gegen Ihr Rad wirft.

Kaufen Sie sich daher einen guten Schutzhelm und setzen Sie ihn *jedesmal* auf, wenn Sie sich auf Ihr Rad setzen. Die schwersten Verletzungen beim Radfahren sind Kopfverletzungen. Wählen Sie einen Helm aus, der nicht bricht, wenn Sie hinfallen. Er sollte aus einem sehr widerstandsfähigen Kunststoffmaterial sein, wie es etwa in der Raumfahrt verwendet wird. Damit der Helm noch sicherer und außerdem bequem ist, sollte er mit Schaumstoff gefüttert sein.

Was das Fahrrad selbst angeht, empfehle ich ein Rad mit 3 bis 10 Gängen. Ein Rad ohne Gangschaltung fährt sich für die meisten etwas schwer, besonders in hügeligem Gelände. Andererseits muß man auf einem Rad mit Gangschaltung beträchtlich weniger Energie aufwenden, was bedeutet, daß man weitere Strecken fahren muß, um einen guten Trainingseffekt zu erzielen.

Überprüfen Sie vor jeder Fahrt Reifen, Bremsen und Gangschaltung. Viel zu viele Unfälle passieren, weil ein alter Reifen platzt oder die Bremsen versagen. Wenn Sie mehrere Jahre nicht Rad gefahren sind und vorhaben, ein Fahrrad-Traininsprogramm zu beginnen, sollten Sie besonders vorsichtig sein und sich erst wieder mit dem »Gefühl«, auf dem Rad zu sitzen, vertraut machen. Sie können in Ihrer Jugend noch so **119** kühn Rad gefahren sein, nach einer längeren Unterbrechung müssen Sie damit rechnen, daß Ihre Reaktionen etwas »eingerostet« sind.

Jeder weiß, daß auch hochtrainierte und erfahrene Fahrradfahrer nicht vor Unfällen gefeit sind. Seit dem Aufkommen der Triathlon-Wettbewerbe ist in den letzten Jahren vor allem bei den Wettkampfläufern das Interesse am Radfahren gestiegen. Einer der fabelhaftesten Marathonläufer, den wir je im Aerobic-Center gesehen haben, begann eines Tages, für die örtlichen Triathlon-Wettbewerbe zu trainieren. Er war fürs Schwimmen und Fahrradfahren bestens ausgerüstet. Trotzdem verlor er, als er mit hoher Geschwindigkeit einen Berg hinunterfuhr, die Kontrolle über sein Rad, flog über die Lenkstange und schlug mit dem Kopf auf die Straße.

Bei der Untersuchung unmittelbar nach dem Unfall wurden keine nennenswerten Verletzungen festgestellt. Da er jedoch dauernd schwere Kopfschmerzen hatte, mußte er sich erneut untersuchen lassen. Nun wurde anhand von Röntgenbildern festgestellt, daß mehrere Halswirbel gebrochen und einer sogar zertrümmert war! Da jede Bewegung eine Lähmung sämtlicher Nerven vom Hals an abwärts bewirken konnte, wurde er notfallmäßig operiert. Danach mußte er während fast drei Monaten einen Metallkragen tragen. Um aerobisch fit zu bleiben, trainierte er wenigstens durch Gehen weiter.

Die Wirkung seines Gehprogramms war gar nicht mal so schlecht. So heilte die Verletzung der Halswirbelsäule komplikationslos ab, und nicht einmal fünf Monate nach dem Unfall konnte dieser Mann, der knapp über vierzig war, einen Marathon in etwas mehr als drei Stunden laufen – damit lag er nur wenige Minuten über seinem absoluten Rekord!

Als Anfänger sollten Sie das Trainingsprogramm langsam angehen lassen; das ist ungefährlicher und für Ihr Herz am besten. Wenn Sie nicht in Form sind, werden Sie ein paar Wochen benötigen, bis sich Muskeln und Kondition aufgebaut haben. Ich schlage vor, Sie setzen mindestens 10 Wochen an, um sich an eine Geschwindigkeit von 15 Meilen pro Stunde heranzuarbeiten. Bei dieser Geschwindigkeit schaffen Sie eine Meile in vier Minuten, und das ist schnell genug. Alles, was darüber liegt, ist bereits Renngeschwindigkeit und wirklich nicht notwendig, um einen angemessenen Aerobic-Trainingseffekt zu erzielen. Sie werden feststellen, daß Sie bereits ein effektives und anspruchsvolles Programm fahren, wenn Sie an fünf Tagen der Woche jeweils fünf Meilen in 20 Minuten fahren.

Fahrradfahren zuhause

Auf einem feststehenden Fahrrad, auch Heimtrainer genannt, Trainingserfolge zu erzielen, ist weit schwieriger als beim Fahren im Freien. Dies liegt daran, daß Sie, wenn Sie auf einem richtigen Rad sitzen, zusätzlich Ihr eigenes Körpergewicht fortbewegen müssen. Dazu kommen Reibungs- und Luftwiderstand. Trotzdem können Sie auch mit einem feststehenden Fahrrad an Ihrem kardiovaskulären System wahre Wunder bewirken, wenn Sie es richtig benutzen.

Dr. Arnie Jensen, ein 55jähriger Radiologe an unserer Cooper Clinic, ist ein gutes Beispiel dafür, was eine hochmotivierte Person mit einem Heimtrainer erreichen kann. Vor etwa acht Jahren begann er ein Jogging-Trainingsprogramm. Dabei mußte er feststellen, daß er nicht einmal um den Block laufen konnte, ohne außer Atem zu geraten. Mit der Zeit trat noch ein zweites Problem auf. Als sich seine Kondition steigerte, entdeckte er, daß er nicht genug laufen konnte, um einen ausreichenden Trainingseffekt zu erzielen, weil er Probleme mit dem Knie hatte. Wegen einer alten Fußballverletzung begann sich sein Knie durch die Erschütterung beim Laufen zu entzünden.

So ging er dazu über, auf einem feststehenden Fahrrad zu trainieren. Er fand bald heraus, daß das Knie beim »Strampeln« keine Beschwerden machte. »Mein Knie wurde durch das »Strampeln« sogar noch besser,« sagte er.

Von da an trainierte Arnie regelmäßig auf dem feststehenden Fahrrad, und es dauerte nicht lange, und dieser völlig außer Form gewesene Radiologe erreichte eine Kondition, mit der er im Laufbandbelastungstest des Aerobic-Centers mit »ausgezeichnet« abschnitt. Und 1984 schlug er mit einer Zeit von 30 Minuten 35 Sekunden innerhalb der Altersgruppe der 55- bis 59jährigen den Rekord der Cooper Clinic!

Wie hat er das geschafft? Zunächst kaufte er sich ein gutes Gerät und stellte es an einem Platz auf, an dem er sich häufig aufhielt. Inzwischen hat Arnie sogar zwei Fahrräder, ein Dynavit aus Deutschland und einen Air-Dyne-Ergometer von Schwinn. Das eine Gerät steht im Büro, das andere benutzt er zuhause.

»Wichtig ist, daß man ein Rad kauft mit einem ›Schwungrad‹, das ist ein gewichtsbelastendes Rad, das Unregelmäßigkeiten beim Treten ausgleicht«, sagt er. »Man kann aber auch ein Rad von der Art des Air-Dyne kaufen, bei dem Arme und Beine gleichzeitig benutzt werden. Auf dem Air-Dyne kann man Arm- *und* Beinmuskeln trainieren – während die Beine hoch- und runtergehen, bewegt man die Arme vor- und rückwärts. Dadurch kann man intensiver trainieren, ohne daß die Gefahr besteht, daß eine Muskelgruppe zu rasch ermüdet.« **121**

Arnie ist der Ansicht, daß man besonders darauf achten sollte, auf einem Gerät zu trainieren, bei dem die Bewegung ausgeglichen wird. »Bei manchen feststehenden Fahrrädern, bei denen die Friktionsbremse mit den Pedalen verbunden ist, ist die Bewegung ohne Schwungrad ruckartig«, erklärt er. »Wenn Sie nicht gleichmäßig treten, machen Ihre Beine bald nicht mehr mit.«

Die teureren Geräte sind in der Regel mit einer Elektronik ausgestattet, mit der Sie die Bremswirkung auf die Pedale einstellen können. Bei manchen Geräten können Sie Ihre täglich erreichte Bremswirkung aufzeichnen und sogar Ihren Puls überwachen.

Arnie hat sein Trainingsprogramm systematisch nach den in diesem Buch besprochenen Grundsätzen aufgebaut. Auf dem Air-Dyne beginnt er mit einer dreiminütigen Aufwärmphase. Dann folgt die Aerobic-Phase. Er »strampelt« etwa 35 bis 40 Minuten mit einer Leistung, die auf der Skala des Geräts 5 bis 6 beträgt; während der letzten drei Minuten erhöht er seine Leistung auf 7.

Wenn Arnie auf dem Dynavit trainiert, geht er in der Aufwärmphase von 120 bis 200 Watt, um dann, während der 25 Minuten dauernden Aerobic-Phase auf 230 bis 280 Watt zu gehen.

Auf beiden Geräten läßt er der Aerobic-Phase eine Abkühlphase folgen, während der er fünf Minuten lang mit wenig oder gar keinem Widerstand »strampelt«. Arnie trainiert in dieser Weise vier bis fünfmal pro Woche. Dazu kommt, daß er jeden Tag damit beginnt, daß er 100 aufeinanderfolgende Rumpfbeugen auf einem schrägen Brett und 60mal Liegestützbeugen macht. Da ist es nicht verwunderlich, daß er sich zu einer solchen Kondition steigern konnte.

Schnellgehen

Diese Sportart erweckt zunächst den Eindruck, den Körper zu wenig zu beanspruchen, als daß sie als konditionsfördernd gelten könnte. Bei näherem Hinsehen stellt sich jedoch das Gegenteil heraus. Schnellgehen rangiert unter den fünf besten und gesündesten Aerobic-Sportarten. Nur, wie ich schon sagte, beim Gehen dauert es etwas länger, bis man einen bestimmten Fitnessgrad erreicht hat, als beim Laufen oder einer anderen anstrengenderen Aktivität.

Alles, was man zum Gehen braucht, ist ein Paar gute bequeme Schuhe mit einer Sohle, die so dick ist, daß die Füße nicht gequetscht werden. Man kann jedoch auch einfache ein Paar guter Joggingschuhe benutzen.

Gehen ist *die* Sportart für alle, die befürchten müssen, sich beim Laufen

Gelenk-, Knochen- oder Muskelverletzungen zuzuziehen. Aber wie gesagt, als Geher müssen Sie ein bißchen mehr Zeit aufwenden. Wenn Gehen Ihr einziges Konditionstraining ist, sollten Sie an vier bis fünf Tagen der Woche jeweils drei Meilen in 45 Minuten gehen.

Wollen Sie Ihre Trainingszeit etwas verkürzen, so können Sie in dem Tempo, in dem Sie sonst auf ebenem Gelände unterwegs sind, bergauf gehen. Weiter können Sie die körperliche Beanspruchung dadurch erhöhen, daß Sie sogenannte Heavy Hands tragen, das sind die kleinen Gewichte, die wir in den vorangehenden Kapiteln kennengelernt haben. Wie gut ist beim Schnellgehen die Trainingswirkung auf Herz und Kondition? Die Antwort heißt: **recht gut**!

Unser Rekord beim Balke-Laufbandbelastungstest für Geher steht bei 27 Minuten; er wurde von einem 57jährigen Mann aufgestellt. Um diese Kondition zu erreichen, mit der er sogar in der Gruppe der Männer unter 30 Jahren die Note »ausgezeichnet« (unter den besten 5 %) erhalten würde, geht dieser Mann an fünf Tagen der Woche jeweils fünf Meilen. Sein Tempo ist recht hoch; es beträgt im Durchschnitt 12,5 bis 13 Minuten pro Meile. Bei diesem Tempo ist sein Puls auf etwa 65 % seiner maximalen Pulszahl, was die phänomenale Leistung erklärt, die er im Laufbandbelastungstest erreicht.

Aerobic-Tanzen (Aerobic-Gymnastik)

Seit bekannt wurde, wie günstig sich Konditionstraining auf den Organismus auswirkt, tauchen hie und da neue Sportarten auf. Viele stellen sich als sehr kurzlebig heraus; plötzlich sind sie da, und nach einem Jahr spricht niemand mehr davon. Einigen wenigen hingegen gelingt es, den Status einer Modeerscheinung zu überwinden und sich zu einer anerkannten Aerobic-Sportart zu mausern. Eine davon ist das Aerobic-Tanzen. Die Sportart ist außerordentlich beliebt und hat während der letzten Jahre ein beträchtliches »Stehvermögen« bewiesen. 1984 sollen sich etwa 18 Millionen, zumeist Frauen, diesem Aerobic-Training verschrieben haben.

Ich möchte nicht ausschließen, daß nicht auch mit Aerobic-Gymnastik ein günstiger Trainingseffekt erzielt werden kann. Neueren Untersuchungen zufolge ist jedoch bei dieser Sportart die Verletzungsgefahr relativ groß. In einer Untersuchung des Orthopäden Dr. Douglas Richie aus Seal Beach in Kalifornien zogen sich 78 % der Kursleiterinnen und 43 % der befragten Schülerinnen während des Tanzens eine Verletzung zu. Am meisten gefährdet waren die Schienbeine, gefolgt von den **123**

Füßen, dem Rücken, den Knien, den Sprunggelenken und den Hüft-
gelenken.

Es ist nicht so, daß bereits die Entscheidung, mit dem Aerobic-Tanzen
anzufangen, eine Verletzung unvermeidlich machen würde. Es kommt
nur darauf an, daß man sich nicht in einen x-beliebigen Kurs einschreibt
und daß man sich vor Verletzungen schützt.

Schreiben Sie sich auch nie in einen Kurs ein, bevor Sie sich die
betreffende Einrichtung angesehen, einige Nachforschungen angestellt
und mindestens einmal bei einem Kurs zugesehen haben. Meiden Sie
einseitig auf wirtschaftlichen Erfolg gerichtete Angebote, die in der
Regel mehr daran interessiert sind, ihre Kurse mit zahlenden Teilneh-
merinnen vollzustopfen als einen sicheren und wirkungsvollen Kurs
anzubieten. Seien Sie mißtrauisch, wenn man Sie zu einer Mitgliedschaft
drängt.

Wenn Sie sich die Kursräume ansehen, sollten Sie nach dem Boden
fragen, auf dem Sie tanzen werden. Ideal ist ein durchlüfteter, auf
Federn gelagerter Hartholzboden. Tanzen Sie nie auf einem Boden, der
nicht federt; auf diese Weise entstehen Schienbeinbrüche.

Achten Sie beim Zusehen darauf, ob die einzelnen Schülerinnen genügend Platz haben, um sich zu bewegen, oder ob der Kurs überfüllt ist.
Wenn sich die Tänzerinnen andauernd mit den Ellbogen und Beinen
anstoßen, können Sie davon ausgehen, daß die Verletzungsgefahr größer ist, als sie sein sollte. Fragen Sie, ob die Teilnehmerzahl in den
Kursen beschränkt ist.

Achten Sie auch darauf, ob die Kursräume sauber sind. Wenn der
Boden, auf dem Sie liegen oder knien sollen, schmutzig ist, wird Ihnen
Ihr regelmäßiges Training darauf keinen Spaß machen. Zu einer kom-
pletten Aerobic-Tanzschule gehören außer den Kurssälen Räume für
Krafttraining und Duschräume; sie müssen ordentlich gelüftet und
geheizt sein.

Sehen Sie sich die Kursleiterinnen genau an. Diese müssen eine entsprechende Ausbildung erfahren haben und die jeweiligen Kurse in eine
Aufwärmphase, eine Aerobic-Phase und eine angemessene Abkühlphase unterteilen. Die Kursleiterinnen sollten selbst gut in Form sein,
und auf die individuellen Bedürfnisse ihrer Schülerinnen eingehen
können. Dies können Sie überprüfen, wenn Sie beobachten, wie oft sie
sich die Bewegungen ihrer Schülerinnen ansehen und mit ihnen sprechen. In besseren Tanzschulen können die Schülerinnen auch ihren Puls
messen, besonders während der Abkühlphase.

Wenn die Schule nicht auf Notfälle eingerichtet ist oder die Tanzlehre-
rinnen nicht in der Lage sind, angemessen auf sie zu reagieren, können
124 die Schülerinnen möglicherweise in eine gefährliche Lage geraten. Vor

kurzem kam eine völlig verschreckte Frau, die gerade so eine Situation erlebt hatte, in unsere Klinik.

Als sie sich in einen Aerobic-Tanzkurs einschrieb, war sie beinahe 49 Jahre alt. Während einer ihrer ersten Kursabende stellte sie fest, daß ihr Puls von 135 Schlägen pro Minute auf über 200 Schläge pro Minute hochschnellte. Als sie mit ihrer Kursleiterin darüber sprach, wurde ihr gesagt:»Machen Sie sich darüber keine Sorgen, setzen Sie sich doch ein bißchen hin«. Dies war, wie wir noch sehen werden, kein sehr guter Ratschlag. Aber sie setzte sich hin – und hatte Glück, denn ihr Puls beruhigte sich wieder. Sie entschloß sich daher, weiter an dem Kurs teilzunehmen.

Aber dann passierte dasselbe noch einmal. Als sie ihrem Mann von dem Vorfall erzählte, machte er sich Sorgen. Er drängte sie, unsere Klinik aufzusuchen. Dort machte sie einen Laufbandbelastungstest. Beim Test stellte sich heraus, daß ihr Herz bei einer Pulszahl von 135 Schlägen pro Minute dazu überging, sehr schnell zu schlagen, d. h. in einen Zustand zu geraten, den man ventrikuläre Tachykardie nennt.

An dieser Stelle unterbrachen wir den Belastungstest, und wir merkten, daß das Herz fast unmittelbar danach wieder regelmäßig arbeitete. Trotzdem war uns klar, daß wir das Problem nicht auf sich beruhen lassen konnten. Da die Störungen wiederholt aufgetreten waren und möglicherweise ernsterer Natur waren, nahmen wir sie in stationäre Behandlung auf, um dem Problem auf den Grund zu gehen. Wir brauchten fünf Tage, um die richtige Kombination von Medikamenten zu finden, die in der Lage sein würden, dieses möglicherweise verhängnisvolle Problem unter Kontrolle zu halten. Wenn sie weiter an ihrem Aerobic-Tanzkurs teilgenommen hätte – und wenn sie sogar weiter die »eine Weile hinsetzen«-Methode praktiziert hätte, die man ihr empfohlen hatte, hätte sie einen verhängnisvollen Herzschlag riskiert.

Bei der Wahl Ihrer Tanzschule sollten Sie noch ein paar weitere Punkte beachten. Vielleicht ist es ganz nützlich, wenn Sie versuchen herauszufinden, ob die Schule darauf vorbereitet ist, im Falle eines Herzstillstands eine Wiederbelebung einzuleiten. Ich bin der Meinung, an jeder Schule sollte jemand sein, der entsprechend ausgebildet ist.

Gute Tanzschulen bieten Kurse für Anfängerinnen, für Schülerinnen, die bereits einen Anfängerkurs besucht haben, und für Fortgeschrittene an. Als Jogger würde es Ihnen auch nicht in den Sinn kommen, gleich beim ersten Mal mit einem Tempo von acht Minuten pro Meile zu laufen; auf das Tanzen übertragen heißt das, daß man nicht am ersten Tag in einem Kurs für Fortgeschrittene mittanzen kann.

Sie sollten Ihr Tanzprogramm so konzipieren, daß Sie Ihre Kondition stufenweise steigern, bis Sie in der Lage sind, eine Aerobic-Tanzphase **125** von 20 Minuten durchzuhalten. Wenn Sie den Punkt erreicht haben, an dem Sie dies an drei oder vier Tagen der Woche tun können, können Sie davon ausgehen, genug zu trainieren, um einen Aerobic-Trainingseffekt zu erzielen. Sie werden sogar sehen, daß die Wirkung ganz erstaunlich sein kann.

Nehmen wir zum Beispiel Diane Cadenhead, eine langjährige Langstreckenläuferin. Ich kenne sie, weil sie eine Zeitlang regelmäßig mit meiner Frau Millie zusammen lief. Als sie 40 wurde, begannen ihre Probleme mit dem Rücken chronisch zu werden. Sie mußte schließlich das Joggen aufgeben und als Ersatz ein Geh-Training aufnehmen. Wegen eines Umzugs von Dallas nach Minneapolis, wo wegen der langen Winter das Training im Freien nicht so angenehm war, wechselte sie erneut die Sportart. Diane schrieb sich an einer Aerobic-Tanzschule ein, wo sie sich an einen Trainingsumfang von jeweils einer Stunde an drei bis vier Tagen in der Woche heranarbeitete. Wenn es ihre Zeit erlaubte, nahm sie an zwei Kursen pro Tag von je einer Stunde teil.

Ich hatte Gelegenheit, die Kondition Dianes während der letzten 13 Jahre regelmäßig zu überprüfen. Solange sie lief, war ihre Leistung im Balke-Belastungstest 20 Minuten. Zwei Jahre, nachdem sie mit ihrem Aerobic-Tanz-Programm begonnen hatte, testeten wir sie erneut. Diesmal verbesserte sie ihren absoluten Rekord um vier Minuten. Mit der Leistung von 24 Minuten erreichte sie die Note »ausgezeichnet« für die Klasse der Frauen unter 30 Jahren – dabei war sie bereits 49.

Demnach ist ein Aerobic-Tanz-Programm, wenn es richtig geplant ist, bestens geeignet, die Gesundheit Ihres kardiovaskulären Systems zu steigern. Ich möchte jedoch nicht versäumen, auch bei dieser Sportart zur Vorsicht zu mahnen. Auch hier sind die fünf Punkte, die wir bereits beim Kapitel über Laufen kennengelernt haben, zu beachten.

☐ **Dehnen:** Da beim Tanzen Muskeln und Gelenke erheblichen Belastungen ausgesetzt sind, ist bei dieser Sportart eine Aufwärmphase mit einer ausreichenden Zahl von Dehnungsübungen besonders wichtig.

☐ **Schuhe:** Es gibt besonders fürs Aerobic-Tanzen geeignete Schuhe, die erheblich dazu beitragen können, die Verletzungsgefahr zu verringern. Sie sind biegsamer als Laufschuhe, und eine gepolsterte Innensohle aus haltbarem Schaumstoffmaterial sorgt dafür, daß die Sprünge abgefedert werden. Achten Sie beim Kauf Ihrer Schuhe darauf, daß sie eine feste Fersenkappe haben und daß die Schuhsohle an der Ferse etwas breiter ist; dadurch wird eine höhere Stabilität erreicht. Zur Zeit gibt es keinen Schuh, den man besonders empfehlen könnte; man tut aber gut daran, einen speziell fürs

Aerobic-Tanzen konstruierten Schuh zu kaufen. Davon, gewöhnliche Lauf- oder Joggingschuhe zu verwenden, sollte eher Abstand genommen werden.

☐ **Boden:** Abgefederte Holzböden (Schwingböden) sind wie gesagt am besten geeignet. Wenn es sich nicht vermeiden läßt, daß auf einem harten Boden getanzt wird, sollten Sie versuchen, ihn mit plastikbezogenen Schaumstoffmatten auszulegen.

☐ **Technik:** Tanzen Sie leichtfüßig und versuchen Sie, über den Boden zu gleiten. Vermeiden Sie schnelle Sprünge.

☐ **Überbeanspruchung:** Wenn Sie insgesamt drei bis vier Stunden in der Woche tanzen (z. B. in Trainingseinheiten von je 45 Minuten), bewegen Sie sich im sicheren Bereich. Sollten Sie dazu übergehen, mehr als fünf Stunden in der Woche zu tanzen, laufen Sie eher Gefahr, sich eine der genannten Verletzungen zuzuziehen.

Noch ein Wort zu dem gelegentlich in Aerobic-Programmen erwähnten Begriff »Muskelbrennen«. Ich rate entschieden davon ab zu versuchen, diesen Zustand zu erreichen. Wenn Sie ein brennendes Gefühl in Brust oder Rumpf haben, könnte dies sehr wohl bedeuten, daß Sie Probleme mit dem Herzen oder den Koronararterien haben, und das ist es doch gerade, was Sie vermeiden wollen. Wenn sich Skelettmuskeln so anfühlen, als ob sie brennen würden, ist das wahrscheinlich ein Hinweis darauf, daß Sie sich überanstrengt haben und Gefahr laufen, sich eine Verletzung zuzuziehen.

Wenn ich wollte, könnte ich die Diskussion über Vor- und Nachteile der verschiedenen Aerobic-Sportarten und die Liste der Ratschläge noch unendlich ausdehnen. Ich bin jedoch der Ansicht, diese Informationen müßten genügen, um Sie in die Lage zu versetzen zu erkennen, welche grundsätzlichen Prinzipien Sie in den einzelnen Sportarten beachten müssen, um Gefahren und gesundheitliche Schäden zu vermeiden. Wichtigstes Kriterium bei der Auswahl eines Übungsprogramms ist die Frage, ob Sie dabei Ihre »angestrebte« Pulszahl erreichen. Gleichzeitig ist zu beachten, daß Gefahren für Muskeln, Knochen und Gelenke und für Ihr Herz weitgehend ausgeschaltet werden.

Um ganz sicherzugehen, daß Sie Ihr Herz so weit irgend möglich vor Überbeanspruchung schützen, sollten Sie es jedoch nicht dabei bewenden lassen. Sie können noch so vorsichtig sein bei der Wahl Ihrer Übungen; in einem »Do it yourself«-Trainingsprogramm können Gefahren nie ganz ausgeschlossen werden. Ich rate Ihnen, den genauen Zustand Ihres Herzens in einem einwandfrei durchgeführten Laufbandbelastungstest bestimmen zu lassen, denn diese Methode ist in meinen Augen ein Garant für Gesundheit und Bewegungstraining ohne Angst. **127**

7 Der Belastungstest: Der Schlüssel zu Gesundheit und einem langen Leben

Wenn ich Ihnen nun sagen würde, daß Sie jederzeit hingehen und einen Test machen lassen könnten, der allein und mit großer Treffsicherheit

☐ feststellen könnte, ob Sie zur Zeit an einer Erkrankung der Koronararterien leiden;

☐ angeben könnte, mit welcher Wahrscheinlichkeit sich bei Ihnen in Zukunft eine Erkrankung der Koronararterien entwickeln wird;

☐ den Grad Ihrer derzeitigen kardiovaskulären Reserve angeben könnte; und

☐ Ihrem Arzt dabei helfen könnte, ein ungefährliches und wirkungsvolles Trainingsprogramm vorzuschlagen,

dann denken Sie wahrscheinlich: »Welch seltsame Behauptungen, einen solchen Test gibt es doch gar nicht. Und wenn es ihn gäbe, wäre er bestimmt sündhaft teuer«.

Glücklicherweise kann ich Ihnen versichern, daß jede dieser Behauptungen zutrifft und daß der Test nicht besonders teuer ist. Ich wende ihn im Aerobic-Center in Dallas bereits seit Jahren an. Und auf der ganzen Welt gibt es praktische Ärzte, die auf dieses diagnostische Mittel nicht mehr verzichten möchten.

Ich spreche von dem sogenannten Laufbandbelastungstest, dessen Methodik in den letzten Jahren so verfeinert wurde, daß er Ihnen in vielen Fällen sagen kann, was Sie über den Zustand Ihres Herzens und kardiovaskulären Systems wissen möchten.

Da wir dieses Thema in den vorangehenden Kapiteln lediglich gestreift haben, werden Sie vermutlich nicht genau wissen, was ich mit Belastungstest meine. Sein Prinzip besteht darin, daß das Verhalten des Herzens bestimmt wird, während es, etwa während einer körperlichen Beanspruchung, schwer arbeitet.

Damit man die Patienten untereinander vergleichen kann, wurden körperliche Beanspruchung und Testmethode sorgfältig standardisiert. Während des Tests werden Blutdruck, Puls und Sauerstoffverbrauch

gemessen. Und, was das wichtigste ist, die Aktionsströme des Herzens werden gemessen und im Elektrokardiogramm aufgezeichnet. Da es sich bei diesem Belastungstest um ein standardisiertes Verfahren handelt, können die Reaktionen Ihres Körpers mit der Leistung anderer verglichen werden. Dadurch kann man sagen, ob sie »normal« sind oder nicht.

Die Art der körperlichen Beanspruchung, der Sie während des Tests ausgesetzt werden, kann sich von Klinik zu Klinik unterscheiden. In manchen Fällen wird mit dem feststehenden Fahrrad gearbeitet, in anderen verwendet man Laufbänder. Dann gibt es Kliniken, die auf jegliches Gerät verzichten. Hier werden die Patienten vom Arzt aufgefordert, einige Stufen hoch- und runterzugehen oder auf der Stelle zu laufen.

Welches Verfahren auch angewendet wird, es kommt immer darauf an, daß der Patient seine »maximale Pulszahl« erreicht, so daß das Herz nahe der Leistungsgrenze arbeitet. Wie wir bereits in den vorangegangenen Kapiteln gesehen haben, errechnet sich Ihre voraussichtliche maximale Pulszahl PMHR (für engl. »predicted maximum heart rate«) nach folgender Formel: Bei Männern beträgt sie 205 minus das halbe Lebensalter. Bei Frauen ist sie 220 minus das Alter. Demnach beträgt die PMHR eines 40jährigen Mannes 185 Schläge pro Minute. Eine 40jährige Frau hat eine PMHR von 180. In unserem Testlabor werden die in der Tabelle im Anhang aufgeführten, einem bestimmten Alter und der Fitness entsprechenden voraussichtlichen maximalen Pulszahlen verwendet.

Wenn unter diesen extremen Bedingungen getestet wird, entsteht ein besseres Bild vom Zustand Ihres Herzens. Herzstörungen, die im Ruhezustand oder während geringerer körperlicher Beanspruchung im Test nicht in Erscheinung treten würden, werden eher entdeckt. Tatsächlich werden 39 % der Herzstörungen bei submaximaler oder 85 %iger Belastung nicht erkannt, die bei maximaler Belastung erkannt werden können.

Für mich gibt es fünf wichtige Gründe dafür, daß ein Belastungstest für Sie von Nutzen sein kann.

Grund Nr. 1
Er kann Sie zum Bewegungstraining motivieren

Ein periodisch durchgeführter Belastungstest kann Sie wunderbar motivieren. Wenn Sie einmal wissen, wie Sie im Vergleich zu den Tausenden, die den Test vor Ihnen gemacht haben, dastehen, können Sie an die Planung Ihres Konditionstrainings viel realistischer herangehen. Außer- **129** dem werden Sie sich besser gegen Herzkrankheiten und plötzlichen Tod zu schützen wissen.

Durch den Vergleich der Resultate zweier Tests können Sie feststellen, um wieviel Ihre Fitness zugenommen hat. Da sich der Fortschritt in konkreten Zahlen ausdrückt, können Sie anhand der Belastungstests herausfinden, ob Ihr persönliches Übungsprogramm ausreicht oder nicht. Der Test wurde so verfeinert, daß damit Änderungen in Ihrer Fitness gemessen werden können, die Sie Ihrem eigenen Eindruck nach nicht bemerken.

Wenn nötig, können Sie Ihr Übungsprogramm entsprechend der Resultate Ihres Belastungstests ändern, um einen größeren Effekt zu erzielen.

Ein Mann, der regelmäßig unser Aerobic-Center besucht, erreichte bei einem Lauftraining von viermal wöchentlich je zwei ziemlich schnellen Meilen genau die Grenze zur obersten Stufe seiner Altersgruppe. Aber damit war er nicht zufrieden. Seine kardiovaskuläre Fitness war hervorragend, trotzdem fühlte er sich abends gelegentlich etwas matt.

Ich empfahl ihm daher, sein Programm zu ändern. Wir kamen überein, daß er in Zukunft sein tägliches Laufpensum auf 2,5 Meilen erhöhen, dafür etwas langsamer laufen sollte. Ich stellte ihm für den Fall, daß er meinen Rat befolgen würde, beim nächsten Test ein besseres Resultat in Aussicht.

Offensichtlich reichte das aus, um ihn für ein ganzes Jahr zu dieser Änderung im Trainingsprogramm zu motivieren. Als er im folgenden Jahr zum Laufbandbelastungstest kam, konnte er seine Zeit, mit der er schon in der allerhöchsten Kategorie lag, um 1½ Minuten steigern! Außerdem fühlte er sich besser und hatte das Gefühl, über mehr Energie zu verfügen.

Ganz besonders kann Sie eine Folge von Belastungstests motivieren, wenn sie nach den neuesten Methoden und mit modernsten technischen Mitteln durchgeführt werden. Dann wird Ihnen nämlich schwarz auf weiß vor Augen geführt, ob Ihnen Ihr Übungsprogramm gut tut oder nicht; und auch die Entscheidung, ob Sie nicht besser eine andere Sportart für Ihr Trainingsprogramm wählen sollten, wird Ihnen erleichtert.

Grund Nr. 2
Er klärt Ihren Arzt über Ihren Fitnessgrad auf

Anhand des Tests kann der Arzt ziemlich genau feststellen, welchen Trainingsumfang Sie vertragen können. Wenn Sie zum Beispiel für Ihre Leistung auf dem Laufband die Note »ungenügend« erhalten, wird Ihnen kein gewissenhafter Arzt raten, gleich zu Anfang Ihres Übungsprogramms 20 bis 30 Minuten zu laufen. In diesem Fall wird er eher vorschlagen, die Trainingsstrecke zu gehen oder Gehen mit leichtem Joggen zu kombinieren.

Es kommt auch vor, daß der Arzt einen Patienten beraten muß, dessen Kondition wegen eines relativ frischen Herzinfarkts geschwächt ist. Würde dieser Patient sich zu sehr beanspruchen, könnte er sich leicht in Gefahr bringen. Anhand des Laufbandbelastungstests kann der Arzt genau feststellen, was mit dem Herzen passiert, wenn der Puls während einer Übung steigt, und kann den Patienten entsprechend beraten.

Grund Nr. 3
Er liefert Vergleichswerte für spätere Tests

Eigentlich sollte jeder über ein Ruhe- oder Belastungs-EKG verfügen, mit dem auffällige spätere Elektrokardiogramme verglichen werden können. Alle Patienten, die unsere Cooper Clinic aufsuchen, erhalten neuerdings einen Notfallausweis in der Größe einer Scheckkarte, den sie immer bei sich tragen können. Auf der Vorderseite stehen Daten für den Notfall, auf der Rückseite ist eine Kopie ihres Ruhe-EKGs. Mehr als einmal hat mir ein Arzt berichtet, daß ihm diese Karte bei seiner Diagnose sehr geholfen hat.

Das Belastungs-EKG, das unsere Patienten leider nicht bei sich tragen, liegt bei unseren Unterlagen und kann bei einem späteren Test zum Vergleich herangezogen werden. Hat z.B. ein Patient ein auffälliges EKG, nachdem es jahrelang normal gewesen war, können wir sagen, daß sehr wahrscheinlich mit dem Herzen etwas Abnormales passiert ist. In diesen Fällen steigt unsere Treffsicherheit beim Entdecken verengter Koronararterien erheblich.

Grund Nr. 4
Er hilft, Herzkrankheiten zu diagnostizieren

Dies ist wahrscheinlich die hauptsächliche Anwendung des Belastungstests. Damit soll nicht gesagt sein, daß er allgemein anerkannt wäre. Den weitaus größten Teil der in den letzten Jahren dazu erschienenen Arbeiten zufolge kann der Test jedoch, vorausgesetzt er wird sachgerecht durchgeführt und interpretiert, dem Arzt wertvolle Informationen verschaffen, wenn er das allgemeine koronare Risiko eines Patienten abschätzen soll.

Auf welche Weise trägt der Test dazu bei, daß eine Krankheit entdeckt wird? Wie ich schon sagte, wird im Test die Reaktion Ihres Körpers auf **131**

Beanspruchung gemessen. So ist schon die Zeit, die Sie auf dem Laufband schaffen, ein ganz guter Indikator für Ihre Gesundheit. Wieviel mehr müssen da komplizierte Geräte zur Überwachung der Herztätigkeit aussagen können.

Dr. R. M. Mills jr. und Dr. J. M. Greenberg von der Universität Massachusetts haben kürzlich eine Arbeit veröffentlicht, derzufolge Patienten, die im Test eine gute Leistung erzielen, weit mehr Aussichten haben, auf die Dauer von einem Herzinfarkt oder plötzlichen Tod verschont zu bleiben. Patienten, bei denen eine Erkrankung der Koronararterien festgestellt worden war, konnten in der Gruppe mit niedrigem Herzrisiko eingeordnet werden, wenn sie auf dem Laufband einen Puls von 160 Schlägen pro Minute erreichen konnten. Ein hohes Risiko des Herzinfarkts oder plötzlichen Todes müsse jedoch angenommen werden, wenn ein Patient:

☐ im Test nicht über einen Puls von 120 Schlägen pro Minute kam;

☐ auf dem Laufband Schmerzen in der Brust empfand;

☐ während der Belastung einen Blutdruckabfall zeigte.

Anderen Arbeiten zufolge traten bei Patienten, die in einem Laufbandbelastungstest nicht in der Lage waren, 6 Minuten lang zu laufen, in den auf den betreffenden Test folgenden Jahren häufiger koronare Ereignisse ein. Dasselbe trifft für die Patienten zu, die während der maximalen Belastung Schmerzen empfanden. In einer anderen Arbeit wird berichtet, daß von Patienten, deren Elektrokardiogramm auffällig war oder die auf dem Laufbandbelastungstest sehr früh aufgeben mußten, vier Jahre später nur noch 63 % am Leben waren.

Grund Nr. 5
Bei Herzinfarktpatienten ist er ein Indikator für die Überlebenschancen bzw. für künftige Herzprobleme

In den letzten Jahren gingen die Krankenhausärzte immer mehr dazu über, ihre Infarktpatienten vor der Entlassung einem unterhalb der Leistungsgrenze durchgeführten Belastungstest zu unterziehen. Wenn das während dieses Tests ermittelte EKG normal ist, werden sehr wahrscheinlich innerhalb des nächsten Jahres keine schwerwiegenden Probleme auftauchen. Ein auffälliges EKG zu diesem Zeitpunkt macht dagegen die Prognose ungünstig und ist ein Hinweis darauf, daß entscheidende Schritte, zumeist eine Bypass-Operation, unternommen werden müssen.

Demnach kann *allein* die Leistung im Belastungstest einen wichtigen Hinweis auf die weiteren Aussichten eines Patienten geben.

Um mich nicht dem Vorwurf auszusetzen, die Wichtigkeit anderer Bestimmungen herunterzuspielen, möchte ich nun ausführlich auf das zentrale diagnostische Mittel des Belastungstests, das Elektrokardiogramm, zu sprechen kommen.

Für ein aussagekräftiges Elektrokardiogramm sind mehrere als Elektroden bezeichnete Scheiben an verschiedenen Stellen der Brust und manchmal auch des Rückens zu befestigen. Über diese Elektroden werden die elektrischen Impulse, die bei der Kontraktion des Herzens entstehen, abgeleitet. (Siehe Abbildungen in Kapitel 8, Seite 155.)

Anhand der Ausschläge gewisser Impulse auf dem Elektrokardiogramm kann man feststellen, ob die Blutzufuhr in einem Teil des Herzens gehemmt oder blockiert ist. Unter Umständen wird Ihnen Ihr Arzt anhand solcher Resultate dazu raten, Ihre Ernährungsweise oder Ihr Übungsprogramm zu ändern. Oder er wird Sie sogar bitten, zu einem Arteriogramm zu kommen, damit abgeklärt werden kann, welche Arterien bis zu welchem Grad verengt sind.

Um das Elektrokardiogramm aufzunehmen, muß der Arzt die Elektroden an Ihrem Körper über Kabel mit dem Elektrokardiographen verbinden. Der Elektrokardiograph ist ein Gerät, das die elektrischen Impulse, die Ihr Herz abgibt, als Linien auf einem Schreiber abbildet. Werden mehrere Elektroden angelegt, so können die Aktionsströme des Herzens gleichsam aus verschiedenen Richtungen oder »Ableitungen« aufgenommen werden. Dabei gilt: Je mehr Ableitungen aufgenommen werden, um so aussagekräftiger ist das EKG. Die meisten Rhythmusstörungen und anderen Herzfunktionsstörungen bilden sich auf dem Elektrokardiogramm ab. Während der Aufnahme werden die Aktionstörme des Herzens automatisch durch einen Schreiber auf ein gleichmäßig vorbeilaufendes Millimeterpapier aufgezeichnet. Jeder Herzschlag wird als eine Linie oder »Kurve« mit einer Folge von Schwankungen abgebildet. So beginnt jeder Herzschlag mit einer großen, plötzlich ansteigenden Schwankung, der weitere kleinere Schwankungen folgen.

Wie Sie der Abbildung 9 entnehmen können, wird jede Zacke der Kurve mit einem Buchstaben bezeichnet. Ein kompletter Herzschlag beginnt mit einer ersten Zacke – die mit dem Buchstaben »P« bezeichnet wird. Im weiteren Verlauf der Herzkontraktion werden die Zacken der Linie der Reihe nach mit den Buchstaben Q, R, S und T bezeichnet. Bei T treten für einen Moment keine Aktionsströme auf – was sich auf dem Elektrokardiogramm als waagerechte Linie abbildet –, danach beginnt mit einem neuen P ein neuer Kontraktionszyklus.

Anders als für den Arzt, der selbstverständlich den gesamten Kontraktionszyklus in Betracht ziehen wird, reicht es für unser Problem aus, **133**

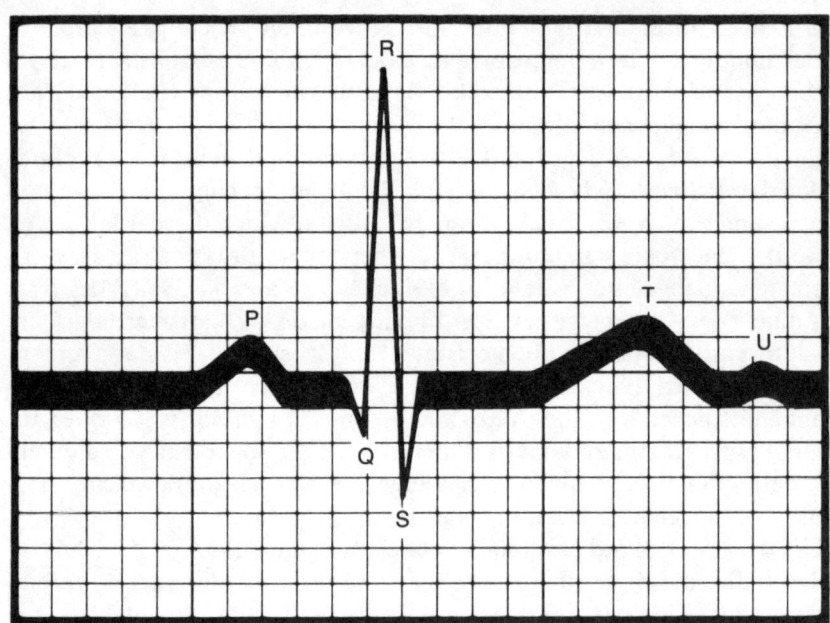

Abb. 9: Normales EKG-Bild

wenn wir uns vor allem mit der letzten Linie des Elektrokardiogramms vor dem Ende des Zyklus, dem dann die auf der waagerechten Linie abgebildete Pause folgt, beschäftigen. Diese Linie, die zwischen den Punken S und T verläuft, wird als wichtigster Indikator für Herzkrankheiten angesehen. In der medizinischen Fachsprache wird die Linie »S-T-Strecke« genannt – ein Begriff, der oft in populärwissenschaftlichen Artikeln auftaucht. Abbildung 10 zeigt das S-T-Segment.
Bei normaler Herztätigkeit zeigt die S-T-Strecke einen »normalen«, steilen Anstieg. Unter gewissen Umständen steigt das S-T-Segment in einem kleineren Winkel. Es kommt auch vor, daß die S-T-Strecke während der letzten Phase der Kontraktion gar nicht ansteigt: Sie fällt leicht ab oder bildet ein »Plateau«, das heißt, verläuft horizontal (siehe Abbildung 11). Solche ungewöhnlichen Verläufe der S-T-Strecke sind für sich genommen noch kein Signal für eine größere Gefahr. Sie sollten jedoch zum Anlaß genommen werden, den Zustand des Herzens und der Koronararterien anhand weiterer Untersuchungen zu prüfen.
Beim Menschen sind Verlauf und Form der normalen S-T-Strecke typisch. Mit anderen Worten, wer ein gesundes Herz und gut funktionierende Koronararterien hat, kann erwarten, daß seine S-T-Strecke steil nach oben schießt, bevor die nächste Herzkontraktion beginnt. Ande-

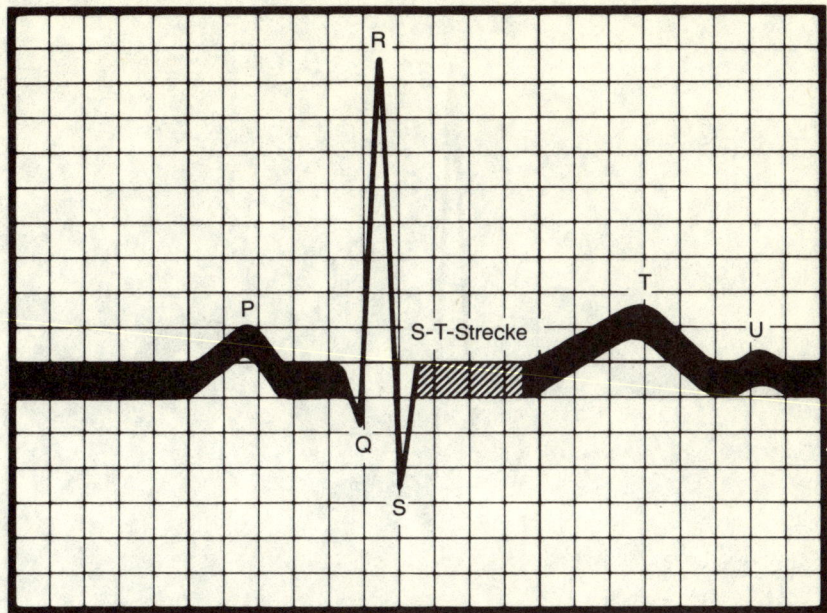

Abb. 10: Normales EKG-Bild mit S-T-Strecke

rerseits ist eine S-T-Strecke mit einem abweichenden Verlauf manchmal ein Hinweis auf eine Störung der Blutzufuhr. Herz und Koronararterien geben ein elektrisches »SOS«-Signal ab, das sich auf dem Elektrokardiogramm abbildet. Nicht selten wird ein abnormaler Verlauf des EKGs auf dem Hintergrund etwa der Pulszahl, des Blutdrucks und der auf dem Laufband erzielten Zeit ein treffsicherer Indikator für eine Erkrankung der Herzkranzgefäße.

Wenn die Resultate Ihres Laufbandbelastungstests vorliegen, werden Ihre Leistung und Ihre anderen Werte mit denen früherer Untersuchungen und mit denen anderer Patienten, die mit derselben Methode getestet wurden, verglichen. Indem der Arzt Ihre Werte mit der Krankengeschichte anderer Patienten vergleicht, kann er in etwa feststellen, wie es um Ihre relative Gesundheit und Fitness und um die Wahrscheinlichkeit, daß sich bei Ihnen eine Herzkrankheit entwickelt, steht.

Obwohl ich mir völlig bewußt bin, daß ich mich hier auf eine kurze Einführung in die Kardiologie beschränken muß, möchte ich doch unzulässige Vereinfachungen vermeiden. Es trifft nämlich nicht zu, daß jede kleine Abweichung im Verlauf der S-T-Strecke auf einem Elektrokardiogramm ein Zeichen dafür ist, daß eine unmittelbare Gefahr besteht.

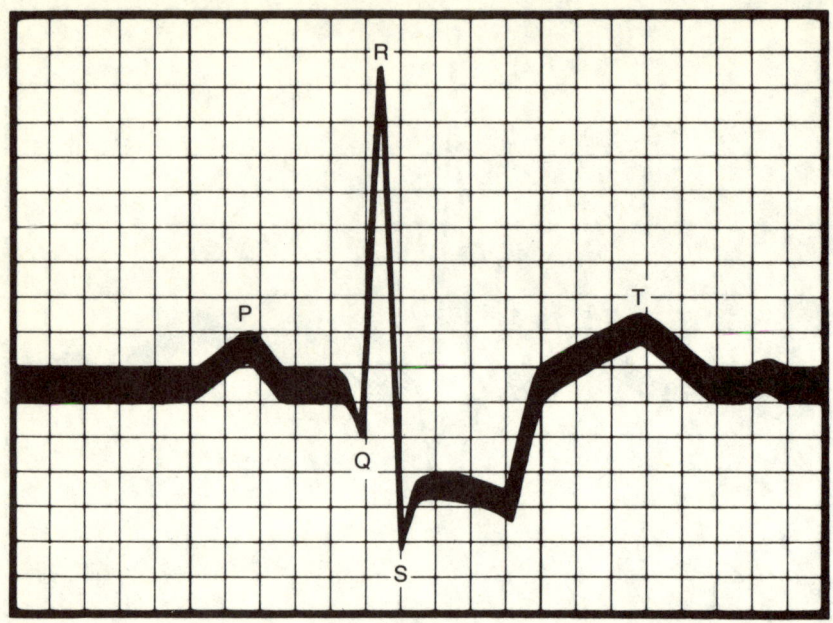

Abb. 11: EKG-Bild mit S-T-Streckensenkung

Da gibt es Fälle, in denen die S-T-Strecke weniger als einen Millimeter von dem Kurs abweicht, den sie normalerweise auf dem Schreiber haben sollte. Da das Elektrokardiogramm auf einem Millimeterpapier aufgezeichnet wird, müssen Sie kein Arzt sein, um diese Abweichung zu sehen. Obwohl man auch eine solch geringe Abweichung im Auge zu behalten hat, sollten Sie sich darüber nicht zu große Sorgen machen. Das heißt, eine Abweichung um einen Millimeter ist nicht unbedingt signifikant. Ein solches Resultat wird oft als »fraglich« bezeichnet.

Dagegen wird eine S-T-Strecke, die mehr als einen Millimeter abweicht, gewöhnlich als auffällig bezeichnet. Abweichungen von zwei Millimetern oder mehr sind noch signifikanter.

Womit müssen Sie rechnen, wenn in Ihrem EKG eine solche Abweichung festgestellt wird? Was sagt sie aus über den Zustand Ihres Herzens? Arbeiten zufolge, die zum Teil bis auf das Jahr 1962 zurückgehen, bedeuten gewisse Arten von Abweichungen der S-T-Strecke, daß für den betreffenden Patienten das Risiko, an den Folgen einer Erkrankung der Herzkranzgefäße zu sterben, erhöht ist. In einer italienischen Arbeit wird berichtet, daß Patienten, deren S-T-Strecke während der Belastung einen oder mehr Millimeter abwich, in den auf den **136** Test folgenden Jahren 5,5mal häufiger einen Herzinfarkt hatten.

In jüngster Zeit sind wieder einige kritische Stimmen gegen die Anwendung des Belastungstests laut geworden, da er angeblich in seinen Aussagen über aktuelle oder zukünftige Herzkrankheiten nicht treffsicher genug sei. Wie verläßlich sind denn nun dieses Tests wirklich?

Die Kritik bezog sich im allgemeinen auf jene Tests, deren Methodik mangelhaft ist. Keine Frage, bei einem Test, bei dem man nur drei Elektroden an der Brust ansetzt, werden sich viele Vorgänge, die während der Belastung im Herzen ablaufen, auf dem EKG nicht abbilden. Und wenn ein Verfahren angewandt wird, bei dem die Testperson während der Belastung nicht die maximale Pulszahl erreicht, können Störungen der Herzfunktion und Veränderungen der Koronararterien leicht unentdeckt bleiben.

Um ganz sicherzugehen, werden im Aerobic-Center 14 Elektroden verwendet, ein Verfahren, bei dem 15 »Ableitungen« registriert werden. Sämtliche Testpersonen werden mit ihrer maximalen Pulszahl getestet. Dank dieser und weiterer Sicherheitsmaßnahmen, auf die wir im nächsten Kapitel noch zu sprechen kommen, konnten wir Fehlanzeigen und Ungenauigkeiten des Belastungstests weitgehend ausschalten.

Kurz gesagt, während der 24 Jahre, in denen ich Erfahrungen mit dem Laufbandbelastungstest sammelte, konnte ich mich davon überzeugen, daß nach einem einwandfreien Verfahren durchgeführte Belastungstests bemerkenswert genau sein können. Viele meiner Kollegen, die ausgeklügelte Testmethoden anwenden, kamen zu demselben Schluß.

Dr. Peter Stone von der Harvard Medical School (Medizinische Fakultät der Universität in Harvard) berichtete in einer seiner neueren Arbeiten, daß von einer Reihe von Patienten, deren S-T-Strecke mehr als 2,5 Millimeter abwich, kein **einziger** gesunde Herzgefäße hatte. 90 % der Patienten mit einer so erheblichen S-T-Abweichung hatten Veränderungen an mehreren Herzkranzgefäßen.

Als Anzeichen einer Erkrankung müssen vor allem auch S-T-Strecken gelten, die *nach* der Belastung ihren abweichenden Verlauf beibehalten. Bei den von Dr. Stone untersuchten Fällen hatten über 40 % der Patienten, deren EKG innerhalb einer Minute zu einem normalen Verlauf zurückkehrte, normale Arterien bzw. nur ein verändertes Gefäß. Von den Patienten, deren S-T-Strecke auch 9 Minuten oder mehr nach der Belastung noch auffällig war, waren mehrere Gefäße verändert.

Daraus ergibt sich eindeutig die Aussagekraft des Belastungstests: Ein Arzt, der den Test nach einer einwandfreien Methode durchführt und dadurch rechtzeitig Unregelmäßigkeiten entdeckt und deren zugrunde liegende Krankheiten diagnostiziert, wird Maßnahmen vorschlagen können, die unter Umständen Leben retten.

Nicht daß ich hier dafür plädieren möchte, sich ganz auf dieses diagnostische Mittel zu verlassen. Auch das nahe der Leistungsgrenze aufgenommene EKG hat seine Tücken. Wenn eine signifkante Abweichung vorliegt, heißt das noch nicht, daß bei Ihnen mit Sicherheit eine Herzerkrankung vorliegt. Zunächst wird der Arzt andere Risikofaktoren in Betracht ziehen, um dann zu entscheiden, ob er weitere Tests anordnet. Wenn nach dem EKG eine hohe Wahrscheinlichkeit besteht, daß eine Herzkrankheit vorliegt, muß der Arzt genau abwägen, ob er zu »aussagekräftigeren« diagnostischen Mitteln greift. Um diese Frage zu entscheiden, wird sich der Arzt zunächst die Resultate Ihres Belastungstests noch einmal vornehmen. Er weiß, daß es nicht nur auf den Grad der Abweichung der S-T-Strecke ankommt. Bei der Beurteilung ist auch darauf zu achten, in welcher Phase des Belastungstests die Abweichung auftritt.

Eine S-T-Abweichung ist beispielsweise ernster zu nehmen, wenn sie auftritt, während sich der Patient im Ruhezustand befindet oder in einer Testphase, in der noch nicht die maximale Pulszahl erreicht wurde. In diesem Fall ist die Wahrscheinlichkeit größer, daß eine Herzkrankheit vorliegt. Treten während einer dieser Phasen Abweichungen auf, kommt der Patient meist für solche »aussagekräftigere« Untersuchungsmethoden in Frage. Welche Tests sind hier gemeint? Wenn es sie gibt, warum werden sie nicht bei allen zuerst eingesetzt?

Leider bringen diese aussagekräftigeren Testverfahren größere Risiken für den Patienten mit sich. Das Angiogramm der Koronararterien ist so ein Verfahren, das zur Anwendung kommt, wenn der Arzt ernsthaft vermutet, daß Sie eine Herzkrankheit haben. Beim Angiogramm wird ein dünner Schlauch (Katheter) in eine Arterie in der Leistengegend eingeführt und durch das Gefäßsystem bis ins Herz geschoben (siehe Abbildung 12). Während der Untersuchung werden die Arterien mit einer Substanz gefüllt, die im Röntgenbild abgebildet wird, so daß der Arzt genau sehen kann, ob Gefäße arteriosklerotisch verändert sind.

Dieser Test ist jedoch nicht ungefährlich. Bei etwas weniger als einem Prozent der nach dieser Methode Untersuchten treten Nebenwirkungen auf. Schwerere Komplikationen und Todesfälle unterlaufen erfahrenen Diagnostikern in weniger als einem Promille der Fälle. Trotzdem sollte dieser Test nur durchgeführt werden, wenn tatsächlich ein begründeter Verdacht auf eine Erkrankung besteht.

Das ist der Grund dafür, daß zumeist zuerst der ungefährlichere Test gemacht wird. Erst wenn dieser darauf hindeutet, daß ein ernsteres Problem besteht, wird der Arzt ein Angiogramm der Koronararterien empfehlen, anhand dessen die endgültige Diagnose gestellt werden **138** kann.

Abb. 12: Herzkatheterisierung

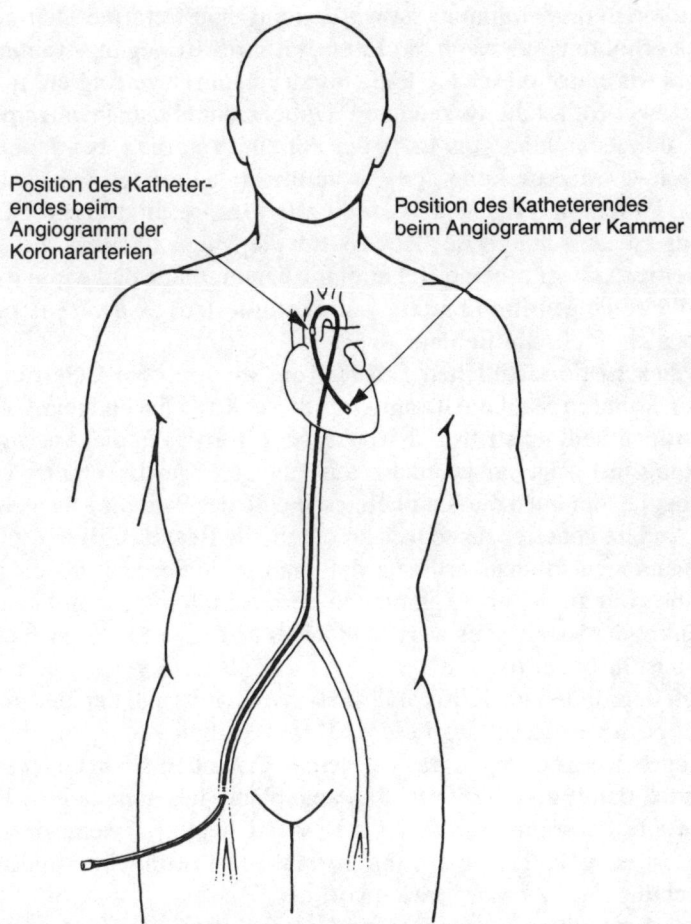

Position des Katheter-
endes beim
Angiogramm der
Koronararterien

Position des Katheterendes
beim Angiogramm der Kammer

In die Cooper Clinic kommen viele Patienten, deren Belastungstest sehr auffällig ist, obwohl sie zumeist symptomfrei sind. Von den seit 1973 untersuchten Fällen dieser Art haben wir 100 Fälle untersucht, in denen ein Angiogramm angeordnet worden war. Anhand des Angiogramms wurde bei 78 Patienten eine schwere Erkrankung festgestellt. An 47 Patienten aus dieser Gruppe wurde eine Bypass-Operation vorgenommen, und bei drei Patienten wurde eine »Balloon Angioplasty« (eine Behandlungsmethode, bei der ein in die Koronararterien einge- **139** führter Ballon aufgeblasen wird, um den Durchmesser der Arterie durch Zusammenpressen der Cholesterinablagerungen zu vergrößern) vorgenommen. Bei den restlichen Patienten wurde eine »konservative« Behandlung vorgenommen; sie wurden auf eine fettarme Diät gesetzt und sie erhöhten außerdem die Intensität ihres Bewegungstrainings. Obwohl wir einige dieser 100 Fälle bis zu elf Jahren verfolgten, mußten wir nur zwei Todesfälle verzeichnen. Dabei rechnet man im allgemeinen damit, daß jedes Jahr 5 bis 10 % der Patienten sterben, bei denen eine solch schwere Erkrankung der Koronararterien vorliegt, wie sie bei 78 der 100 Patienten festgestellt worden war. Das Resultat unserer Untersuchung ist ein schlagender Beweis für die Möglichkeiten, die in der rechtzeitigen Diagnose und Behandlung liegen. Ohne daß wir in irgendeiner Weise eingegriffen hätten, wären mindestens 20 der 78 Patienten bereits nicht mehr am Leben.

Trotz dieser offensichtlichen Erfolge, die wir mit dem Belastungstest erzielen konnten, ist die Aussagekraft dieses Tests bei einigen Kollegen immer noch heiß umstritten. Manche Ärzte vertreten die Ansicht, der Belastungstest sage nicht mehr aus als eine gewissenhafte Untersuchung, bei der auch die Krankengeschichte des Patienten ausgewertet wird. Andere gehen sogar so weit zu sagen, die Resultate der Tests seien im allgemeinen so unzuverlässig, daß man sie außer acht lassen sollte. Ich habe zwar zu diesen Argumenten bereits Stellung genommen, aber ich denke, die Sache ist es wert, daß ich es an dieser Stelle noch einmal etwas ausführlicher tue.

Sehr oft begründen die Kritiker ihre Skepsis damit, daß der Test zu viele »falsch-positive« Resultate liefere. Damit wollen sie sagen, der Test zeige auch Herzstörungen an, wo keine vorhanden sind. Gelegentlich wird auch damit argumentiert, daß angeblich »falsch-negative« Resultate geliefert werden. Ein solches Resultat liegt vor, wenn der Belastungstest eines Patienten absolut normal ist, obwohl eine signifikante Erkrankung der Koronararterien vorliegt.

Die falsch-positiven Ergebnisse sind diesen Ärzten zufolge vor allem deshalb problematisch, weil sie Patienten unnötig in Angst versetzen und zu viele Folgeuntersuchungen nach sich ziehen. Letzterer Punkt erscheint mir jedoch nicht so schwerwiegend, bedeutet doch das Angiogramm der Koronararterien nur ein geringes Risiko für den Patienten. Als die Methode der Angiographie der Koronararterien noch nicht zur Verfügung stand, waren die meisten Kliniken und Krankenhäuser auf radiologische Untersuchung wie den Thallium- oder MUGA-Scan angewiesen. Selbstverständlich haben auch diese Untersuchungsmethoden ihre Fehlerquote. Bei den beiden genannten Methoden ist sie nur wenig geringer als beim Laufbandbelastungstest. Die Kosten dieser Untersuchungen sind wesentlich höher als beim Belastungstest. Der zuverlässigste Test ist zur Zeit das Angiogramm, wobei selbstverständlich auch bei diesem Test keine hundertprozentige Treffsicherheit erreicht wird. Weitere recht vielversprechende Untersuchungsverfahren befinden sich noch in der Entwicklungsphase, das heißt, sie stehen dem praktischen Arzt noch nicht zur Verfügung.

Wenn es genügend Hinweise dafür gibt, daß eine Herzkrankheit vorliegt, kann jeder Tag, um den sich der Behandlungsbeginn verzögert, gefährlich sein, hier sollte man meiner Meinung nach nicht zögern, zu einem Angiogramm der Koronararterien zu raten, um gegebenenfalls den Patienten rechtzeitig behandeln zu können.

Doch nun zurück zu der Frage: Ist ein nach einer einwandfreien Methode durchgeführter Belastungstest ein so sicheres diagnostisches Mittel, daß der Arzt seine Behandlung auf ihn aufbauen kann? Die vielen wissenschaftlichen Beweise, die dies inzwischen belegen können, im Rücken, kann ich laut ausrufen: »Ja!«, um gleich dazu überzugehen, Ihnen Schritt für Schritt aufzuzeigen, wie ich zu dieser begeisterten Schlußfolgerung komme.

Zunächst ist der Umstand zu berücksichtigen, daß sehr wenige Belastungstests so ausfallen, daß der Arzt eine Entscheidung über eventuelle Folgeuntersuchungen fällen muß. Von 43000 an der Cooper Clinic untersuchten Männern hatten nur 7,4 % ein deutlich auffälliges Belastungs-EKG und 6,5 % ein fragliches. Das bedeutet, daß etwa 86 % normal waren. Von 8400 untersuchten Frauen waren nur 3,8 % auffällig und 8,1 % fraglich. Auch hier waren 88 % normal.

Nehmen wir also an, wir hätten eine kleine Gruppe von Fällen mit einem positiven Belastungstest zu untersuchen. Da stellt sich zunächst die Frage, »sind darunter falsch-positive Ergebnisse?« Damit ist gemeint, ob Testergebnisse darunter sind, die eine verdeckte Herzkrankheit signalisieren, obwohl keine vorliegt.

Die Kritiker des Belastungstests argumentieren vor allem damit, daß sich nur etwa 60 % der positiven Ergebnisse im Nachhinein als richtig herausstellten, das heißt, daß tatsächlich eine Erkrankung der Koronararterien festgestellt wurde.

Dazu ist zu sagen, daß bei Laufbandbelastungstest-Verfahren mit härteren Kriterien über 80 % Treffsicherheit erreicht werden können. Am Aerobic-Center können wir regelmäßig feststellen, daß die Treffsicherheit unserer positiven Ergebnisse im Vergleich zum Angiogramm der Koronararterien über 80 % beträgt. In der praktischen Medizin werden aber Untersuchungsmethoden mit einer Genauigkeit von 80 % allgemein als wertvolles diagnostisches Mittel anerkannt.

141

Mir ist in der ganzen Medizin kein einziger Test bekannt, dessen Genauigkeit hundertprozentig wäre.

Und was ist mit den **falsch-negativen** Resultaten? Wie groß ist die Gefahr, daß der Test unauffällig ist, obwohl gewisse Veränderungen der Koronararterien vorliegen?

Schlecht ist, daß wir überhaupt keine Chance haben, diese Patienten mit unserem Belastungstest zu erfassen. Gut ist, daß mit unserem Testverfahren so wenig falsch-negative Ergebnisse erzielt werden, daß wir dieses Problem statistisch gesehen vernachlässigen können. Ein bißchen können wir uns auch damit beruhigen, daß diese Patienten, deren Krankheit von uns tatsächlich nicht erfaßt wird, auch nicht schlechter dran sind als vor dem Test, abgesehen davon, daß sie sich vielleicht zu sehr in Sicherheit wiegen.

Selbstverständlich setze ich alles daran, die Anzahl der falsch-negativen Ergebnisse im Belastungstest so weit wie möglich zu senken. Wichtigste Voraussetzung dafür ist die richtige Durchführung und Interpretation des Laufbandbelastungstests. Durch eine Verfeinerung des Testverfahrens läßt sich die Anzahl der falschen Ergebnisse weiter verringern. So werden mit Elektrokardiogrammen mit nur wenigen Ableitungen in der Tendenz mehr falsche Resultate erzielt als wenn mehrere Ableitungen zur Verfügung stehen. Und noch eine Fehlerquelle: Wenn der Patient Medikamente gegen Bluthochdruck oder Herzstörungen einnimmt, können unter Umständen falsch-positive Ergebnisse erzielt werden. Aus diesem Grund sollte sich der testbegleitende Arzt entsprechende Notizen machen.

Abgesehen von den genannten Fehlerquellen gibt es folgende Faktoren, die sich ungünstig auf die Aussagekraft vieler Belastungstests auswirken können:

☐ Testverfahren, bei denen die Pulsrate während der Belastung deutlich unter der maximalen Pulszahl des betreffenden Patienten bleibt, sind weit unzuverlässiger als Verfahren, bei denen nahe der Leistungsgrenze getestet wird. Viele Ärzte testen bei nur 85 % der voraussichtlichen maximalen Pulszahl, weil sie der falschen Ansicht sind, dieser Test sei ungefährlicher und liefere trotzdem treffsichere Resultate. Wie wir bereits gesehen haben, treten jedoch mindestens 39 % der auffälligen Ergebnisse nicht in Erscheinung, wenn der Test bei 85 % der maximalen Pulszahl abgebrochen wird.

Allein wenn ich von meinen eigenen Erfahrungen ausgehe, fällt es mir schwer zu verstehen, wie jemand auf den Gedanken kommt, ein Belastungstest, bei dem die maximale Pulszahl erreicht wird, sei gefährlich. Schließlich habe ich während der letzten 24 Jahre mit

70 000 solcher Tests zu tun gehabt – und es ist kein einziger Patient während des Tests gestorben! Daraus ergibt sich, daß der nahe der Leistungsgrenze durchgeführte Belastungstest völlig ungefährlich sein kann, vorausgesetzt, die Patienten werden richtig ausgewählt ud überwacht.

☐ Tests, in denen feststehende Fahrräder oder wiederholtes »Treppensteigen« angewendet werden, sind weniger zuverlässig als Laufbandtests.
Außer von gut trainierten Fahrradfahrern kann auf dem feststehenden Rad die maximale Pulszahl oft nicht erreicht werden, weil die Beine »versagen«. Auf dem Laufband ist es leichter, die maximale Pulszahl zu erreichen.

☐ Der »Masters-Two-Step-Test« (Stufentest nach Masters) wird nicht mehr so häufig angewendet. Bei diesem Verfahren kann während der Belastung, d. h. währed der Phase, in der die meisten Abweichungen auftreten, nicht gemessen werden. Zudem wird die maximale Herzleistung nicht erreicht.

☐ Völlig ungeeignet ist der Belastungstest für jene Patienten, bei denen es fast unmöglich ist, eine genau interpretierbare EKG-Kurve zu erhalten. Bei manchen Patienten liegt aus einem bestimmten Grund sowohl im Ruhezustand als auch während körperlicher Beanspruchung eine Schwankung des Null-Punkts vor. Bei anderen tritt während des Tests eine beträchtliche Inkonstanz auf. Hier können keine aussagekräftigen Resultate erzielt werden.

Für den Arzt, der sich dieser Einschränkungen bewußt ist und die Fehlerquellen so weit wie möglich ausschaltet, stellt der Belastungstest ein ziemlich treffsicheres diagnostisches Mittel dar.

Damit soll nicht gesagt sein, daß der Arzt allein anhand des Belastungstests feststellen kann, ob eine Erkrankung der Koronargefäße vorliegt oder nicht. Selbstverständlich sind Risikofaktoren wie Krankheitsgeschichte des Patienten, Herzkrankheiten in der Familienanamnese, Blutwerte und andere genauso wichtig. Aber, übereinstimmend mit weiten Teilen der Wissenschaft plädiere ich dafür, einen auffälligen Belastungstest als unabhängigen Herzrisikofaktor zu betrachten.
Doch nun zu den Feinheiten des Testverfahrens. Wenn Sie alles aus diesem Test herausholen wollen, was in ihm steckt, müssen Sie ihn auch kennen.
Zu allererst: Ein Test reicht nicht aus. So sollte man beispielsweise in der Regel nicht zu so aufwendigen Tests wie dem Angiogramm der Koronararterien raten, wenn man nur über ein Testresultat verfügt und sonst keine weiteren Anhaltspunkte hat. Ich empfehle auch dann nicht routi- **143**

nemäßig das Angiogramm, wenn neben einem auffälligen Belastungs-EKG andere Risikofaktoren vorliegen. Ich bin lieber etwas vorsichtiger. Wenn möglich, vergleiche ich die Resultate immer mit früheren Tests des betreffenen Patienten. Wissenschaftliche Untersuchungen haben ergeben, daß die Ergebnisse solcher »Mehrfachtests« zuverlässiger sind. Einer der Gründe, warum ich für den regelmäßigen Test plädiere, ist der Umstand, daß immer wieder Fälle vorkommen, bei denen Jahr für Jahr dieselben geringfügigen Abweichungen festgestellt werden. Hier besteht überhaupt kein Anlaß zur Sorge, solange die Herzsignale dieselben bleiben. Wenn sich das EKG während vieler Jahre nicht verschlechtert, und sich die übrigen Risikofaktoren der betreffenden Person nicht wesentlich verändern, kann man zumeist auf aufwendigere Tests verzichten.

Ein Patient, mit dem ich 14 Jahre gearbeitet habe, hatte die ganze Zeit einen auffälligen Belastungstest und geringgradige Angina pectoris-Schmerzen. Bis zum Januar 1984 waren Beschwerden und Belastungstest stabil. An diesem Tag mußte ich ihm sagen, daß sich sein EKG beträchtlich verschlechtert hatte. Er antwortete, »das habe ich fast erwartet. Meine Schmerzen in der Brust sind auch schlimmer geworden.«

Daraufhin ordnete ich sein erstes Angiogramm an. Dabei wurden ausgedehnte Verengungen der Koronararterien festgestellt. Ein paar Tage darauf wurde an vier Koronararterien eine Bypass-Operation vorgenommen. Die Operation war erfolgreich und einige Wochen später konnte er bereits wieder mit seinem Trainingsprogramm beginnen. Ein Kontrollbelastungstest fiel normal aus.

Fälle wie dieser zeigen, wie der Test angewendet wird, wenn es um die Frage geht, ob umfangreichere Untersuchungen angestellt werden sollen oder ob gar eine Operation notwendig ist. Treten bei einem Patienten deutliche Unterschiede zwischen zwei nacheinander aufgenommenen Belastungs-EKGs auf, ist eine unmittelbare Gefahr nicht auszuschließen. Hier ist rasches Handeln angezeigt. Das ist auch der Grund, warum ich allen über 40jährigen empfehle, **jedes Jahr** einen Belastungstest machen zu lassen, und ihrem Arzt jeweils die neuesten Ergebnisse vorzulegen.

Als Beispiele dafür, wie wirkungsvoll der Belastungstest in bestimmten Situationen eingesetzt werden kann, möchte ich Ihnen nun die Fälle einiger Patienten mit recht unterschiedlichem persönlichem Hintergrund vorstellen. Möglich, daß Sie sich oder einen Ihrer Nächsten in diesen Berichten wiederfinden. Die Patienten haben eines gemeinsam: Sehr wahrscheinlich hat ihnen der regelmäßige Belastungstest das

Leben gerettet – vielleicht rettet er auch das Ihre.

Der Ingenieur, dessen Herz plötzlich schlechter wurde

Als der Ingenieur Harry zum ersten Mal in unsere Klinik kam, war er 57 Jahre alt. Er gab an, all die Jahre völlig symptomfrei gewesen zu sein. Er kannte weder Angina pectoris-Schmerzen noch andere Beschwerden. Sein Herzrisiko war eher »mäßig«: keine Erkrankungen der Herzkranzgefäße in der Familienanamnese; kein Zigarettenkonsum; mäßige Streßbelastung im Alltag; mäßiger Körperfettanteil; Blutdruck an der oberen Grenze des Normalen.

Seine Blutwerte waren normal, die Cholesterin- und Triglyceridwerte ziemlich niedrig. Im Belastungstest avancierte er von der Kategorie »ungenügend« im Jahre 1971 innerhalb von wenigen Jahren zur Kategorie »sehr gut«.

Ich hätte es ganz gerne gesehen, wenn er sich noch mehr in Form gebracht und noch etwas mehr auf seine Ernährung geachtet hätte. Auf diese Weise hätte er gut und gerne in die Kategorie »geringes« Herzrisiko rutschen können. Alles in allem war jedoch nichts Beunruhigendes festzustellen – wenigstens nicht an der Oberfläche. Jeder Arzt, der Harry in seiner Praxis untersucht hätte, hätte gemeint, Harry sei völlig in Ordnung.

Eine ganze Weile schien Harry wirklich ganz in Ordnung zu sein. Sein erster Laufbandbelastungstest im Jahre 1971 war unauffällig, allerdings gab es gewisse Anzeichen dafür, daß er irgendwann einmal einen Herzinfarkt gehabt hatte. Dies nahmen wir zum Anlaß, etwas besser auf ihn aufzupassen. Einige Jahre lang schien unsere Vorsicht unbegründet zu sein, Harrys Testergebnisse waren immer unauffällig. Aber dann begannen sich Schwiergkeiten anzukündigen.

1978, das war sieben Jahre, nachdem er zum ersten Mal bei uns aufgetaucht war, beklagte sich Harry während der Belastung über leichte Schmerzen in der Brust. Als er sich auf dem Laufband seiner maximalen Pulszahl näherte, zeigte sein Elektrokardiogramm merkwürdige »Kerben«, die bisher noch nie aufgetreten waren.

»Harry«, sagte ich zu ihm, »so wie es aussieht, müssen wir Ihren Test diesmal als ›auffällig‹ einstufen.«

»Ist es so schlimm?«, fragte er.

»Bis jetzt nicht, aber wenn der nächste Test schlechter ausfällt, müssen wir uns Sorgen machen. Wie steht es mit Ihrem Training?«

»Oh, ich mache jede Woche einen oder zwei tüchtige Spaziergänge, und ab und zu spiele ich Golf.«

»Machen Sie lieber ein bißchen mehr,« riet ich ihm. »Nehmen Sie ein bißchen ab und sorgen Sie für mehr Bewegung.«

Vermutlich habe ich ihn nicht überzeugt. Statt, daß er meinen Rat befolgt hätte, ließ er sein Training fast ganz bleiben. Vielleicht beschleunigte sich gerade dadurch der Verlauf seiner Krankheit. Im Lauf der nächsten Jahre sank seine Kondition immer mehr.

1982 machten wir wieder einen Belastungstest. Das Ruhe-EKG, das wir vor dem Test aufnahmen, zeigte einige Abweichungen, die aber sehr gering waren. Optimistisch beurteilt, konnte sein Ergebnis in dieser Phase noch als »wahrscheinlich normal« gelten. Die meisten Ärzte, die keinen Belastungstest anwenden, hätten es vermutlich bei dieser Untersuchung bewenden lassen, und Harry wäre nach Hause gegangen, überzeugt, daß bei ihm alles in Ordnung sei.

Aber wir gingen einen Schritt weiter. Wir stellten ihn aufs Laufband, um ihn bei maximalem Puls zu testen, was, wie sich herausstellte, das Beste war, was ihm passieren konnte. Es dauerte nicht lange, bis deutliche Anzeichen einer Gefahr aufzutreten begannen.

Seine maximale Pulszahl war auffallend niedrig: Er kam nie über 140 Schläge pro Minute. In seinem Alter – er war Anfang 60 – hätte er mindestens 160 Schläge pro Minute erreichen müssen. Als er 15 Minuten gelaufen war, verspürte er leichte Schmerzen in der Brust. Trotzdem lief er noch weitere zwei Minuten, bevor er aufgab.

Das schlimmste war Harrys Belastungs-EKG. Es hatte sich gegenüber seinem besten Test erheblich verschlechtert. Als wir das sahen, wußten wir, daß Harry wirklich in Gefahr war. Wir nahmen ihn daher für ein Koronarangiogramm in stationäre Behandlung auf. Wie wir vermutet hatten, waren seine Koronararterien stark arteriosklerotisch verändert. Wir konnten ihn nur durch eine dreifache Bypass-Operation retten.

Wahrscheinlich war es eher die Kombination aus Belastungstest, Angiogramm und Bypass-Operation, die ihm sein Leben erhalten hat. Wie gesagt bei einer routinemäßigen ärztlichen Untersuchung wäre seine Krankheit nicht entdeckt worden. Wahrscheinlich wäre er dann schon nicht mehr am Leben. So erfreute er sich, nachdem er sich von seiner Operation erholt hatte, bester Gesundheit. Bei seinem letzten Laufbandbelastungstest hielt er über 19 Minuten durch, womit er wieder die Fitnesskategorie »sehr gut« erreichte.

Nun verschlechtert sich der Herzzustand nicht bei allen Patienten so allmählich wie bei Harry. Bei manchen gehen die Veränderungen so rasch vor sich, daß jeder Tag, um den sich der Behandlungsbeginn verzögert, das Risiko erheblich steigern kann. Das ist der Grund, warum ich allen über 40jährigen rate, jedes Jahr einen Belastungstest machen zu lassen.

Der Bankier, der nun mit einem längeren Leben rechnen kann

Gene, ein etwa 50jähriger Bankier aus West-Texas, kam ins Aerobic-Center, weil er sich vorgenommen hatte, sich regelmäßig einem Belastungstest zu unterziehen und, wie er es nannte, »den alten Wecker mal prüfen zu lassen«. Während der letzten 10 Jahre waren Genes Ergebnisse durchweg unauffällig. Anscheinend verfügte er über eine gute Kondition, und jeder Arzt, der Gene routinemäßig untersucht hätte, hätte wahrscheinlich gesagt, dieser Mann ist ein Ausbund von Gesundheit.

Aber der Arzt hätte unrecht gehabt – gefährlich unrecht. Denn plötzlich geschah etwas, was bei einer Routineuntersuchung nicht entdeckt worden wäre. Aber Gene kam regelmäßg zum Belastungstest, und so konnten wir eine beunruhigende Entwicklung feststellen. Zum ersten Mal war sein Belastungs-EKG deutlich auffällig.

Nun befindet sich nicht jeder Patient, dessen EKG auffällig ist, in der unmittelbaren Gefahr, einen Herzinfarkt zu erleiden. In einer plötzlichen Verschlechterung des EKGs von einem Test zum anderen, womöglich verbunden mit einem stetigen Aufbau anderer Risikofaktoren, sehen wir im allgemeinen ein Gefahrensignal. Ist die Abweichung des EKGs nur gering, können wir zumeist davon ausgehen, daß die Gefahr nicht allzu groß ist. Die Abweichungen in Genes Elektrokardiogramm waren jedoch so erheblich, daß ich nicht das Gefühl hatte, sie ignorieren zu dürfen.

Ich schickte Gene zu einem Thallium-Scan. Bei diesem Test wird radioaktives Material ins Herz geleitet. Durch die Signalverarbeitung der radioaktiven Impulse über dem Organ mit einem Spezialgerät können gewisse krankhafte Veränderungen festgestellt werden. Der Test fiel negativ aus, was bedeutete, daß offensichtlich keine Krankheit vorlag. Gene atmete erleichtert auf, schon beinahe überzeugt, daß der Elektrokardiograph »gesponnen« hatte.

Mich überzeugte seine Version nicht ganz.

Einmal habe ich eine Menge Vertrauen in den Belastungstest, wie wir ihn an unserer Klinik durchführen. Die Methode ist nicht perfekt, aber meistens doch ein sehr zuverlässiger Indikator für Herzkrankheiten. Diesmal erschien mir die Veränderung im EKG zu deutlich, um eine Fehlanzeige zu sein.

Zum anderen wußte ich, daß auch der Thallium-Scan kein absolut sicherer Test ist. Ich brauchte einige Überredungskünste, aber schließlich konnte ich den Bankier davon überzeugen, daß in seinem Fall das Angiogramm der Koronararterien ein viel aussagekräftigerer Test wäre. Und so war es auch. Anhand des Angiogramms wurde eine ausgedehnte **147**

Erkrankung der Herzkranzgefäße festgestellt. Und Gene unterzog sich einer lebensrettenden Bypass-Operation.

So wurde in diesem Fall anhand des Laufbandbelastungstests eine Herzkrankheit festgestellt, die von einer Routineuntersuchung und einem Thallium-Scan nicht erfaßt wurde. Und Gene hatte ein paar Jahre dazugewonnen, in denen er »auf seinen Wecker sehen konnte«.

Ein wichtiger Aspekt dieser Geschichte ist die Tatsache, daß Gene sich **regelmäßig** einem Belastungstest unterzog. Dadurch waren wir in der Lage, die Krankheit in dem Moment zu erkennen, als sie anfing, sich zu verschlechtern; wäre sein Zustand über längere Zeit unentdeckt geblieben, hätte seine Lage sehr ernst werden können. Leider sind nicht alle Leute klug genug, um Genes Beispiel zu folgen. Sie verschieben es in eine ferne Zukunft oder warten so lange, bis sie das Gefühl haben, daß etwas bei ihnen nicht in Ordnung sei. Dabei kann das Erste, was man »fühlt«, bereits der Tod sein.

Der Professor, der gerade noch rechtzeitig zum Test kam

Don, ein 57jähriger Professor, hatte keine sichtbaren Symptome einer Herzkrankheit. Trotzdem zeigten sich beim ersten Laufbandbelastungstest einige deutliche »SOS«-Signale.

Als er 1981 zum ersten Mal das Aerobic-Center aufsuchte, schien er sich nicht darüber im klaren zu sein, daß er gar nicht gut in Form war. Auf dem Laufband schaffte er gerade 10 Minuten, eine Leistung, mit der er in seiner Altersgruppe in die Kategorie »ungenügend« kam. Wir wunderten uns nicht sonderlich darüber, denn er war etwas übergewichtig. Zu Beginn des Tests hatte er jedoch keine Anzeichen einer Herzkrankheit, und sein Ruhe-EKG war unauffällig. Weder seine Familienanamnese noch sein Blutdruck gaben Anlaß zur Sorge. Bei einer routinemäßigen Untersuchung wären mit Sicherheit keine Störungen festgestellt worden.

Gegen Ende des Belastungstests veränderte sich sein EKG. Die S-T-Strecke war auf verschiedenen Ableitungen auffällig. Aber ich wollte nichts überstürzen. Es lagen zwar mehrere Abweichungen vor, aber sie waren so gering – einen Millimeter neben dem normalen Kurvenverlauf –, daß sie als fraglich einzustufen waren.

Leider waren meine Möglichkeiten, Dons Situation einzuschätzen, beschränkt, denn er hatte bisher noch keinen Belastungstest gemacht. Er hatte ihn immer wieder aufgeschoben. Ohne das Ergebnis mit

früheren EKGs vergleichen zu können, konnten wir nicht wissen, ob die

Abweichung stabil bleiben oder ob sie sich verstärken würde. Nach allem, was wir wußten, konnte die Abweichung bereits seit 20 Jahren bestanden haben.

Da ich nicht den Eindruck hatte, daß Dons Situation lebensgefährlich war, unternahmen wir weiter nichts, als ihn zu ermuntern, einige Lebensgewohnheiten zu ändern und etwas abzunehmen. Glücklicherweise folgte Don unserem Rat. Als er einige Monate später wieder in die Klinik kam, hatte er 27 Pfund abgenommen. Seine Zeit auf dem Laufband war von 10 auf 15 Minuten gestiegen. Damit erreichte er die Fitnessnote »ausreichend« – was zwar ganz gut, aber noch nicht berauschend war.

Dann entdeckten wir aber etwas, das uns alarmierte. Dons Blutdruck fiel während des Tests ab. Auch die Abweichung der S-T-Strecke auf dem Elektrokardiogramm war größer geworden. Die Strecke lag jetzt um zwei Millimeter neben dem normalen Kurvenverlauf.

Offensichtlich begannen die Risikofaktoren, sich gegen ihn zu richten. Mit diesem EKG war sein Gesamtrisiko eindeutig zu hoch. Da wir befürchten mußten, daß ein Herzinfarkt unmittelbar bevorstand, ordneten wir ein Angiogramm der Koronararterien an.

Das Ergebnis war erschreckend. Über eine solche Menge von Fettablagerungen in den Gefäßen konnte man nur staunen. Ein Gefäß war durch die Arteriosklerose praktisch blockiert. Ein anderes Gefäß war um 90 bis 95 % verengt; auch dieses Gefäß konnte praktisch als blockiert gelten. Ein drittes größeres Gefäß war ebenfalls um 90 % eingeengt, und bei mehreren anderen war der Querschnitt um 70 % verringert.

Don wurde sofort in stationäre Behandlung aufgenommen. An fünf Gefäßen wurde eine Bypass-Operation vorgenommen. Der Operateur bestätigte uns, daß mehrere Gefäße, die wichtige Gebiete des Herzens zu versorgen hatten, praktisch blockiert waren. Die Veränderungen hätten jederzeit große Teile des Herzens außer Funktion setzen können, was zum sofortigen Tod geführt hätte.

Indem er seinen ersten Belastungstest so lange hinausgeschoben hatte, hatte sich Don in ernste Gefahr gebracht. Während des letzten Jahres vor der Operation war sein Herzinfarktrisiko unnötig erhöht. Hätte er seinen Zustand anhand regelmäßiger Belastungstests verfolgt, wäre das Problem früher erkannt worden, und er hätte durch entsprechende Maßnahmen möglicherweise sogar die Bypass-Operation vermeiden können.

Diese und ähnliche Krankengeschichten sind der Grund dafür, warum ich jedem über 40jährigen rate, sich regelmäßig einem nahe der Leistungsgrenze durchgeführten und von einem erfahrenen Arzt begleite- **149** ten Belastungstest zu unterziehen. Ich bin mir jedoch darüber im klaren, daß eine solche Forderung aus Kostengründen und wegen dem Mangel an entsprechend ausgestatteten Einrichtungen nicht ohne Widerspruch bleiben wird. Das Einzige, was mir dazu einfällt, ist, daß der Belastungstest weiter verbessert und jedermann zugänglich gemacht werden sollte.

Gelegentlich wurde der Vorschlag gemacht, der Belastungstest sollte nur bei Patienten mit Anzeichen einer Herzkrankheit oder erhöhtem Herzrisiko angewendet werden. Auf den ersten Blick scheint diese Strategie nicht gefährlich zu sein. Aber ich bin damit überhaupt nicht einverstanden. Wenn man so verfährt, bleibt unberücksichtigt, daß sich der Test bei vielen Patienten, die weiter keine Symptome hatten und deren Herzrisiko minimal war, bereits als Lebensretter bewährt hat. Dons Fall ist so ein Beispiel; er hatte nicht die geringsten Schmerzen in der Brust und auch sonst keine sichtbaren Anzeichen einer Erkrankung. Allein der Belastungstest brachte zutage, daß irgend etwas nicht in Ordnung war. Ohne den Test hätte der Mann wahrscheinlich einen Herzinfarkt erlitten oder wäre vielleicht schon nicht mehr am Leben. Als Don zu uns kam, war er nur etwas älter als Jim Fixx zum Zeitpunkt seines Todes. Wie Fixx zeigten seine Herzgefäße ausgedehnte arteriosklerotische Veränderungen – bei Don waren sie sogar noch etwas schlimmer. Don hatte wie Fixx praktisch keine Symptome. Doch im Unterschied zu Fixx begann Don, sich regelmäßig testen zu lassen. Das versetzte ihn in die Lage, etwas zu unternehmen, bevor sich seine Krankheit durch einen, möglicherweise tödlichen, Herzinfarkt bemerkbar machte.

Die Cooper Clinic haben Tausende von Patienten durchlaufen, die absolut beschwerdefrei waren – und feststellen mußten, daß ihr Belastungstest auffällig war. Wie sollte ich da dafür plädieren, den Belastungstest nur bei Patienten anzuwenden, bei denen bereits Symptome aufgetreten sind oder von denen man weiß, daß sie eine Herzkrankheit haben. Wir können es uns einfach nicht leisten, das Problem der Arteriosklerose auf die leichte Schulter zu nehmen. Dank dieses Testverfahrens konnte bei vielen, die vielleicht heute schon nicht mehr am Leben wären, diese schmerzhafte Krankheit verhindert werden.

Wenn ich mich auch nicht scheue, ein solches Loblied auf den Laufbandbelastungstest zu singen, so möchte ich doch realistisch bleibe. Es gibt keinen Test, der nicht noch verbesserungswürdig wäre und bei dem nicht noch Fehlerquellen auszumerzen wären. Besonders vielversprechend erscheint mir beispielsweise der Einsatz von Computertechnologie.

150 In einer neueren, am Veterans Administration Medical Center, an der

University of California in San Francisco und am Walter Reed Army Medical Center durchgeführten Untersuchung setzten Dr. Milton Hollenberg u. a. bei der Auswertung der Elektrokardiogramme von Laufbandbelastungstests Computer ein.

Bei 377 jungen Offizieren, die alle symptomfrei waren, wurden weniger als 1 % falsch-positive Ergebnisse erzielt. Bei einer der Testpersonen wurde anhand eines später aufgenommenen Angiogramms der Koronararterien die bei den computergestützten Tests diagnostizierte Erkrankung der Koronararterien bestätigt. Demnach scheint der Test Zukunft zu haben.

Doch nun zurück zur Gegenwart. Im nächsten Kapitel möchte ich Ihnen das »Cooper-Klinik-Protokoll« vorstellen, das bei dem derzeitigen Wissens- und Erfahrungsstand meiner Meinung nach am besten in der Lage ist, bei vielfacher Anwendung der Tests die Anzahl der falschen Ergebnisse auf ein Minium zu beschränken. Dieses Verfahren ist so einfach, daß es von jedem entsprechend ausgebildeten Testbegleiter angewendet werden kann.

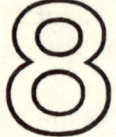

8 Das Cooper-Klinik-Protokoll – Unentbehrlich für jeden bedeutungsvollen und treffsicheren Test

Ich habe in diesem Buch oft darauf hingewiesen, wie wichtig der Belastungstest für alle ist, die »ohne Angst laufen« wollen. Dieser Test sollte jedoch auch Teil jeder gewissenhaften Vorsorgeuntersuchung sein.

Das Cooper-Klinik-Protokoll (auch kurz Cooper-Protokoll genannt), das wir im Zusammenhang mit dem Laufbandbelastungstest (TMST, für engl. »treadmill stress testing«) verwenden, kann es meiner Meinung nach in punkto Treffsicherheit und Schonung des Patienten mit jedem beliebigen, zur Zeit in der Kardiologie angewendeten Verfahren aufnehmen. Seine Genauigkeit ist zwar nicht hundertprozentig, aber doch so hoch, daß sie das Verfahren zu einem wertvollen diagnostischen Mittel werden läßt.

Das Verfahren vereint herkömmliche Maßnahmen für die Berechnung der kardiovaskulären Fitness mit den neuesten Techniken der Erfassung von Herzkrankheiten. Da die von uns verwendeten Verfahren praktisch den Extrakt aus den jeweils sichersten und effektivsten Techniken anderer Belastungsverfahren darstellen, wird zur Zeit geprüft, ob sie bei der U.S. Army und in anderen großen diagnostischen Zentren zur Anwendung kommen sollen. Wir haben uns bemüht, bestimmte Techniken so weit zu vereinfachen, daß der Belastungstest möglichst breiten Teilen der Bevölkerung zur Verfügung gestellt werden kann. Da wir das Verfahren schon seit längerer Zeit in unserem Vorsorgeprogramm einsetzen, sind wir in der Lage, die Testergebnisse so zu interpretieren, daß unnötige Operationen vermieden werden können.

Um in den Genuß unserer Testverfahren zu gelangen, müssen Sie sich nicht zum Aerobic-Center in Dallas auf die Reise machen. Jeder entsprechend ausgebildete Arzt kann unsere grundlegenden Testverfahren in seine Untersuchungsmethode einbauen. Die erforderlichen Geräte sind überall erhältlich.

Auf der nächsten Seite werde ich Ihnen der Reihe nach die einzelnen Verfahren des Cooper-Protokolls vorstellen. Wer sich zu beruflichen **152** Zwecken darüber informieren möchte, sehe sich auch die Erläuterungen im Anhang an. Einen Überblick über die Informationen zum Cooper-Protokoll können Sie sich anhand der Tabelle auf Seite 172/173 verschaffen.

Im folgenden werden die Grundsätze genannt, nach denen Ihr Arzt oder Herzzentrum verfahren sollte, um im Zusammenhang mit Ihrem Belastungstest das Cooper-Protokoll zu erstellen. Ich will versuchen, das Verfahren in einer für den Patienten verständlichen Form vorzustellen, denn ich will auch die medizinischen Laien unter meinen Lesern in den Stand versetzen, eigene Fragen zu formulieren und auffällige Testergebnisse zu verstehen.

Grundsatz Nr. 1
Lassen Sie sich nicht ohne gründliche Voruntersuchung testen

Bevor Sie ein Laufband betreten, muß erst einmal festgestellt werden, ob es für Sie nicht gefährlich ist, im Test bis an Ihre Leistungsgrenze heranzukommen. Wie ich schon sagte, versuchen wir, so gewissenhaft wie möglich zu sein, um jedes Risiko zu vermeiden. Anhand der Voruntersuchung kann Ihr Arzt feststellen, ob bei Ihnen ein größeres medizinisches Problem vorliegt oder ob bei Ihrem Belastungselektrokardiogramm falsch-positive Ergebnisse zu erwarten sind. Wenn die Ergebnisse dann vorliegen, kann der Arzt anhand der Voruntersuchung eher entscheiden, ob die einzelnen Ergebnisse falsch-positiv oder echte Abweichungen sind.

Eine gute Voruntersuchung besteht aus der:

☐ Erfassung der hauptsächlichen Aspekte der Vorgeschichte und einer ärztlichen Untersuchung, bei der der Arzt Herz und Lunge abhört;
☐ Befragung des Patienten nach der Einnahme von Medikamenten, die das Elektrokardiogramm beeinflussen (z. B. Herzmittel und blutdrucksenkende Mittel);
☐ Aufnahme der Familienanamnese im Hinblick auf angeborene oder erworbene Herzkrankheiten und
☐ sorgfältigen Auswertung des Ruhe-EKGs.

Letztere hat nur Aussagekraft, wenn mehrere Ruhe-EKGs berücksichtigt werden. Ich empfehle vier EKGs mit je zwölf Ableitungen.

Bei den beiden ersten Elektrokardiogrammen, die in Rückenlage aufgenommen werden, ist darauf zu achten, daß die Position der Elektroden geringfügig verändert wird. Beim ersten EKG wird je eine Elektrode in **153** der Nähe des Fußgelenks und des Handgelenks und eine Elektrode an der Brust angebracht. Diese Messung ergibt ein Standard-EKG.

Beim zweiten EKG, das auch in Rückenlage aufgenommen wird, werden die Elektroden an den Stellen angebracht, an denen sie auch während des Laufbandbelastungstests sitzen. Die Elektrode, die vorher am Fußgelenk war, wird nun auf der Brust befestigt; diejenige, die am Handgelenk war, wird beim Schlüsselbein angebracht.

Das dritte Ruhe-EKG wird im Stehen aufgenommen. In dieser körperlichen Lage zeigt das Ruhe-EKG gelegentlich ein Phänomen, das man Umkehrung der »T-Zacke« nennt. Abweichungen, die in dieser Lage auftreten, sind »lagebedingte« Abweichungen. Sie haben nichts zu tun mit einer Erkrankung der Koronargefäße. Für den Arzt ist jedoch dieses EKG unter Umständen eine Hilfe bei der Interpretation der Testergebnisse. Bei Patienten, bei denen in dieser Lage Abweichungen auftreten, ist die Wahrscheinlichkeit größer, daß das Belastungs-EKG positiv ausfällt. Und falls dies der Fall ist, haben wir es höchstwahrscheinlich mit einem *falsch-positiven* Ergebnis zu tun.

Eine lagebedingte Umkehrung der T-Zacke kommt relativ häufig bei hochtrainierten Sportlern, besonders bei Langstreckenläufern vor. In der medizinischen Fachliteratur wird dieses Phänomen zum Teil als »Weltklassesportler-Syndrom« bezeichnet; es führt häufig zu falsch-positiven Ergebnissen im Belastungstest. Sie erinnern sich: Falsch-positiver Test bedeutet, daß das EKG auffällig ist, obwohl in Wirklichkeit keine Erkrankung der Koronararterien vorliegt.

Das vierte EKG wird aufgenommen, nachdem der Patient hyperventiliert hat, d. h. während mindestens 20 Sekunden rasch und tief geatmet hat. Abweichungen im EKG nach Hyperventilation führen oft zu falsch-positiven Ergebnissen, die auch vor allem bei hochtrainierten Leistungssportlern vorkommen. Allgemein kommen falsch-positive Ergebnisse dieser Art bei Frauen häufiger vor als bei Männern.

Dieses vierte Ruhe-EKG ist für die Beurteilung von auffälligen EKGs während der Belastungsphase von großer Bedeutung.

Grundsatz Nr. 2
Es sind mindestens neun Ableitungen des EKGs aufzuzeichnen, bei sieben an der Brust befestigten Elektroden

Für einen genauen Test müssen mindestens sieben Elektroden an Ihrer Brust befestigt werden. Dann können neun Ableitungen des EKGs aufgezeichnet werden.

Abbildung 13

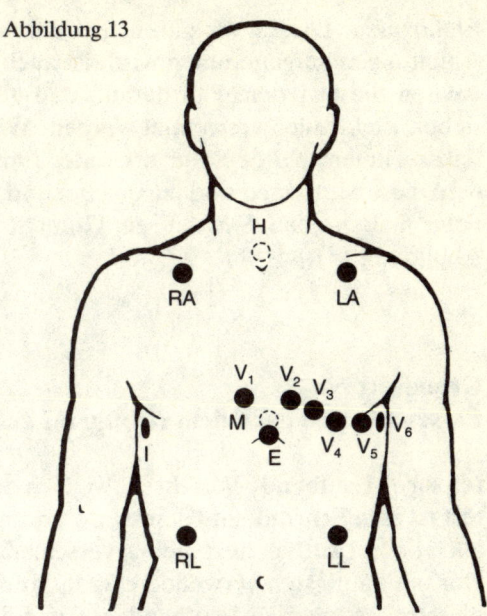

Plazierung der Elektroden
beim System mit fünfzehn
Ableitungen

Abbildung 14

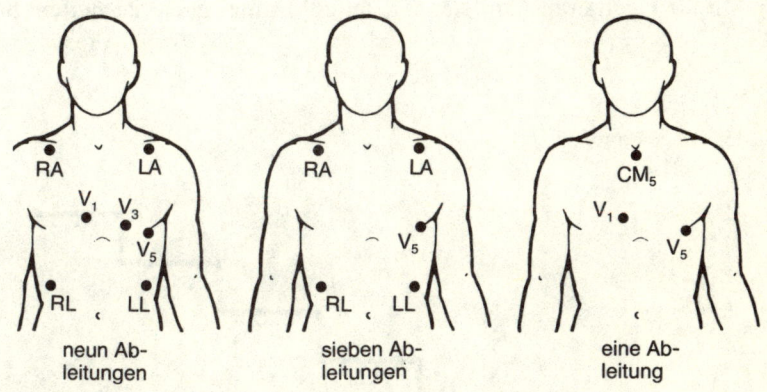

neun Ab-
leitungen

sieben Ab-
leitungen

eine Ab-
leitung

An der Cooper Klinik zeichnen wir 15 Ableitungen auf, d. h., wir benutzen 14 Elektroden (siehe Abbildung 13). Manche meiner Kollegen sind der Ansicht, so viele Elektroden seien nicht notwendig. Nach unseren Erfahrungen sind jedoch die Chancen, richtige Ergebnisse zu erhalten, höher, wenn mehr Elektroden verwendet werden. Die meisten Krankenhäuser und diagnostischen Laboratorien verwenden zehn **155**

Elektroden. Dieses Verfahren, bei dem ein Standard-EKG mit zwölf Ableitungen aufgenommen wird, ist auch geeignet.

Achten Sie in jedem Fall darauf, daß während des Tests mindestens sieben Elektroden verwendet werden. Weigern Sie sich, an einem Test teilzunehmen, bei dem nur drei oder fünf Elektroden verwendet werden; diese Methoden sind ungeeignet und können unter Umständen zur Folge haben, daß Sie sich zu Unrecht in Sicherheit wiegen (siehe Abbildung 14).

Grundsatz Nr. 3
Lassen Sie sich nach dem richtigen Laufbandverfahren testen

Ich sage »Laufband«-Verfahren, weil ich der Ansicht bin, der Laufbandtest ist dem Fahrrad- und dem Stufentest nach Masters überlegen. Aber auch beim Laufbandtest gibt es verschiedene Verfahren.

Das am häufigsten verwendete Verfahren ist das Bruce-Protokoll. Bei diesem Test werden Laufbandgeschwindigkeit und -steigung alle drei Minuten erhöht (siehe Abbildung 15).

Diesem Test ziehe ich jedoch eine abgewandelte Version des Balke-Protokolls vor. Bei der Balke-Methode wird die Laufbandgeschwindigkeit während 25 Minuten konstant bei 3,3 Meilen pro Stunde (90 Meter pro Minute) gehalten, um danach jede Minute um 0,2 Meilen pro

Abb. 15: Bruce-Protokoll

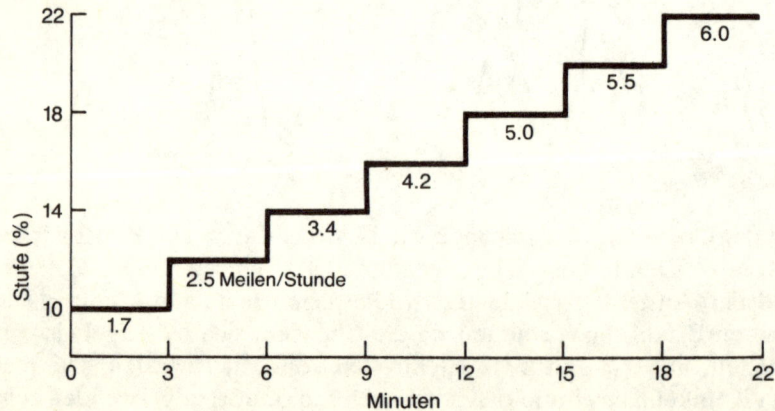

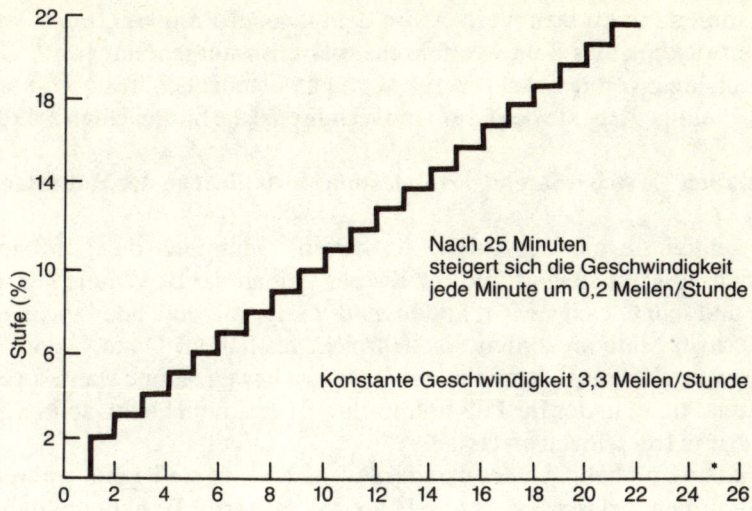

Nach 25 Minuten
steigert sich die Geschwindigkeit
jede Minute um 0,2 Meilen/Stunde

Konstante Geschwindigkeit 3,3 Meilen/Stunde

Abb. 16: Balke-Protokoll

Stunde erhöht zu werden. Während der ersten Minute ist das Laufband in horizontaler Stellung; danach wird eine 2 %ige Steigung eingestellt. Von da an wird die Steigung bis zur 25. Minute jede Minute um 1 % erhöht. Danach wird nur noch die Geschwindigkeit erhöht; die Steigung bleibt bei 25 % (siehe Abbildung 16).

Der Balke-Test dauert zwar etwas länger als der Bruce-Test; beim Balke-Test hat der Patient aber mehr Gelegenheit, sich aufzuwärmen und muß in der Regel nicht laufen. Dadurch scheint mir der Balke-Test weniger gefährlich. Die im Bruce-Verfahren erreichten Ergebnisse können durch Multiplikation mit dem Faktor 1,75 in Balke-Zeiten umgerechnet werden.

Ein regelmäßiger Laufbandbelastungstest kann äußerst motivierend wirken. An der Cooper Clinic verfügen wir über ein nach Geschlecht und Altersgruppen geordnetes statistisches Material, das auf über 60 000 Tests basiert und in dem die jeweiligen Bestleistungen angegeben sind. Der Patient, der vielleicht nicht in der Lage ist, einen Klinikrekord zu brechen, kann durch die Aufzeichnung seiner persönlichen Leistungen motiviert werden. Vielen Patienten hilft dies dabei, ihr Ziel nicht aus den Augen zu verlieren und ihre Kondition zu verbessern.

Eine andere, nicht minder wichtige Funktion des Laufbandbelastungs-tests besteht in der Vergleichsmöglichkeit zwischen der persönlichen Leistung und dem alters- und geschlechtsabhängigen Durchschnitt. Die **157** genannten Funktionen werden von dem Cooper-Protokoll, einer Weiterentwicklung des Balke-Verfahrens, bestens wahrgenommen.

Unabhängig von der Art des zur Verfügung stehenden Testverfahrens gibt es einige Aspekte des Laufbandverfahrens, die Sie beachten sollten.

1. Halten Sie sich während des Belastungstests nicht an der Haltestange fest

Sie sollten sie nur zu Anfang festhalten, wenn sich die Laufbandgeschwindigkeit steigert und Ihr Körper sich an die Bewegung gewöhnen und sein Gleichgewicht finden muß. Länger als eine oder höchstens anderhalb Minuten sollten Sie sich nicht festhalten. Dann, wenn Sie beginnen, sich mit gleichmäßigem Tempo zu bewegen, und während der ganzen Phase, in der Ihr Puls unter seinem Maximum bleibt, sollten Sie die Arme frei schwingen lassen.

Ich konnte oft beobachten, daß der Puls fiel, wenn ein Patient während des Laufbandbelastungstests die Haltestange ergriff. Das kommt daher, daß der Energieaufwand sinkt, wenn Sie sich festhalten. Manche Patienten können die Haltestange nicht loslassen, weil sie sonst aus dem Gleichgewicht geraten würden. In diesen Fällen kann der Aerobic-Fitnessgrad nicht genau bestimmt werden. Der Test auf eine Erkrankung der Koronararterien ist möglich, ob Sie sich festhalten oder nicht, vorausgesetzt, die alters- und fitnesskorrigierte maximale Pulszahl wird erreicht.

2. Laufen Sie, bis Sie Ihre maximale Pulszahl erreicht haben

Dieser Punkt hängt mit dem eben diskutierten zusammen. Wie wir gesehen haben, können Sie verhindern, Ihre maximale Pulszahl zu erreichen, indem Sie sich an der Haltestange festhalten. Eine weitere Möglichkeit, sie nicht zu erreichen, ist verfrühtes Aufgeben.

Wenn Sie es nicht schaffen, Ihre maximale Pulszahl zu erreichen, ist die Treffsicherheit des Belastungstests zum Teil in Frage gestellt. Ihr Arzt wird Ihre zu erwartende maximale Pulszahl anhand Ihres Alters und Fitnessgrades errechnen. Wenn Sie sich ihr nähern, wird er es Ihnen überlassen, aufzuhören. Es kommt aber oft vor, daß unsere Patienten weiterlaufen *wollen*, einfach um zu sehen, wie lange sie durchhalten können. Wenn ich mit ihrem EKG und ihrem Blutdruck zufrieden bin, lasse ich sie weitergehen, auch wenn ihr Puls über die »maximale Pulszahl« steigt. Aber sie müssen auf dem Laufband bleiben können, ohne daß Anzeichen eines Ausfalls der Muskelkoordination auftreten.

Wenn Sie den Test abbrechen, wenn Ihr Puls 85 % Ihrer maximalen Pulszahl erreicht hat, ist die Empfindlichkeit und Treffsicherheit des

Tests verringert. Bei dieser Pulszahl ist es möglich, daß elektrische Impulse, die eine Herzkrankheit signalisieren, sich nicht auf dem EKG abbilden. Wenn keine Beschwerden auftreten und Ihr EKG normal ist, sollten Sie daher unbedingt auf dem Laufband bleiben, bis Sie Ihre maximale Pulszahl erreicht haben.

3. Fahren Sie mit dem Test fort, bis Sie an Ihre Leistungsgrenze kommen
Fassen Sie, wenn Sie die Leistungsgrenze erreicht haben und aufhören wollen, die Haltestange an; dann beginnt die Abkühlphase.
Mit Leistungsgrenze ist der Punkt gemeint, an dem Sie deutlich ermüden. Sie kann sich zum Beispiel darin äußern, daß Sie Schwierigkeiten haben, mit dem Tempo des Laufbands mitzuhalten; oder Sie können so außer Atem geraten, daß Ihnen das Sprechen Mühe macht. Es kann sogar vorkommen, daß Sie eine Enge in der Brust verspüren. Diesen Punkt nennen wir die »symptombegrenzte maximale Leistung«.
Als ich vor einigen Jahren zum ersten Mal mit meiner Frau einen Belastungstest machte, bat ich sie, bis zur Leistungsgrenze auf dem Band zu bleiben.
»Wie soll ich denn wissen, wo meine Leistungsgrenze ist?« fragte sie.
»Das wirst du schon merken«, war meine Antwort.
Während der letzten Minuten des Tests mußte sie zwischen Laufen und Gehen abwechseln, um mit dem Laufband Schritt halten zu können, und sie geriet so außer Atem, daß sie meine Fragen kaum mehr beantworten konnte.
Als der Test zu Ende war und sie gerade vom Laufband stieg, fragte ich sie: »Na, hast du nun gemerkt, wo deine Leistungsgrenze war?«
»Na, und wie ich das gemerkt habe!«, sagte sie und stieg wankend vom Gerät herunter.

4. Gestatten Sie sich drei bis fünf Minuten weniger intensives Gehen unmittelbar im Anschluß an die maximale Leistung
Dies ist die Abkühlphase des Laufbandbelastungstests. Sie ist nicht minder wichtig als die Abkühlphase nach einer normalen Aerobic-Übung. Vor allen Dingen sollten Sie nicht plötzlich stehen bleiben. Wenn Sie Ihre Leistungsgrenze erreicht haben, sollte das Laufband sofort horizontal gestellt werden. Am besten ist, wenn es innerhalb von 15 bis 20 Sekunden in die horizontale Stellung gebracht wird. Gleichzeitig sinkt die Geschwindigkeit des Laufbands von 3,3 auf 2,2 Meilen pro Stunde und dann von 2,2 auf 1,5 Meilen pro Stunde. Bei dieser Geschwindigkeit sollten Sie weitere drei bis fünf Minuten gehen. Bei einem normalen Test genügen drei Minuten; bei einem abnormalen Test sind dagegen fünf Minuten erforderlich.

5. Und nun: Hinlegen

Sie haben es verdient! In dieser Phase sollten Sie auf den Untersuchungstisch »hinüberrrutschen« und dort mindestens 10 Minuten flach auf dem Rücken liegenbleiben. Während dieser Zeit wird in Intervallen von zwei bis drei Minuten Ihr Blutdruck gemessen und werden weitere EKGs aufgenommen. Dies wird so lange wiederholt, bis das Ergebnis wieder dem Ausgangsergebnis entspricht.

Ich habe dieses Testverfahren während der letzten 20 Jahre über 70 000mal angewendet. Wie ich bereits sagte, ist dabei nicht ein einziger Todesfall vorgekommen. Die Empfindlichkeit des Tests in bezug auf die Erfassung von Erkrankungen der Koronargefäße liegt bei über 80 %. Daraus ergibt sich, daß der Belastungstest ungefährlich und treffsicher ist – wenn er richtig durchgeführt wird!

Grundsatz Nr. 4
Bitten Sie Ihren Arzt um eine Blutuntersuchung

Sollte sich herausstellen, daß Ihr Belastungstest auffällig ist, können die Blutwerte dazu beitragen, die Gefährlichkeit des Problems abzuschätzen. So kann zum Beispiel ein zu hoher Fettgehalt oder ein ungesundes Gesamtcholesterin/HDL-Cholesterin-Verhältnis (z. B. über 5,0 bei Männern und über 4,5 bei Frauen) festgestellt werden.

Ich rechne damit, daß wir in einer nicht allzu fernen Zukunft sogar in der Lage sein werden, unseren Arzt nach einer routinemäßigen Blutuntersuchung nach den Werten von Komponenten wie den beiden Arten von HDL, das heißt HDL-2 und HDL-3 zu fragen. Auch der Gehalt des Blutes an »Apolipoprotein-B« ist unter Umständen der beste Indikator für das Vorhandensein einer Arteriosklerose; dieser Parameter wird besonders bei Verwandten von Patienten, bei denen eine Herzkrankheit festgestellt wurde, in Betracht gezogen (weitere Informationen dazu siehe P. O. Kwiterovich, John Hopkins Medical School, American Health Association Meeting, Anaheim, Kalifornien, 1984; G. L. Vega und S. M. Grundy, »Comparison of Apolipoprotein B to Cholesterol in Low Density Lipoproteins of patients with Coronary Heart Disease« [Ein Vergleich des Apolipoprotein-B- und Cholesteringehalts in den Lipoproteinen niedriger Dichte bei Patienten mit einer Erkrankung der Herzkranzgefäße], *Journal of Lipid Research*, Band 25, 1984.) Zur Zeit sind diese Tests noch sehr teuer und befinden sich noch im Experimentierstadium. Ihre Anwendung ist daher mehr oder weniger auf Forschungslaboratorien beschränkt.

Dies sind die Grundsätze, die Ihr Arzt beachten sollte, wenn er einen Belastungstest nach dem Cooper-Protokoll-Verfahren durchführt. Worüber kann uns denn nun so ein Belastungstest Auskunft geben? Wie wir bereits in den vorangegangenen Kapiteln festgestellt haben, ist ein Testergebnis oft eine Frage der Beurteilung; mit anderen Worten, es sind Zweifel möglich und es gibt Teilergebnisse, die der Interpretation bedürfen. Trotzdem ist der Test kein Lotteriespiel. Die Entscheidung, welche Therapie zu empfehlen ist, wird immer auf der Grundlage der optimistischen Beurteilung gefällt, ein Umstand der in der medizinischen Fachliteratur ausreichend dokumentiert ist. Um ganz sicher zu gehen, verlassen wir uns nicht auf isolierte oder ungesicherte Ergebnisse; wenn wir eine Therapie empfehlen, sind wir eher vorsichtig.

So würden wir unter keinen Umständen einen Patienten mir nichts dir nichts zu einem Angiogramm der Koronararterien bestellen, nur weil er einmal ein auffälliges EKG hatte. Mag sein, daß manche Ärzte so verfahren, die überwiegende Mehrzahl unserer Kollegen ist genauso vorsichtig wie wir. Wir wissen, daß auch eine wiederkehrende Abweichung im Belastungs-EKG oder eine zurückliegende Herzkrankheit nicht unbedingt bedeuten muß, daß ein Patient unmittelbar vor einem Herzinfarkt steht.

In den vielen Jahren, in denen wir unsere Erfahrungen gesammelt haben, konnten wir feststellen, daß die Parameter der Herzfunktion eine ungeheuer große Variationsbreite haben. Aus diesem Grund beschäftigen wir uns zur Zeit mit einer **Klassifizierung** verschiedener Krankheiten der Herzkranzgefäße und deren jeweiligen Behandlung, um unseren Patienten die jeweils ungefährlichste und speziell auf sie zugeschnittene Therapie vorschlagen zu können. Mit dem Ziel, unnötige Therapien und Operationen zu vermeiden, wurde bei der Entwicklung des Cooper-Protokolls besonders auf eine Verfeinerung des Auswertungsverfahrens geachtet. Wir empfehlen eine Behandlung nur, wenn ganz klar ist, daß der Patient wegen einer ernsteren Herzkrankheit in Gefahr ist. Dabei ist zu bedenken, daß ein auffälliges Belastungstestergebnis über Jahre stabil bleiben kann und keine Gefahr bedeutet.

Bei einem 59 Jahre alten Mann mit Namen Richard, der im Jahre 1974 einen akuten Herzinfarkt gehabt hatte, verfolgten wir ein auffälliges Testergebnis über acht Jahre. Als er im Januar 1975 zum ersten Mal in die Cooper Clinic kam, konnte Richard nur 13 Minuten auf dem Laufband bleiben, womit er in die Fitnesskategorie »ungenügend« kam. Sein Gesamtherzrisiko war »hoch«.

Das Elektrokardiogramm des ersten Belastungstests war auffällig. In der Familienanamnese kamen Herzkrankheiten vor; sein Bruder war in **161** jungen Jahren an einem Herzinfarkt gestorben. Richard war eine Zeitlang Raucher gewesen; die Streßbelastung am Arbeitsplatz war relativ gering; er war übergewichtig und der Fettgehalt seines Blutes war erhöht.

Trotzdem gab es keine Anzeichen einer unmittelbaren Gefahr; sein Zustand schien sich stabilisiert zu haben. Obwohl er einen Herzinfarkt hinter sich hatte, war er sowohl im Ruhezustand als auch während der Belastung völlig symptomfrei. Richard kam nun jedes Jahr in unsere Klinik. Das EKG blieb weiter auffällig, aber er konnte seine Zeit auf dem Laufband ständig verbessern. Im Januar 1983 schaffte er 19 Minuten, womit er innerhalb seiner Altersgruppe in die Fitnesskategorie »ausgezeichnet« gehörte. Er hatte keinerlei Beschwerden oder sichtbare Symptome; sein Ruhe-EKG war immer noch an der Grenze zum Normalen.

Doch gerade während dieser Untersuchung im Jahr 1983 tauchte ein neues und äußerst wichtiges Anzeichen einer Gefahr auf: Richards Belastungs-EKG war äußerst auffällig.

Unser Vorgehen in derartigen Fällen ist klar. Da sich sein Elektrokardiogramm gegenüber den in den letzten Jahren aufgenommenen deutlich verändert hatte, empfahlen wir ihm, ein Angiogramm der Koronararterien machen zu lassen. Wie es schien, war Richard gerade noch rechtzeitig zum Test erschienen. Obwohl sich noch kein Symptom gezeigt hatte, wurde anhand des Angiogramms festgestellt, daß mehrere größere Gefäße beinahe völlig blockiert waren. Sie hätten jederzeit einen Herzinfarkt verursachen können.

Im Laufe der folgenden Tage wurde an mehreren Gefäßen eine Bypass-Operation vorgenommen. Richard geht es heute gut. An diesem Fall können Sie sehen, daß wir nicht vorschnell zur Operation raten. Obwohl manche Resultate seiner Belastungstests und Untersuchungen bereits eine gewisse Gefahr signalisiert hatten, warteten wir auf ein sicheres Zeichen, daß sich sein Zustand verschlechtert hatte. Acht Jahre lang ging es Richard so gut, daß wir nicht eingreifen mußten. Erst nachdem sich sein EKG im Vergleich zu den früheren plötzlich verschlechterte, wußten wir, daß Richard in Lebensgefahr war, und ordneten weitere Untersuchungen an.

Um in der Lage zu sein, Fälle wie diesen klug und einfühlsam zu behandeln, muß der Arzt, der das Belastungselektrokardiogramm zu beurteilen hat, auch anhand eines einzigen Testergebnisses gültige Entscheidungen fällen können, was sicherlich sehr viel Erfahrung erfordert. Wir werden nun dazu übergehen zu untersuchen, was die unterschiedlichen Ergebnisse für den Arzt bedeuten und wie in den betreffenden Fällen zu verfahren ist.

Normal
Freuen Sie sich, wenn Ihr Belastungstest normal ist, aber ruhen Sie sich nicht für alle Zeiten auf diesem Ergebnis aus. Wenn Sie über 40 Jahre alt sind, sollten Sie *mindestens* alle drei Jahre einen Test machen lassen. Noch besser ist es, jedes Jahr einen Test zu machen, wozu ich dringend rate. Ein einziger Test, der normal ausfällt, bedeutet nicht, daß man sein ganzes Leben lang gegen Herzkrankheiten immun ist; er ist lediglich eine ausgezeichnete Möglichkeit, Ihre derzeitige Kondition quantitativ zu messen. Der Anhang enthält die im Laufbandbelastungstest ermittelten altersabhängigen Fitnesskategorien sowohl für Männer als auch für Frauen.

Normal, mit Anzeichen einer »Belastungsangina«
Diese Beurteilung bedeutet, daß das Belastungselektrokardiogramm normal ist, daß aber leichte Schmerzen in der Brust auftreten, wenn Sie sich Ihrer maximalen Leistung nähern. Belastungstests, bei denen während der Belastung Schmerzen in der Brust auftreten, gelten per Definition als auffällig, auch wenn das EKG völlig normal ist. Auch ein Abfall der Pulszahl oder des systolischen Blutdrucks während zunehmender körperlicher Beanspruchung wird als auffällig beurteilt. Hier ist es am besten, den Patienten anhand eines drei oder sechs Monate später durchgeführten Tests erneut zu beurteilen.

Normal, Test nicht erfolgreich abgeschlossen
Mit »Test nicht erfolgreich abgeschlossen« sind Patienten gemeint, die kurz nach Beginn des Tests das Gefühl haben, unbedingt aufhören zu *müssen*, obwohl ihr Puls noch nicht meßbar gestiegen ist. Das EKG ist völlig normal, aber der Test wäre an sich ergebnislos, wenn nicht als abnormal zu beurteilen. Da nicht ausgeschlossen werden kann, daß eine ernste Erkrankung der Koronararterien vorliegt, welche vom Test bei dieser niedrigen Pulszahl nicht erfaßt wurde, empfehlen wir, diese Patienten in ein medizinisch begleitetes, sich steigerndes Trainingsprogramm aufzunehmen. Nach drei Monaten, wenn sich ihre Kondition etwas verbessert hat, sollte erneut ein Belastungstest gemacht werden.

Sportherz normal
Zu dieser Kategorie gehören Patienten, deren Ruhe-EKG von der Norm abweicht (meist Umkehrung der T-Zacke in den Ableitungen II und III, AVF, V_{3-6} – siehe Abbildung 17). Während der Belastung verschwinden die Abweichungen. Untersuchungen über längere Zeit haben gezeigt, daß bei diesen Patienten das Risiko eines Herzinfarkts nicht im mindesten erhöht ist.

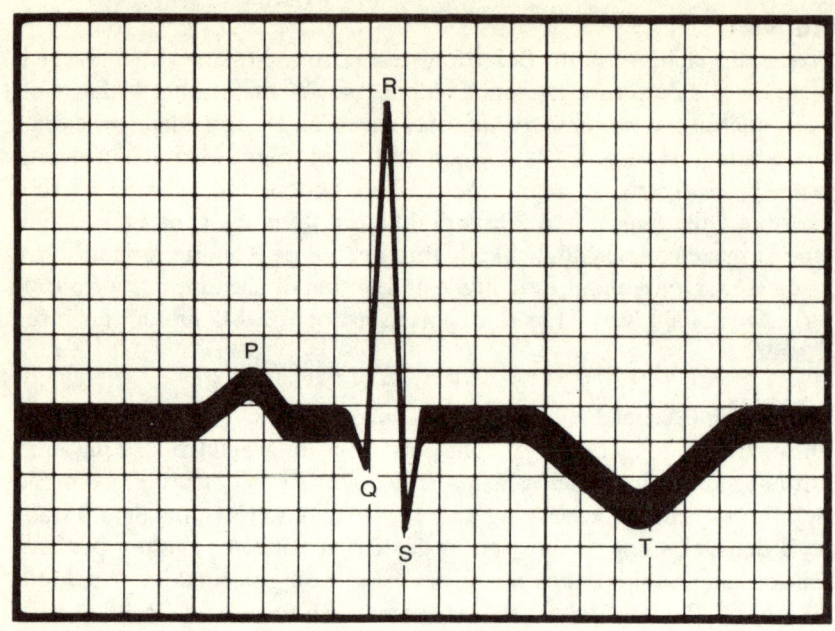

Abb. 17: EKG-Bild mit Umkehrung der T-Zacke

Abb. 18: S-T-Strecke an der Grenze zur Anomalie

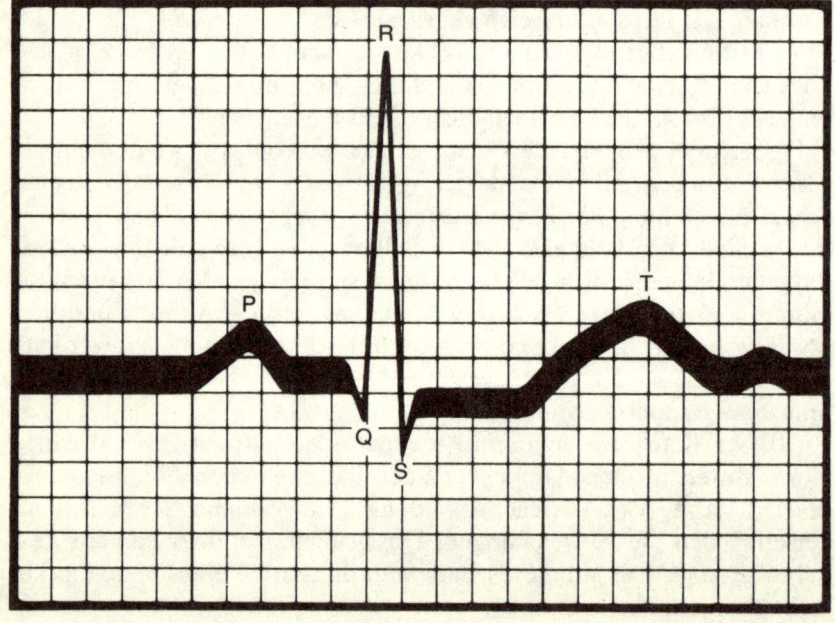

An der Grenze zur Anomalie

Diese Beurteilung des EKGs bedeutet, daß sich im Test Abweichungen zu zeigen beginnen (siehe Abbildung 18). Sie sind jedoch in der Regel nicht schwer genug, als daß wir uns ihretwegen allzu große Sorgen machen müßten. Gelegentlich sind angeborene Herzfehler die Ursache, ein andermal eine beginnende Arteriosklerose. Wir pflegen Patienten mit Ergebnissen dieser Art zu empfehlen, sich weiter untersuchen zu lassen, zuweilen raten wir zu einem Echokardiogramm.

In Langzeituntersuchungen über Patienten mit Grenzfall-Belastungstests habe ich feststellen können, daß in diesen Fällen drei Dinge passieren können: Das EKG bleibt stabil; das EKG kehrt zum normalen Bild zurück; oder die Abweichung verstärkt sich so, daß sie klar als auffällig zu beurteilen ist. Dabei hängt die weitere Entwicklung oft davon ab, wie der Patient sein Rehabilitationsprogramm gestaltet.

Auffällig

Wenn Sie sich die eben genannten verschiedenen Arten »normaler« Ergebnisse vor Augen halten, können Sie sich sicher denken, daß es auch mehrere Arten auffälliger Ergebnisse gibt. Ich habe nie verstehen können, wie viele Ärzte und Wissenschaftler alle positiven Belastungstestergebnisse einfach in einen gemeinsamen Topf – die Kategorie »auffällig« – werfen können. Ich werde Ihnen zeigen, daß man in seiner Beurteilung genauer sein kann. Um treffsichere Testergebnisse zu erzielen, *muß* der Arzt tiefer in die Materie jedes einzelnen Falles eindringen, als wenn er ihm einfach den Stempel »auffällig« aufdrückt.

In unserem Beurteilungssystem wurden verschiedene Grade für den positiven oder auffälligen Belastungstest festgelegt. Nicht alle Grade entsprechen lebensgefährlichen Situationen. Aber jeder Grad erfordert irgendeine Art von Folgemaßnahmen. Bei Grad 1 und 2 wird Sie der Arzt wahrscheinlich nur bitten, in drei bis sechs Monaten zu einem weiteren Test zu kommen. Anhand dieses zweiten Tests kann er feststellen, ob Sie Fortschritte gemacht haben und ob die Abweichung in ihrem Belastungstest die Tendenz hat, sich zu verstärken. Auf dieser Stufe werden in der Regel keine Zusatzuntersuchungen angeordnet.

Sollte Ihr Belastungstest jedoch höhergradig auffällig sein, wird Ihnen Ihr Arzt wahrscheinlich zusätzliche Untersuchungen anraten.

Bei einem auffälligen Belastungstest können folgende Zusatzuntersuchungen empfohlen werden:

☐ *Blutuntersuchung:* Der Arzt kann Ihr Blut zur Bestimmung bestimmter besonders aussagekräftiger Komponenten wie der Lipide oder der Herzenzyme ins Laboratorium geben. Je nach dem Testergebnis wird er auch zuweilen eine Zweituntersuchung anordnen oder zusätzliche Werte bestimmen lassen.

☐ *Echokardiogramm:* Bei diesem Verfahren werden hochfrequente Schallwellen verwendet, um das Herz abzubilden. Es eignet sich besonders für die Diagnose angeborener Herzfehler wie z. B. einer Herzerweiterung oder eines Herzfehlers, wie er bei Jim Fixx vorlag.

☐ *Langzeitüberwachung:* Bei dieser komplizierten Methode werden die elektrischen Signale, die das Herz während eines 24-Stunden-Elektrokardiogramms abgibt, auf ein Magnetband aufgezeichnet. Danach werden die Signale wiedergegeben und abgetastet mit dem Ziel, nur gelegentlich auftretende Abweichungen, die sich im normalen Elektrokardiogramm nicht abbilden würden. zu erfassen.

☐ *MUGA-Scan:* MUGA ist eine Abkürzung für »multiple-gated acquisition«. Bei diesem Test wird der Zustand des Herzens mit nuklearmedizinischen Methoden bestimmt, die sich noch im Entwicklungsstadium befinden.

Der »Thallium-Scan« ist ein anderes Verfahren, das unter Verwendung von Radioisotopen in der Diagnose der krankhaften Verengung der Koronararterien eingesetzt wird. Zuverlässigkeit und Treffsicherheit dieses Verfahrens sind umstritten. Manchen Arbeiten zufolge sagen seine Ergebnisse nicht viel mehr aus als der Laufbandbelastungstest. Ich habe bereits über den Fall berichtet, in dem der Thallium-Scan normal war. Da der Belastungstest des betreffenden Patienten auffällig war, forderte ich ein Angiogramm der Koronararterien an. Erst anhand dieses Tests wurde festgestellt, daß mehrere Gefäße gefährlich verengt waren, worauf eine lebensrettende Bypass-Operation vorgenommen wurde.

☐ *Angiogramm der Koronararterien:* Mit diesem Verfahren kann am sichersten festgestellt werden, ob und welche Koronararterien verengt sind. Wie Sie bereits wissen, muß dabei ein Katheter in die Arteria femoralis in der Leistengegend eingeführt werden. Der Katheter wird weiter eingeführt, bis sein Ende die Koronararterien erreicht. Während ein röntgenpositives Kontrastmittel in die Arterien injiziert wird, wird eine Röntgenaufnahme gemacht. Dieser Test zeigt genau, welchen Grad die Verengung der Arterien hat.

Dies sind einige der Folgeuntersuchungen, die angeordnet werden können, wenn Ihre Belastungstests auffällig sind. Nun, da wir die Verfahren kennengelernt haben, werden wir sehen, wie die verschiedenen Grade von Abweichungen im Belastungstest klassifiziert werden, um festzustellen, ob zusätzliche Tests angezeigt sind und wenn ja, welche. Als Ergänzung zu den Ausführungen über die Klassifikationen sollten Sie sich vielleicht folgende Tabelle im Anhang ansehen: *»Absolute Kontraindikationen des Belastungstests und der Teilnahme an sportlichen Übungen«.*

Auffällig, 1. Grad

Der Test ist nur auffällig während der letzten Minuten nahe der tatsächlichen Leistungsgrenze. Es ist möglich, daß hier gewisse Veränderungen der Koronararterien vorhanden sind. Wenn ja, wären sie wahrscheinlich nicht sehr ernst.

Die Prognose entspricht in etwa derjenigen des normalen Belastungstests. Es sind weder Behandlung noch zusätzliche Untersuchungen erforderlich. Hier würden wir hingegen empfehlen, nicht ein ganzes Jahr zu warten, sondern bereits nach sechs Monaten wieder einen Test zu machen.

Auffällig, 2. Grad

Der Belastungstest ist unterhalb der maximalen Pulszahl auffällig, wird jedoch bei Erreichen der maximalen Pulszahl normal. Im Ruhezustand und während der Erholungspause ist er normal oder an der Grenze zur Anomalie.

Dieses Ergebnis ist sehr wahrscheinlich kein Hinweis auf eine Erkrankung der Koronargefäße. Es könnte auf den Einfluß von Medikamenten, wie sie etwa bei Bluthochdruck eingesetzt werden, zurückzuführen sein. Daneben kommen als Ursache ein Kaliummangel oder andere mit der Blutdruckregulation zusammenhängende Phänomene in Frage. Weitere Ursachen sind angeborene Herzfehler. Um ganz sicher zu gehen, empfehlen wir in diesen Fällen in der Regel zusätzliche Blutuntersuchungen, die weitere Anhaltspunkte für das Gesamtherzrisiko geben können. Falls diese Untersuchungen ohne Befund sind, wird lediglich empfohlen, nach sechs Monaten einen weiteren Test zu machen.

Auffällig, 3. Grad

Der Test ist normal während der Belastungsphase. Erst während der Erholungsphase ist er auffällig. In diesen Fällen besteht eine große Wahrscheinlichkeit, daß eine Erkrankung der Herzkranzgefäße vor- **167** liegt. Sie wird jedoch nicht schwer sein. Je nachdem, wie groß die Abweichungen im EKG sind, sind weitere Untersuchungen erforderlich. In den meisten Fällen werden wir uns jedoch darauf beschränken, den betreffenden Patienten in sechs bis zwölf Monaten zu einer weiteren Untersuchung zu bestellen.

Auffällig, 4. Grad

Der Test ist normal im Ruhezustand und während der Belastung unterhalb der maximalen Pulszahl. Während der maximalen Belastung wird er auffällig und bleibt es die ganze Erholungsphase hindurch.

Für ein derartiges Resultat gibt es viele mögliche Gründe. So könnte das EKG falsch-positiv sein, weil Sie Medikamente gegen Bluthochdruck oder eine Herzkrankheit einnehmen oder weil Sie einen angeborenen Herzfehler haben. Möglich ist aber auch, daß es auf eine Koronarsklerose zurückzuführen ist. Hier würden wir zusätzliche Blutuntersuchungen empfehlen, in manchen Fällen auch ein Echokardiogramm. Des weiteren sollte sich der betreffende Patient nach sechs Monaten erneut vorstellen.

Auffällig, 5. Grad

Das EKG ist normal im Ruhezustand, wird jedoch während der Belastung auffällig. Es bleibt auch während der Belastung bei der maximalen Pulszahl und während der Erholungsphase auffällig.

Meistens ist dieses Ergebnis auf eine schwere Arteriosklerose, das heißt auf eine klassische Verhärtung der Arterien, wie sie bei Jim Fixx vorlag, zurückzuführen. Da dieser Zustand gefährlich werden kann, werden hier zusätzliche Untersuchungen empfohlen. Dazu gehören ergänzende Blutuntersuchungen und vielleicht ein Echokardiogramm. Je nachdem, wie diese Untersuchungen ausfallen, werden auch ein Langzeit-EKG oder ein MUGA-Scan (siehe oben) durchgeführt.

Je nach dem Ergebnis dieser Untersuchung wird der Termin für den nächsten Belastungstest festgelegt. Sind Sie nicht eindeutig auffällig, so wird im allgemeinen nach drei bis sechs Monaten ein weiterer Test durchgeführt. Andernfalls wird ein Angiogramm der Herzkranzgefäße empfohlen.

Auffällig, 6. Grad

Bei diesem Ergebnis, das einen höchst bedenklichen Hinweis auf eine Erkrankung darstellt, bleibt das auffällige EKG während der Ruhephase bis in die Belastungsphase unterhalb der maximalen Pulszahl bestehen. Bevor die maximale Pulszahl erreicht wird, verstärkt sich die
Abweichung, und der Patient muß den Test abbrechen. Auch während

der Erholungsphase bleibt das EKG weiter auffällig. Eine Angina pectoris kann dazukommen oder nicht.

Ein solches Ergebnis ist der typische Indikator einer schweren Koronarsklerose. In diesen Fällen werden oft Blutuntersuchungen und ein Echogramm angefordert. Meist ist auch ein Angiogramm der Koronararterien erforderlich. Sollten die Ergebnisse dieser Untersuchungen zeigen, daß die Einleitung einer Therapie nicht unbedingt erforderlich ist, sollte der betreffende Patient gebeten werden, sich nach drei Monaten erneut vorzustellen.

Trotz dieser Einteilung der auffälligen Ergebnisse in mehrere Kategorien besteht zuweilen Unklarheit darüber, welcher von ihnen ein bestimmtes Testergebnis zuzuordnen sei. Wir ändern unser Interpretationsschema laufend entsprechend den Ergebnissen der zu diesem Thema erscheinenden wissenschaftlichen Arbeiten.

Ich habe bereits im vorangehenden Kapitel erwähnt, daß Veränderungen im Belastungs-EKG zweier aufeinanderfolgender Tests oft einen Hinweis auf eine Herzkrankheit darstellen. In einer Zeit, in der noch nicht viel statistisches Material zu diesem Zusammenhang vorlag, hätte manch ein Arzt diese Veränderungen übergangen, wenn der Patient darüber hinaus weder Schmerzen in der Brust noch andere Symptome einer Herzkrankheit gehabt hätte.

Inzwischen wissen wir aber, daß eine solche relative Veränderung des Belastungs-EKGs auch bei hochtrainierten Marathonläufern ein ernsteres Problem signalisieren kann. Bei solchen Patienten empfehlen wir daher nicht selten ein Angiogramm der Koronararterien.

Nach meiner Erfahrung ist eine relative Veränderung des EKGs grundsätzlich als Anzeichen für eine Verschlechterung des Zustands des betreffenden Patienten anzusehen. Ein solcher Wendepunkt, an dem der Zustand eines Patienten gefährlicher wird und das Risiko eines Herzinfarkts zu steigen beginnt, kann dem Arzt entgehen, wenn keine regelmäßigen Testergebnisse vorliegen.

Ganz gleich – wer Sie auch sind und wie wenig Sie auch anscheinend von seiten Ihrer übrigen Risikofaktoren zu befürchten haben, Sie sollten sich nicht wegen der Tatsache, daß Sie beschwerdefrei trainieren können, zu sehr in Sicherheit wiegen. Auch bei aktiven, sportlichen Personen kann die Gefahr eines Herzinfarkts plötzlich auftreten, ohne sich vorher im geringsten angekündigt zu haben. Bis zum Auftreten der ersten Symptome wird der Betreffende nicht wissen, in welchem Zustand er sich befindet, falls kein Elektrokardiogramm während körperlicher Beanspruchung aufgenommen wird. Oft ist jedoch das erste sichtbare »Symptom« bereits der plötzliche Tod.

Dadurch, daß wir durch eine regelmäßige Untersuchung Veränderungen im Zustand rechtzeitig erkannten, konnten wir schon oft lebensrettend eingreifen. Jim, ein 47jähriger sportlicher Kieferorthopäde, ist so ein Beispiel.

Er kam im Juli 1972 zu seinem ersten Belastungstest. Damals war er in ausgezeichneter Verfassung: Er schaffte 22 Minuten auf dem Laufband und hatte ein normales Ruhe- und Belastungs-EKG. Während der folgenden Jahre, in denen er sich einmal jährlich testen ließ, hielt er diese gute Zeit auf dem Laufband und bekam jedesmal die Fitnessnote »ausgezeichnet«.

Im August 1982 erzielte er zum ersten Mal schlechtere Belastungstestergebnisse. Seine maximale Pulszahl fiel auf 148 Schläge pro Minute ab. Dieser plötzliche Abfall hatte offensichtlich nichts zu tun mit der seinem Alter nach zu erwartenden Abnahme der Pulszahl. Auch Jims Blutdruck war erhöht, und der Fettgehalt des Blutes war ungewöhnlich hoch. Wir verschrieben ihm Medikamente zur Senkung seines Blutfettgehalts und zur Normalisierung des Blutdrucks. Zusätzlich baten wir ihn, von nun an alle sechs Monate statt einmal im Jahr zum Test zu erscheinen.

Der nächste Laufbandbelastungstest fiel noch schlechter aus und war nun als äußerst auffällig zu bezeichnen. Er blieb nur 13 Minuten auf dem Laufband, nach 11 Minuten traten leichte Beschwerden in der Brust auf. Das EKG zeigte im Ruhezustand, während der Belastung und während der Erholungsphase eine klassische Abweichung.

Was seine übrigen Risikofaktoren betrifft, waren Erkrankungen der Koronargefäße in seiner Familie vorgekommen. Seine Schwester war im Alter von 45 Jahren an einem Herzinfarkt gestorben, und sein Vater hatte mit 55 Jahren seinen ersten Herzinfarkt. Jim selbst war Raucher, lebte unter erheblicher Anspannung, sein Blutdruck lag an der Grenze zur Anomalie, und der Fettgehalt seines Blutes war sehr hoch.

Trotzdem war sein Gesamtherzrisiko bis zu diesem Test mäßig gewesen. Erst nachdem die Ergebnisse des neuesten Tests vorlagen, mußte es als hoch beurteilt werden und war Jims Zustand als »auffällig, 6. Grad« zu betrachten.

Da so viele Hinweise auf eine Gefahr vorlagen, ließen wir ein Angiogramm der Koronararterien anfertigen. Der Bericht war nicht erfreulich. Ein Blutgefäß war zu 90 % verengt und zwei andere etwa zu 70 %. An drei Gefäßen wurde eine Bypass-Operation vorgenommen. Danach erholte sich Jim recht schnell. Gerade jetzt, da dieses Buch in Druck geht, ist Jim ins Aerobic-Center zurückgekehrt, wo er mit einem ärztlich begleiteten Bewegungstraining beginnen wird. Er ist völlig beschwerdefrei, und sein Belastungstest ist normal.

Das Wichtigste, was wir von diesem Fall in Erinnerung behalten sollten, ist, daß dieser Zahnarzt bis zu seinem *letzten* Belastungstest nie irgendwelche Anzeichen einer Herzkrankheit bemerkt hatte.

Daran können Sie sehen, daß sich eine Koronarsklerose sehr rasch ausbreiten kann, wenn sie einmal angefangen hat. In Jims Fall war im Verlauf von nur sechs Monaten eine deutliche Zustandsverschlechterung eingetreten. Da wir aber in so engem Kontakt zu ihm standen und ihn regelmäßig untersuchen und testen konnten, waren wir in der Lage, entsprechend zu reagieren, bevor größerer Schaden entstanden war.

Manchmal sind unsere Belastungstests von noch viel reicherem Erfolg gekrönt. Unter Umständen scheinen nämlich die Ergebnisse eines sachgerecht durchgeführten Belastungstests tatsächlich in der Lage zu sein, zur *Umkehrung* der Entwicklung einer Koronararteriosklerose beizutragen. Eine solche Umkehrung ist besonders dann möglich, wenn der Zustand eines Patienten nicht mehr als vier bis sechs Monate lang auffällig war.

Ein Beispiel für eine solche Umkehrung ist der Fall eines stellvertretenden Leiters einer großen ortsansässigen Firma, der im November 1983 zu uns kam, um sich testen zu lassen. Er hatte zwar mit 197 Pfund erhebliches Übergewicht, hatte aber regelmäßig Sport getrieben. So schaffte er es, 25 Minuten lang auf dem Laufband zu bleiben – wofür er die Fitnessnote »ausgezeichnet« innerhalb seiner Altersgruppe erhielt. Trotzdem gab es Probleme.

Als er seine maximale Pulszahl erreichte, war das EKG äußerst auffällig, während der übrigen Phasen war es relativ normal. Cholesterin- und Triglyceridspiegel waren erhöht, sein Gesamtherzrisiko war nach unserem Beruteilungsschema hoch.

Wir schätzten daher seinen Zustand als »auffällig, 1. Grad« ein, was bedeutete, daß wir mit einer allerdings eher minimalen Arteriosklerose zu rechnen hatten. Extreme Maßnahmen oder eine Therapie waren in diesem Fall nicht erforderlich. Vielmehr verordneten wir ihm ein Rehabilitationsprogramm, zu dem eine Reduzierung der täglichen Kalorienmenge und eine Änderung der Eßgewohnheiten gehörte.

Auf dieses Programm sprach er sehr gut an. Als er im März 1984, vier Monate nach seinem letzten Test, in die Klinik kam, hatte er 24 Pfund abgenommen. Dann kam die Stunde der Wahrheit: Er stieg auf das Laufband – wie mir schien, recht zuversichtlich. Als er die 20-Minuten-Marke passiert hatte, waren wir gespannt, ob die Abweichungen vom letzten Test wieder auftreten würden. Aber nichts geschah. 21 Minuten, 22 Minuten und keine Störung. Zu unserem Erstaunen schaffte er 24 Minuten, das waren 4 Minuten mehr, als er vor nur vier Monaten erreicht hatte.

Cooper-Klinik-Protokoll
Diagnose, Maßnahmen und Empfehlungen für die Häufigkeit der Untersuchungen

Laufband-Belastungs-Test – mind. 7 Elektroden nahe der Leistungsgrenze – Bruce- oder Balke-Protokoll	
	Belastungs-EKG normal (N)
	Belastungs-EKG normal, aber Schmerzen in der Brust unter Belastung
	Belastungs-EKG normal, aber nicht erfolgreich abgeschlossen (Erschöpfung unterhalb der max. Pulszahl)
	Sportherz normal (Ruhe-EKG auffällig, EKG normalisiert sich bei Belastung)
	Belastungs-EKG an der Grenze zur Anomalie

Belastungs-EKG auffällig (aufg.)

	Ruhe	unter max. Puls	bei max. Puls	Erholungsph
I	N	N	aufg.*	N
II	N	aufg.	N	N
III	N	N	N	aufg.
IV	N	N	aufg.	aufg.
V	N	aufg.	aufg.	aufg.
VI	aufg.	aufg.**	—	aufg.

* Nur während der letzten 2 Minuten. Falls eine Erkrankung der Herzkranzgefäße vorliegt, ist sie nicht signifikant.
** Test bei einer niedrigen Pulszahl wegen eines auffälligen EKGs abgebrochen. Sehr wahrscheinlich liegt eine schwere Erkrankung der Herzkranzgefäße vor.

Diagnose
NV	normale Variation
R_x	(Digitalis, Diuretika, Beta-Blocker, Quinidine, Sedativa usw.)
BP	Blutdruck steigt unter der Belastung zu sehr an.
El	Elektrolytmangel (Hypokaliämie)
T	T-Schwankungs-Labilität (lagebedingt oder nach Hyperventilation)
Val	(engl. Valvular Disease) Klappenfehler (Aortenstenose oder Mitralklappenvorfall)
CD	(engl. Conduction Defects) Reizleistungsstörungen (CLBBB, CRBBB)
My	Myokardkrankheiten (LVH, IHSS, ASH, HCM, Querverbindungen zwischen den Koronararterien, Alte Myokarditis, Spasmen der Koronararterien)
CAD	(engl. Obstructive Coronary Disease) Krankhafte Verengung der Herzkranzgefäße

Diagnose oder Ursache	Maßnahmen*)	Wiederholung des Laufbandbelastungstests alle:
normal	keine erforderlich	> 40 Jahre: mind. alle 3 Jahre
wahrscheinlich CAD	B, CM, SCR, Ec, evtl. CA	3 Monate
möglicherweise CAD	B, SCR	3–6 Monate
NV	Wiederholung; B, X, As	< 40 J.: alle 3 Jahre > 40 J.: jedes Jahr
alle aufgeführten Diagnosen	B, X, As, DE	6–12 Monate
NV, BP, El, Val,? CAD	Wiederholung, B, As, X	12 Monate
NV, R_x, El, Val, My	B, As, X, Ec, DE	12 Monate
BP, El, T,? CAD	B, As, X, DE	6 Monate
R_x, BP, El, Val, My, CAD	B, As, X, Ec,? HM, MTS	6 Monate (im SCR)
El, My, wahrscheinl. CAD	B, As, X, Ec, HM MTS oder CA	3–6 Monate (im SCR)
wahrscheinlich CAD	B, As, X, MTS, CA	3 Monate

* Die Wahl der Maßnahmen richtet sich nicht nur nach den Laborwerten und den Ergebnissen der EKG-Auswertung, sondern auch nach dem klinischen Eindruck, der Familienanamnese, dem Körpergewicht, dem Fitnessgrad, den Rauchgewohnheiten etc. Die Entscheidung, ob eine oder mehrere der aufgeführten Untersuchungen durchgeführt werden, richtet sich nach dem Ausgang der ersten Untersuchung und/oder dem Grad der Abweichung.

Maßnahmen
B   Blutuntersuchungen incl. Lipide
As   Auskultation des Brustkorbes
X   (engl. Chest x-ray) Röntgenaufnahme des Brustkorbs
Ec   Echokardiogramm
HM   (engl. 24 hr. Holter Monitoring) 24-Stunden-EKG
MTS   MUGA- oder Thallium-Scan
CA   (engl. Coronary Arteriogramm) Angiogramm der Koronararterien
CM   (engl. Cardiac R_x)
SCR   (engl. Supervised cardiac rehab) ärztl. begleitetes Herz-Rehabilitationsprogramm
DE   (engl. Diet and exercise programm, no supervision) Diät und Trainingsprogramm, keine ärztliche Begleitung

173

Außer dem Mann selbst hatten auch seine Cholesterin- und Triglycerid-werte abgenommen. Während des gesamten Belastungstests war das EKG normal. Während der folgenden Monate konnte er seinen Zustand weiter verbessern. Im November 1984 stellte er seinen absoluten Rekord auf dem Laufband auf – 27 Minuten.

Wie können wir uns diese dramatische Wendung erklären? Zum Glück konnten wir seine Krankheit an einem Punkt erkennen, an dem die Entwicklung noch rückgängig zu machen war. Dadurch stiegen seine Chancen, sich noch lange des Lebens zu freuen, erheblich.

Fälle wie dieser zeigen, daß ein regelmäßiger Belastungstest auch für – dem äußeren Anschein nach – völlig gesunde Leute ohne jegliche Beschwerden wichtig ist. Wenn Sie dabei die eben erläuterten Grundsätze beachten, können Sie eine auffällige Herzkrankheit erkennen, bevor die ersten Symptome auftreten. Und wenn es Ihnen gelingt, eine solche Erkrankung früh genug zu erkennen, können Sie unter Umständen sogar eine lebensgefährliche Entwicklung rückgängig machen.

Trotz dieser Erfolge werden wir nicht aufhören, das Cooper-Protokoll-Verfahren zu verbessern; etwa indem wir das Laufbandverfahren selbst und die Art der Auswertung der Testergebnisse entsprechend den neuesten wissenschaftlichen Arbeiten ändern. Einer neueren Arbeit zufolge besteht beispielsweise eine hohe Korrelation zwischen der Depression der S-T-Strecke und der Pulszahl. Teile der Wissenschaft vertreten die Ansicht, anhand eines Vergleichs dieser beiden Faktoren ließen sich Krankheiten am treffsichersten diagnostizieren. Wir werden diese und andere Entwicklungen im Auge behalten und unsere Verfahren entsprechend verfeinern.

In dem Maße, wie künftige Arbeiten neue Erkenntnisse liefern, werden wir in der Lage sein, die Effektivität der Beurteilungskriterien unserer Tests zu steigern und das Risiko einer Erkrankung der Herzkranzgefäße zu verringern.

Wie wir im nächsten Kapitel sehen werden, können uns diese neuen Testverfahren dem Ziel ein wenig näherbringen, an dessen Erreichen die Mediziner durch alle Epochen hindurch Tantalus-Qualen gelitten haben – sie können uns zu einem längeren Leben verhelfen.

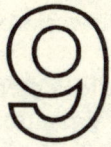

Können wir unser Leben wirklich verlängern?

Wenn ich an eine mir sehr ans Herz gewachsene alte Dame denke, fällt mir immer wieder ein, wie sie vergnügt in sich hineinlachte, wenn sie die Lieblingsseite ihrer Zeitung aufgeschlagen hatte. Je länger sie las, um so lustiger wurde sie. Wenn Sie denken, daß es die Comics waren, die ihr solchen Spaß machten, liegen Sie völlig falsch. Sie las die Todesanzeigen.

Besonders interessierte sie, welches Alter die Verstorbenen erreicht hatten und war selbst sehr stolz darauf, daß sie schon so viele überlebt hatte. Sie fand, daß sie mit ihrem langen und gesunden Leben sehr gut weggekommen war. Tatsächlich hatte sie wenig mit den üblichen Gebrechen zu kämpfen. Sie fühlte sich wohl und freute sich, daß sie immer noch so vital war.

Nun sind Todesanzeigen vielleicht nicht jedermanns Sache. Die Befriedigung der Dame, ein hohes Alter erreicht zu haben und dabei immer noch recht aktiv und gesund zu sein, kann man jedoch leicht nachfühlen, denn es war ihr gelungen, sich einen der tiefsten Wünsche des Menschen zu erfüllen – ein heiteres, schaffensreiches und langes Leben.

Die Menschen suchten schon seit jeher nach Mitteln und Wegen, ihr Leben zu verlängern und sich ihre Jugend zu erhalten. In grauer Vorzeit meinten die Menschen, ein Lebenselixier finden zu müssen, das ihnen ewige Jugend und Gesundheit verschaffen könnte. In späteren Jahrhunderten glaubten sie an die Kräfte von Zauberern und Hexen, von denen gesagt wurde, sie könnten die Uhr des Lebens zurückstellen. Ihre Hoffnungen spiegeln sich in den Legenden um Marlin, einen Halbdämon, der Zauberer am Hofe König Artus' war.

Im 15. Jahrhundert, nachdem 1493 ein Abenteurer zusammen mit Columbus auf dessen zweite Reise nach Amerika ausgefahren war, wurden die Hoffnungen etwas konkreter. Der Abenteurer hieß Juan Ponce de Leon und war ein junger spanischer Offizier. Er wurde bald Gouverneur von »Puerto Rico«, in der Karibik. Auf dem Weg dorthin erzählte man ihm eine indianische Sage über eine Insel mit dem Namen »Bimini«, die ihn nicht mehr loslassen sollte. Die Sage handelt von **175** einem Land, das von einer wundersamen Quelle durchflossen wird, deren Wasser tödliche Krankheiten heilen und Alten ihre verlorene Jugend wiedergeben konnte.

Ponce de Leon gelang es, den spanischen Hof von der Existenz dieser Insel zu überzeugen, so daß man ihn mit königlichen Mitteln ausstattete, sie zu entdecken und zu erobern. Wie wir wissen, wurde Bimini nicht entdeckt. Aber Ponce de Leon stieß bei einer seiner Entdeckungsfahrten auf Florida, ein Land, das als Ruhesitz für die Betagten noch große Zeiten erleben sollte.

Trotz dieser vergeblichen Versuche haben die Menschen bis zum heutigen Tag nicht aufgehört, nach ewiger Jugend – oder doch wenigstens nach einem langen, aktiven Leben – zu streben. So gingen während der letzten hundert Jahre einige bei der Suche nach der verlorenen Jugend so weit, sich in Privatkliniken einer zweifelhaften Behandlung mit Extrakten von Drüsen ungeborener Lämmer oder Affen zu unterziehen.

Jetzt ist man dabei zu entdecken, daß es nicht notwendig ist, solchen Hirngespinsten nachzujagen. Wir setzen im Kampf gegen die Krankheit auf die Arbeit der medizinischen Labors und Diagnoseeinrichtungen. Und wir können uns und andere zu einem Lebensstil ermutigen, der die Basis eines längeren Lebens ist.

Wir haben sogar schon allen Grund anzunehmen, daß uns die ersten Tropfen des »Jungbrunnens« bereits ereicht haben – wenn auch in etwas anderer Weise, als es sich die Spanier gedacht hatten, die sich damals auf die Suche nach Bimini machten. Im Verlauf der 70er Jahre nahm die durchschnittliche Lebenserwartung der Amerikaner um fast vier Jahre zu – diese Zunahme übertraf diejenigen der vorangegangenen Jahrzehnte um fast das Vierfache. Es gibt sogar Prognosen, nach denen zum Ende dieses Jahrhunderts die amerikanische Frau eine durchschnittliche Lebenserwartung von 90 Jahren und der amerikanische Mann eine durchschnittliche Lebenserwartung von ungefähr 85 Jahren haben sollen.

Nicht minder aufregend ist die Vermutung vieler Experten, daß diejenigen, die in den Genuß dieses Privilegs kommen werden, wahrscheinlich im Alter noch Schwung und Kraft haben werden (»Hope Grows for Vigorous Old Age« = Aktiv Altern ist möglich, *The New York Times*, 2. Oktober 1984).

Wodurch soll denn diese Langlebigkeit bewirkt werden, die man uns prophezeit?

Die Antwort ist recht einfach: Die beiden hauptsächlichen Todesursachen in den Vereinigten Staaten sind Herzkrankheit und Krebs, in

dieser Reihenfolge. Wenn Sie Ihr Risiko, an einer der beiden Krankheiten zu leiden oder daran zu sterben, herabsetzen können, haben Sie begründete Aussichten auf ein langes Leben.

Obwohl wir schon einen großen Schritt weitergekommen sind, die Ausbreitung dieser beiden tödlichen Krankheiten zu bremsen, sind sie immer noch der hauptsächliche Grund dafür, daß die Lebenserwartung in den höherentwickelten Ländern nicht höher ist. Was kann der einzelne Mensch für seine Gesundheit tun, um seine Aussichten zu verbessern, ein hohes Alter zu erreichen?

Ich möchte nun die vier grundlegenden »lebensverlängernden Prinzipien« nennen, die meiner Ansicht nach die Wahrscheinlichkeit senken können, daß jemand in jungen Jahren – plötzlich oder nach längerer Krankheit – stirbt. Wenn Sie Ihren Alltag nach diesen Prinzipien ausrichten, werden Sie Ihr Leben beinahe mit Sicherheit um einige Jahre verlängern. Die vier lebensverlängernden Prinzipien sind:

Prinzip Nr. 1:
Unterziehen Sie sich regelmäßigen Vorsorgeuntersuchungen, die einen geeigneten Herzfunktions- und Krebstest enthalten.

Prinzip Nr. 2:
Achten Sie auf eine fett-, zucker- und salzarme Ernährung, die jedoch reich an Faserstoffen sein soll und bei der Sie Ihr normales Gewicht halten.

Prinzip Nr. 3:
Verfolgen Sie ein mäßiges, aber systematisches Aerobic-Übungsprogramm.

Prinzip Nr. 4:
Vermeiden Sie Tabak in allen Formen, aber verzichten Sie vor allem auf Zigarettenkonsum.

Mit diesen vier Prinzipien soll folgendes erreicht werden:

☐ Die Vorsorgeuntersuchungen sollen dazu beitragen, daß auffällige Herzkrankheiten oder Krebs zum frühestmöglichen Zeitpunkt festgestellt werden.

☐ Eine gesunde Ernährung, ein vernünftiges Trainingsprogramm und der Verzicht auf Zigarettenkonsum senkt die Gefahr dieser hauptsächlichen tödlichen Krankheitsfaktoren: Arteriosklerose, Bluthochdruck, Fettleibigkeit, ungesunder Cholesteringehalt des Bluts, Bewegungsarmut und Krebs.

☐ Nach einem Herzinfarkt, oder wenn Ihre Herzkranzgefäße krankhaft verändert sind, können diese lebensverlängernden Prinzipien Ihre Rehabilitation fördern.

Ich bin mir dessen bewußt, daß es noch viele andere Risikofaktoren und Gefahren des Lebens gibt, die in diesen vier lebensverlängernden Prinzipien nicht berücksichtigt werden. Einige dieser zusätzlichen Gefahren haben wir in früheren Kapiteln dieses Buches, in denen von den Risikofaktoren die Rede ist, kennengelernt. Es gibt aber auch Faktoren wie Alkohol- oder Drogengenuß, die in diesem Buch nicht berücksichtigt werden, obwohl sie das Leben auf verschiedene Art und Weise verkürzen können.

Aber wenn man mich heute bitten würde, einige einfache Faustregeln für eine Strategie zu nennen, die das Leben der meisten Menschen verlängert, würde ich mich wieder auf diese vier Prinzipien beschränken. Ich halte sie für die Grundvoraussetzungen einer Verlängerung der Lebenserwartung, wenn man auch nicht übersehen kann, daß leider die meisten von uns mehr oder weniger versäumt haben, unser Leben darauf aufzubauen.

Zum Schluß noch eine Bemerkung zur Handhabung dieser Prinzipien: Wenn Sie Ihr Leben verlängern wollen, müssen Sie unbedingt *alle* diese lebensverlängernden Prinzipien verfolgen. Wenn Sie nur eines, zwei oder drei einhalten, wird es nicht funktionieren. Nehmen wir Jim Fixx. Es war eine großartige Leistung, daß er die drei letzten Prinzipien während seiner letzten 15 Lebensjahre in seinen Alltag integrierte, – aber: er ließ das erste Prinzip, sich jährlich untersuchen zu lassen und einem Belastungstest zu unterziehen, links liegen. Möglich, daß er dadurch seinem plötzlichen Tod den Weg bereitete.

Mit diesen allgemeinen lebensverlängernden Prinzipien im Hinterkopf wollen wir uns daran machen, das Verhältnis zwischen Lebensverlängerung und körperlicher Beanspruchung zu untersuchen. Dazu werden wir eine Reihe von Fragen zu diesem Thema, die mir oft gestellt werden, sowie meine Antworten dazu durchgehen.

Frage Nr. 1
Kann ich durch körperliche Beanspruchung mein Leben verlängern?

Es liegen bereits viele Untersuchungen vor, denen zufolge eine große *Wahrscheinlichkeit* besteht, daß ein systematisches, mäßiges Aerobic-Übungsprogramm das Leben verlängern kann. Mit »mäßig« ist das von mir empfohlene Übungsprogramm gemeint, bei dem an vier Tagen der Woche jeweils 20 bis 30 Minuten gelaufen wird, wobei die wöchentliche Gesamttrainingsstrecke 12 bis 15 Meilen beträgt. Andere Aerobic-Übungen, deren Energieverbrauch in etwa diesem Trainingsumfang entsprechen, haben dieselbe Wirkung.

Daß ein regelmäßiges Übungsprogramm mit Sicherheit zur Verlängerung des Lebens beiträgt, konnte bisher nicht bewiesen werden – aus folgendem Grund: Um den Beweis zu erbringen, daß ein einzelner Faktor das Leben verlängert, müßten Daten über das gesamte Leben von Patienten, die trainieren, und von Patienten, die nicht trainieren, gesammelt und miteinander verglichen werden. Solche Untersuchungen sind bereits angelaufen, ihre Resultate stehen jedoch noch nicht zur Verfügung.

Unter anderem von Dr. Ralph Pfaffenbarger und Dr. J. N. Morris durchgeführten Untersuchungen zufolge ist die Wahrscheinlichkeit, daß sich eine Herzkrankheit entwickelt, bei körperlich inaktiven Männern größer als bei aktiven.

Pfaffenbargers Arbeit, die sich auf die Arbeiterschaft im Hafen von San Francisco bezieht, lief über 20 Jahre. Pfaffenbarger entdeckte, daß bei Männern, deren Arbeit die größte körperliche Beanspruchung mit sich brachte, am seltensten Todesfälle infolge von Herzkrankheiten auftraten. Zu diesem Ergebnis kam auch Morris' Untersuchung, die zeigte, daß die Schaffner in den englischen Doppeldeckerbussen, die während ihrer Arbeit viele Treppen steigen mußten, länger lebten als die Fahrer, die werktags auf ihren Fahrersitzen saßen.

Wahrscheinlich gibt es keine Arbeit, in der die Korrelation zwischen körperlicher Aktivität, Erkrankung der Herzkranzgefäße und der Lebensdauer untersucht werden, die solche Kontroversen ausgelöst hat wie diese 1953 erschienene Arbeit. Morris und seine Mitarbeiter selbst nahmen drei Jahre später ihre ursprünglichen Schlußfolgerungen teilweise zurück, indem sie feststellten, daß die Busschaffner und Fahrer schon zu Beginn der Untersuchung nicht vergleichbar waren (siehe Artikel aus dem Jahre 1956 in Band 2 der britischen Zeitschrift *Lancet*, S. 566−570). Anscheinend waren die Busfahrer schon bei der Einstellung fetter als die Schaffner; jedenfalls waren ihr durchschnittlicher Taillenumfang und das Gewicht größer.

Wenn man den Aufsatz aus dem Jahr 1956 liest, möchte man glauben, daß Morris nicht das Gefühl hatte, daß körperliche Beanspruchung zur Verhinderung der Koronarsklerose beitrage. Er arbeitete aber an dem Problem weiter und veröffentlichte 24 Jahre später einen Aufsatz mit dem Titel »Vigorous Exercise in Leisure Time: Protection Against Coronary Heart Disease« (Aktiver Freizeitsport: Schutz vor Erkrankungen der Herzkranzgefäße) (*Lancet* 1980, 2, 1207−1210). Der Titel spricht für sich selbst. In seinem Aufsatz verstärkt Professor Morris diese Aussage, indem er feststellt: »Starke körperliche Beanspruchung ist eine natürliche Abwehr des Körpers; sie wirkt als Schutz des alternden Herzens gegen Ischämie und ihre Konsequenzen.«   **179**

Auch Pfaffenbargers Arbeit über die Hafenarbeiter wurde seinerzeit stark angegriffen. Doch Dr. Pfaffenbarger setzte seine systematische Untersuchung fort und veröffentlichte im Juli 1984 einen Bericht über 16 936 ehemalige Harvard-Studenten, die er von 1962 bis 1978 verfolgte. Er stellte fest, daß bei denen, die regelmäßig Sport trieben, nur halb so viele Todesfälle infolge von Herzkrankheiten auftraten als bei denen, die nicht regelmäßig Sport trieben. Diese Arbeit war die erste Langzeituntersuchung, in der gezeigt werden konnte, daß regelmäßiges Training *tatsächlich* das Leben verlängert (siehe *Journal of the American Medical Association*, 27. Juli 1984, Band 252, Nr. 4).

Untersuchungen über Leute, die nach längeren Jahren der Inaktivität in mittleren Jahren mit einem regelmäßigen Training beginnen, liegen jedoch noch nicht abgeschlossen vor. Einige Forschungsprojekte sind jedoch schon im Gange. Ich nehme an, daß sie einen starken Hinweis darauf geben werden, daß körperliche Beanspruchung die Entwicklung einer Herzkrankheit verhindert oder verzögert und dadurch das Risiko eines plötzlichen Todes verringert und zur Verlängerung des Lebens beiträgt.

Frage Nr. 2
Trägt regelmäßige körperliche Beanspruchung zur Verkürzung des Lebens bei?

Die Gegner des Bewegungstrainings werden sagen, Jim Fixx' Leben sei durch Laufen verkürzt worden. Umgekehrt werden die Jogging-Begeisterten sagen, daß er gerade dadurch neun Jahre länger leben konnte als sein Vater.

Wie auch immer: Eine solche Aussage über einen isolierten Einzelfall ließe sich sowieso nicht auf die Allgemeinheit übertragen. Es gibt aber eine andere Möglichkeit, eine Antwort auf diese Frage zu finden. Wenn regelmäßige körperliche Beanspruchung zur Verkürzung des Lebens beitragen würde, müßte die durchschnittliche Lebenserwartung des Amerikaners in den vergangenen zwei Jahrzehnten gesunken sein, denn von 1961 bis 1984 stieg der Prozentsatz derjenigen, die regelmäßig trainieren, von 24 auf 59 %. Wie wir wissen, war das Gegenteil der Fall. Seit 1961 stieg die Lebenserwartung des Amerikaners ununterbrochen, und zwar um fünf Jahre! Nach diesem statistischen Material über große Bevölkerungsgruppen kann man mit Sicherheit sagen, daß regelmäßige sportliche Beanspruchung nicht zur Verkürzung des Lebens beiträgt.

180

Frage Nr. 3
Kann körperliche Beanspruchung den plötzlichen Herztod bewirken?

Wie ich bereits mehrmals erwähnte, stellt die 1984 im *New England Journal of Medicine* veröffentlichte Arbeit von Dr. Siscovick und seinen Mitarbeitern den jüngsten Versuch dar, diese Frage zu beantworten. Auf der Grundlage ihres statistischen Materials kamen die Autoren zu dem Schluß, daß das Risiko eines primären Herzstillstands während starker körperlicher Beanspruchung größer sei als im Ruhezustand. Dieses Risiko nimmt jedoch bei denjenigen Männern, die körperlich am wenigsten aktiv sind, am meisten zu.

Insgesamt gesehen, wird jedoch eine regelmäßige sportliche Betätigung mit einem *verringerten* Risiko von primärem Herzstillstand in Verbindung gebracht. An unserem Institut für Aerobic-Forschung führten Dr. Larry Gibbons und seine Mitarbeiter eine Untersuchung durch, die im Jahre 1980 unter dem Titel »The Acute Cardiac Risk of Strenuous Exercise« (Das akute Herzrisiko starker körperlicher Beanspruchung) im *Journal of the American Medical Association* veröffentlicht wurde. Sie beobachteten dabei 65 Monate lang 2935 Erwachsene, die insgesamt 374 728 Stunden lang eine Strecke von insgesamt 1 635 763 Meilen liefen und gingen. Während der gesamten Untersuchung traten nur 2 Herzinfarkte ein. *Keine* der untersuchten Personen ist gestorben. Seit dieses Buch herausgekommen ist, haben sich diese Zahlen erhöht auf mehr als 5000 Erwachsene, die zusammen über 6 Millionen Meilen gelaufen und gegangen sind. Auch dabei sind nicht mehr als die beiden bereits erwähnten Herzinfarkte aufgetreten.

Diese Daten erfassen einen Zeitraum von 13 Jahren, sie enthalten keine Angaben über die anderen Arten körperlicher Aktivität, die am Aerobic-Center ausgeübt werden. So gibt es Leute, die bei uns regelmäßig Basketball oder Racketball spielen, schwimmen oder an Aerobic-Tanz-kursen teilnehmen. Vor dem Hintergrund dieses statistischen Materials scheint das Risiko eines plötzlichen Herztodes während körperlicher Beanspruchung sehr niedrig zu sein – vorausgesetzt, die grundlegenden Sicherheitsmaßnahmen werden befolgt. Diese Maßnahmen wurden in den früheren Kapiteln dieses Buches ausführlich besprochen.

Frage Nr. 4
Schützt regelmäßige körperliche Beanspruchung vor Infektionen?

Viele, die regelmäßig Sport treiben, auch ich selbst, haben festgestellt, daß sie sich weniger Infektionen zuziehen. Das ist möglicherweise der Grund dafür, daß die Fehlzeiten in Betrieben, die Fitnessprogramme anbieten, sinken.

Tritt im Immunsystem eine Änderung ein, die diesen anscheinend vorhandenen Schutz erklären würde?

Um zur Beantwortung dieser Frage beizutragen, veröffentlichte Dr. Harvey B. Simon im *Journal of the American Medical Association*, Ausgabe vom 16. November 1984, einen Bericht über die Immunologie der körperlichen Beanspruchung. Er kam zu dem Schluß, daß körperliche Beanspruchung eine vorübergehende Zunahme der weißen Blutkörperchen und der Lymphozyten, denen im Körper vor allem die Aufgabe der Infektionsabwehr zukommt, bewirkt. Bevor wir mit Sicherheit sagen können, ob körperliche Beanspruchung einen klinisch relevanten Schutz bewirken kann, sind weitere Untersuchungen erforderlich.

Frage Nr. 5
Verursacht regelmäßige körperliche Beanspruchung Krebs oder schützt sie davor?

Als in der Woche um den 10. Februar 1985 vorläufige Ergebnisse einer Untersuchung zu diesem Thema veröffentlicht wurden, erschienen Zeitungen mit Schlagzeilen wie »Study Indicates Vigorous Exercise May Harm Health« (Hinweise aus der Wissenschaft: Starke körperliche Beanspruchung kann der Gesundheit schaden). Seit jener Zeit hat die Cooper Clinic Anfragen aus allen Teilen der Vereinigten Staaten erhalten. Manche drücken echte Sorge aus, andere wirken eher neugierig als besorgt. Muß man sich denn nun Sorgen machen, wenn man bereits seit Jahren trainiert?

Die Ergebnisse der eben erwähnten Untersuchung wurden auf einem Internationalen Krebskongreß, veranstaltet von der University of California und der National Foundation for Cancer Research, vorgestellt. Es wurde die Wirkung von starker körperlicher Beanspruchung auf Meerschweinchen und Ratten untersucht. Diese Tiere liefen über eine längere Zeit bis zu zwei Stunden am Tag auf winzig kleinen Laufbändern. Es wurde festgestellt, daß als Reaktion auf diese Aktivität eine

182

chemische Substanz, sogenannte »freie Radikale«, abgegeben wurde. Die Frage, ob freie Radikale Krebs verursachen können, wird zur Zeit in der Krebsforschung heftig diskutiert. In besagter Untersuchung wurde jedoch bei keinem der Versuchstiere Krebs festgestellt. In der Arbeit werden lediglich Überlegungen angestellt, daß dies möglich wäre.

Diese Untersuchung wirft mehrere Fragen auf. Die erste betrifft den Umfang der körperlichen Beanspruchung. Waren die Tiere zu Versuchsbeginn in einer guten oder schlechten Kondition? Ein Training, bei dem zwei Stunden ununterbrochen auf dem Laufband trainiert wird, ist für Mensch und Tier recht anspruchsvoll. In diesem Fall könnte die körperliche Beanspruchung eher einen belastenden als einen Trainingseffekt gehabt haben. Hier möchte ich zwei Ausdrücke einführen, die Sie in Zukunft vermutlich öfters hören werden: »*Eustress*« im Gegensatz zu »*Distress*«. Eustress entspricht normalem Streß und bedeutet im Zusammenhang mit körperlicher Beanspruchung »nicht besonders anspruchsvoll«. Distress entspricht einer erschöpfenden körperlichen Beanspruchung, die zu Muskelschäden und chronischer Ermüdung führen kann. Im Fall der eben genannten Versuchstiere können wir meines Erachtens ruhig sagen, sie befanden sich in einem Distress-Zustand. Weiter können wir feststellen, daß möglicherweise Umstände gegeben waren, die die Entstehehung von Krebs begünstigen konnten; es wurde aber kein tatsächlich vorhandener Krebs nachgewiesen.

Was wissen wir denn nun wirklich über die Wirkungen körperlicher Aktivität auf die Entwicklung von Krebs?

Ich habe lange in der medizinischen Fachliteratur gesucht, um eine Antwort auf diese Frage zu finden. Ich fand, daß die epidemiologische Forschung keine positive Korrelation zwischen körperlicher Beanspruchung und Krebs festgestellt hat. Dagegen können Sie sich dadurch, daß Sie körperlich eher aktiv sind, vor Krebs schützen, besonders vor Mastdarmkrebs. Garabrant u. a. (*American Journal of Epidemiology*, 119, 1005−14, 1984) untersuchte an 2950 männlichen Patienten mit Mastdarmkrebs den Zusammenhang zwischen der Art der beruflichen Tätigkeit und Krebs. Bei Männern mit einer sitzenden Tätigkeit war das Mastdarmkrebs-Risiko 1,6mal höher als bei Männern mit einer sehr aktiven Tätigkeit. Arbeiten, wie die von Rusch (*Proceedings of the National Academy of Science U.S.A.*, 76, 457, 1979) und von Hoffman (*Cancer Research*, 22, 597, 1962), zufolge verhindert körperliche Beanspruchung das Tumorwachstum bei Tieren.

Persky u. a. (*American Journal of Epidemiology*, 114, 477−87, 1981) stellten fest, daß ein höherer Ruhepuls stark mit einer erhöhten Kolonkrebssterblichkeit korrelierte. Diese Arbeiten sind ein starker Hinweis **183** darauf, daß körperliche Beanspruchung die Kolonkrebssterblichkeit zu senken vermag. Neuere Untersuchungen Pfaffenbargers an ehemaligen Harvard-Studenten sind sogar noch eindrucksvoller (*Journal of the American Medical Association*, Band 252, Nr. 4, 27. Juli 1984). In dieser Arbeit wurden 16 936 Männer während eines Zeitraums von 1962 bis 1978 untersucht. Bei den Männern, die weniger als 500 Kilokalorien pro Woche durch körperliche Aktivität verbrauchten, betrug die Krebssterblichkeit 25,7 von 10 000 Mann/Jahren; während sie bei Männern, die über 500 Kalorien pro Woche durch körperliche Aktivität verbrauchten, nur 19,2 betrug. Die Differenz war statistisch signifikant. Dabei entspricht ein Verbrauch von 500 Kilokalorien nur etwa fünf wöchentlich gelaufenen Meilen.

Falls körperliche Beanspruchung tatsächlich einen gewissen Schutz vor Krebs bietet: Wie wird das vermittelt? Eine mögliche Antwort ist der Arbeit von Dr. Lee S. Berk vom Loma Linda University Medical Center in Loma Linda, Kalifornien, zu entnehmen. Er untersuchte die Abwehrmechanismen des Körpers gegen Krebs. Die Immunologie gegen bakterielle und Virusinfektionen ist inzwischen gut bekannt. Weniger bekannt ist der Schutz gegen Krebs.

In neueren Untersuchungen wurde jedoch festgestellt, daß der Körper über sogenannte NK-Zellen (von engl. »natural killers«, deutsch: »Killerlymphozyten«) verfügt. Die Zellen sind anscheinend spezifisch gegen bestimmte Krebsarten. Sie stellen gewissermaßen die erste Verteidigungslinie des Körpers gegen Krebs dar. Stellen Sie sich diese NK-Zellen als Kugeln vor, die gegen die Krebszellen im Körper prallen und sie zerstören, wodurch sie die Zellteilung und schließlich das Tumorwachstum verhindern. Dr. Berk konnte nun nachweisen, daß als Reaktion auf körperliche Beanspruchung diese NK-Zellen entsprechend dem Anstieg des Endorphin-Spiegels zunehmen. Steigt der Endorphin-Spiegel an, so nehmen auch die NK-Zellen zu, vorausgesetzt die körperliche Beanspruchung entspricht der Eustress-Kategorie. Ist die körperliche Beanspruchung zu stark (Distress), sinkt die Wirksamkeit der NK-Zellen. Infolge dieser nachteiligen Reaktion versucht der Körper, sich der Beanspruchung anzupassen, was zur Folge hat, daß wiederholte Distress-Beanspruchung schließlich Eustress werden kann. Diesen Vorgang nennen wir einen Trainingseffekt erzielen. Dies bedeutet, daß eine nachteilige, destruktive Wirkung der körperlichen Beanspruchung auf die NK-Zellen nur vorübergehend ist, wenn die Beanspruchung regelmäßig und gleichmäßig ist. Es sind gelegentliche oder sporadische Distress-Beanspruchungen, die auf die Dauer schädlich **184** sein können.

Zu besagter Arbeit, in der über eine Erhöhung des Krebsrisikos durch körperliche Beanspruchung berichtet wird, kann ich zur Zeit nicht mehr sagen, da ich lediglich einen Zeitungsartikel darüber kenne. Wie viele andere muß ich warten, bis die Arbeit publiziert wird und ich die Einzelheiten der Untersuchung nachlesen kann. Ob bestimmte Aspekte der Ernährung wie Vitaminüberschuß oder Vitaminmangel im Zusammenhang mit starker körperlicher Beanspruchung krebsfördernd sind, wie in besagtem Artikel berichtet wird, bleibt eine unbeantwortete Frage.

In dem Bericht wird weiter behauptet, starke körperliche Beanspruchung beschleunige den Altersprozeß. Viele andere Arbeiten zu diesem Thema besagen, daß körperliche Beanspruchung den Altersprozeß eher verzögere als beschleunige. Ich habe mir vorgenommen, der Frage des Zusammenhangs zwischen Krebs, Alterung und regelmäßiger Eustress-Beanspruchung weiter nachzugehen, nehme aber stark an, daß die Literatur zur Zeit nicht viel Material zu diesem Thema enthält, das uns in dieser Frage weiterhelfen kann.

Frage Nr. 6
Hebt körperliche Beanspruchung die schädlichen Wirkungen des Rauchens auf?

Im Gegensatz dazu, was viele Raucher gerne hören möchten, ist körperliche Beanspruchung nicht in der Lage, die Schäden aufzuheben, die sie ihrem Körper zufügen, wenn sie weiterrauchen. Dagegen kann ihnen ihr Bewegungstraining dabei helfen, diese Gewohnheit aufzugeben.

Einer Arbeit zufolge werden sich Raucher, die mit einem Aerobic-Training beginnen, erst richtig bewußt, wie sehr das Rauchen ihre Fähigkeit, Sauerstoff umzusetzen, vermindert hat. Kurz gesagt, sie müssen feststellen, viel schneller außer Atem zu geraten als ihre Trainingskameraden. Oft nehmen sie sich dann vor, das Rauchen aufzugeben. Starke körperliche Beanspruchung führt auch zu einer Abnahme der nervösen Anspannung, die ja bekanntlich oft der Anlaß ist, zur Zigarette zu greifen.

Ich habe Hunderte von Briefen erhalten, in denen mir ehemalige Zigarettenraucher mitteilten, daß sie das Rauchen erst aufgeben konnten, nachdem sie mit einem Bewegungstraining angefangen hatten. Anscheinend hatten die regelmäßigen Aerobic-Übungen ihre allgemeine Disziplin gehoben und ihnen ein Selbstvertrauen gegeben, das sie bisher nicht gehabt hatten.

Frage Nr. 7
Kann körperliche Beanspruchung zu hohen Blutdruck senken?

Bluthochdruck ist einer der Hauptrisikofaktoren des Herzinfarkts und des Schlaganfalls. Das konnte wissenschaftlich bewiesen werden. Die herkömmliche Therapie bestand in Medikamenten, Gewichtsabnahme und salzloser Ernährung.

Und körperliche Beanspruchung? Bisher konnte nicht bewiesen werden, daß Aerobic-Übungen in der Lage wären, einen zu hohen Blutdruck zu senken. Demnächst sind jedoch Arbeiten zur Frage des Zusammenhangs zwischen körperlicher Beanspruchung und Bluthochdruck zu erwarten.

Einer Untersuchung Dr. Ralph Pfaffenbargers an nahezu 17 000 ehemaligen Harvard-Studenten zufolge sinkt durch einen aktiven Lebensstil bei Patienten mit Bluthochdruck das Risiko einer Erkrankung der Herzkranzgefäße. Die Arbeit enthält auch eine interessante Beobachtung über den Einfluß der Vererbung. Die körperlich aktiven ehemaligen Studenten, deren Eltern hohen Blutdruck hatten, hatten ein viel geringeres Risiko einer Herzkrankheit als die inaktiven ehemaligen Studenten, deren Eltern Bluthochdruck hatten.

Dr. Steven Blair und andere am Institut für Aerobic-Forschung beschäftige Wissenschaftler untersuchten an 6000 gesunden Männern und Frauen ohne Bluthochdruck den Zusammenhang zwischen körperlicher Fitness und der Entwicklung von Bluthochdruck. Sie begleiteten diese Testpersonen fast fünf Jahre lang und fanden, daß das Risiko einer Entwicklung von Bluthochdruck bei jenen mit geringerer Fitness beträchtlich höher war.

John Duncan, ein wissenschaftlicher Mitarbeiter des Instituts für Aerobic-Forschung, untersuchte ebenfalls die Wirkung körperlicher Beanspruchung auf Bluthochdruck. In einer sechzehn Wochen dauernden Untersuchung konzentrierte er sich er vor allem auf Patienten mit einem diastolischen Blutdruck zwischen 90 und 104.

Eine Gruppe von etwa 50 dieser Bluthochdruckpatienten gingen oder liefen an drei Tagen der Woche jeweils 20 bis 30 Minuten. Eine kleinere Gruppe von 15 Patienten, die als Kontrollgruppe zum Vergleich mit der Versuchsgruppe fungierten, trainierten nicht.

Die Resultate waren recht ermutigend: Bei 70 % der Gruppe, die trainiert hatte, war der Blutdruck auf unter 90 gesunken. Bei den übrigen 30 % war der Blutdruck ebenfalls gefallen, jedoch nicht tief genug, um die medikamentöse Behandlung zu erübrigen. Bei der Kontrollgruppe, die nicht trainiert hatte, hatte sich der Blutdruck nicht signifikant verändert.

In derselben Untersuchung konnten wir etwas darüber erfahren, über welchen Mechanismus körperliche Beanspruchung den Blutdruck senkt. Anscheinend reduziert sich in der Folge von Aerobic-Übungen die Abgabe von Noradrenalin – einem Hormon, das Bluthochdruck erzeugen kann, indem es die Blutgefäße verengt.

Viele Fragen sind noch zu klären, bevor wir Genaues über den Zusammenhang zwischen körperlicher Beanspruchung und Senkung von zu hohem Blutdruck sagen können. Die derzeit abgesicherten Aussagen reichen meines Erachtens jedoch aus, um zu sagen, daß ein regelmäßiges Konditionstrainingsprogramm dazu beitragen kann, Bluthochdruck zu verhindern oder zu normalisieren – und dadurch Ihr Leben um Jahre zu verlängern.

Frage Nr. 8
Kann körperliche Beanspruchung den Cholesterinspiegel des Blutes beeinflussen?

Wie Sie wissen, hängt die Arteriosklerose und mit ihr die Gefahr eines plötzlichen Todes mit Cholesterin zusammen, einer Fettsubstanz, die in Ihren Zellen und im Blut vorkommt. Demnach tragen alle Vorsorgemaßnahmen, die den Cholesteringehalt Ihres Blutes niedrig halten, zu einer Abnahme der Wahrscheinlichkeit bei, daß sich bei Ihnen eine Herzkrankheit entwickelt oder Sie plötzlich sterben. Gleichzeitig verbessern Sie Ihre Aussichten auf ein langes Leben.

Die Frage, ob körperliche Beanspruchung den Gesamtcholesterinspiegel im Blut senkt – unabhängig davon, ob gleichzeitig eine Änderung in der Ernährungsweise und eine Gewichtsabnahme erfolgt – ist noch umstritten. Untersuchungen über den Fitnessgrad und ausgewählte Herzrisikofaktoren an nahezu 3000 Männern zeigten, daß zwischen dem im Laufbandbelastungstest ermittelten Fitnessgrad und dem Cholesteringehalt des Serums ein negativer Zusammenhang bestand. Mit anderen Worten, die Männer mit dem höchsten Fitnessgrad hatten den niedrigsten Gesamtcholesterinspiegel, und jene mit dem niedrigsten Fitnessgrad hatten den höchsten Cholesterinspiegel. Die Unterschiede waren deutlich (siehe *Journal of the American Medical Association*, 12. Juli 1976, Band 236, Nr. 2).

Demgegenüber wurde in einer Untersuchung an 3900 erwachsenen Frauen, über die 1983 in der Zeitschrift *Circulation* berichtet wurde, kein Zusammenhang zwischen dem im Laufbandbelastungstest ermittelten Fitnessgrad und dem Gesamtcholesteringehalt des Blutes fest- **187** gestellt. Dafür bestand eine hohe Korrelation zwischen Fitnessgrad auf der einen Seite und dem HDL-Cholesterinspiegel und dem Verhältnis zwischen Gesamtcholesterin und HDL auf der anderen Seite. 1983 veröffentlichten Dr. Steven Blair und seine Mitarbeiter im *American Journal of Epidemiology* eine Langzeituntersuchung zu dieser Frage. Ihre Untersuchung zeigte, daß bei 753 Männern mittleren Alters ein direkter Zusammenhang zwischen einem höheren, anhand der Laufbandzeit ermittelten Fitnessgrad und dem HDL-Cholesterinspiegel bestand. Sowohl das Verhältnis zwischen Gesamtcholesterin und HDL als auch der diastolische Blutdruck nahmen ab, wenn sich die Fitness steigerte.

Damit Sie diese Ergebnisse in Ihrer ganzen Tragweite verstehen können, will ich einen Moment innehalten, um einige Punkte zu rekapitulieren, die wir bereits in früheren Kapiteln besprochen haben. Mit Gesamtcholesterin ist die Cholesterinmenge, die sich tatsächlich im zirkulierenden Blut befindet, gemeint. Es setzt sich vor allem aus Lipoprotein niedriger Dichte (LDL [von engl. »low density lipoprotein«]) und Lipoprotein hoher Dichte (HDL [für engl. »high density lipoprotein«]) zusammen.

Für den Laien verständlich ausgedrückt: LDL wird »schlechtes« Cholesterin genannt, da es sehr wahrscheinlich zur Bildung von Fettablagerungen in den Blutgefäßen beiträgt. HDL wird »gutes« Cholesterin genannt, weil es höchstwahrscheinlich die schädlichen Wirkungen des LDL-Cholesterins neutralisiert.

Um Ihre Blutgefäße vor Veränderungen zu schützen und Ihr Leben zu verlängern, sollten Sie versuchen, den LDL-Gehalt Ihres Blutes zu senken und den HDL-Gehalt zu steigern. Letzteres können Sie einer beachtlichen Anzahl von wissenschaftlichen Untersuchungen zufolge durch Aerobic-Übungen erreichen. Eine Untergruppe des HDL-Cholesterins, das sogenannte »HDL-2«, ist wahrscheinlich die Substanz, die hauptsächlich daran beteiligt ist, das »schlechte« Cholesterin aus dem Körper zu entfernen. Der Gehalt des Blutes an dieser Substanz scheint durch körperliche Beanspruchung am meisten gesteigert zu werden.

Zahlreichen Arbeiten zufolge haben aktive, schlanke Leute einen niedrigeren LDL-Spiegel als diejenigen, die wenig aktiv sind und Übergewicht haben. Dies geht zum Teil auf den geringeren Fettgehalt des Körpers von aktiven Personen, zum Teil auf die körperliche Beanspruchung selbst und zum Teil darauf zurück, daß sich Sportler im allgemeinen besser ernähren.

Mit dieser Frage beschäftigte sich eine weitere sehr interessante Untersuchung, die im Jahre 1984 im *Journal of the American Medical Association* veröffentlicht wurde. Bei 11 gesunden, über 60jährigen Männern und Frauen war nach einem zwölfmonatigen Trainingsprogramm der LDL-Cholesterinspiegel gesunken und der HDL-Cholesterinspiegel gestiegen.

Bei dieser Untersuchung wurde festgestellt, daß körperliche Beanspruchung die Empfindlichkeit des Körpers gegen Insulin und Glucose erhöht. Die in der Regel im Alter auftretende Abnahme dieser Empfindlichkeit kann zu Altersdiabetes führen. Merken Sie sich also: Körperliche Beanspruchung ist ein wichtiger Faktor, wenn es darum geht, im Alter gesund und aktiv zu bleiben!

Aber die beste Möglichkeit, den Gesamtcholesterinspiegel zu senken, bleibt immer noch die Ernährungsumstellung und Gewichtsabnahme.

Frage Nr. 9
Kann mir körperliche Beanspruchung helfen, mich von einem Herzinfarkt oder einer Bypass-Operation zu erholen und meine Lebenserwartung zu steigern?

Sorgfältig durchgeführte Untersuchungen an Patienten, die dabei waren, sich von einem Herzinfarkt oder einer Bypass-Operation zu erholen, haben ergeben, daß körperliche Beanspruchung für sie ebenso wichtig ist wie für Gesunde.

Nehmen wir zum Beispiel den Cholesterinspiegel der Rekonvaleszenten einer Herzkrankheit. In einer englischen Untersuchung wurde 40 herzkranken Männern im Alter zwischen 29 und 56 Jahren ein auf drei Wochen befristetes Übungsprogramm verordnet. Das Übungsprogramm bestand aus Aerobic-Übungen, die den Puls dreimal pro Tag für 20 Minuten auf 80 % seines maximalen Werts steigerten, und dies an 5 Tagen der Woche. Nach diesem Programm waren die HDL-Cholesterinspiegel der Männer, die auf das Rauchen verzichteten, deutlich gestiegen. Bei den Männern, die weiterhin rauchten, war die Veränderung des HDL-Spiegels zu vernachlässigen.

In einer von der Veterans Administration durchgeführten Untersuchung, über die 1984 im *New England Journal of Medicine* berichtet wurde, begleitete man 82 bypass-operierte Patienten zehn Jahre lang. Von 132 Gefäßplastiken, die noch ein Jahr nach der Operation offen waren und funktionierten, waren 10 Jahre nach der Operation nur 50 frei von Arteriosklerose. Die Patienten, bei denen sich keine Arterienverengung gebildet hatte, hatten höhere HDL-Cholesterinspiegel und niedrigere LDL-Apoprotein-B-Spiegel. Bei dieser Untersuchung wurde die Korrelation zwischen körperlicher Aktivität und Vorhanden- oder **189**

Nichtvorhandensein neuer arteriosklerotischer Veränderungen oder mit dem HDL-Cholesterinspiegel nicht bestimmt. Da jedoch durch körperliche Beanspruchung der LDL-Spiegel sank und der HDL-Cholesterinspiegel stieg, können wir davon ausgehen, daß körperliche Beanspruchung für bypass-operierte Patienten von großem Nutzen ist.

Die Patienten, die eine Bypass-Operation hinter sich hatten, berichteten, daß sich jeweils nach körperlicher Beanspruchung ihre Stimmung verbesserte. Dr. Albert Oberman von der University of Alabama Medical School schreibt zu diesem Thema: »Oft fällt während einem ärztlich begleiteten Trainingsprogramm eine deutliche Verbesserung der psychischen Verfassung der Patienten auf.«

Wir haben oft bemerkt, daß die Herzrekonvaleszenten am Aerobic-Center **nach** der Bypass-Operation besser in Form waren als davor! Bestimmt erinnern Sie sich, daß ich über solche Beobachtungen in früheren Kapiteln dieses Buches bereits berichtet habe.

Demnach können wir klar sagen: Körperliche Beanspruchung – im Zusammenhang mit einem kompletten Rehabilitationsprogramm einschließlich einer guten, fettarmen Diät und regelmäßigen ärztlichen Untersuchungen und einer angemessenen Änderung des Lebensstils – kann dazu führen, daß der Zustand des Herzpatienten »danach« sogar besser ist als »davor«.

In einer Untersuchung über Bewegungstraining an zufällig ausgewählten Patienten mit einer Erkrankung der Herzkranzgefäße stellten Dr. Victor Froelicher und andere nach einem Jahr ärztlich beaufsichtigter körperlicher Beanspruchung keine signifikanten Unterschiede zwischen Versuchs- und Kontrollgruppe fest. Dasselbe Forscherteam berichtete in einem 1984 im *Journal of the American Medical Association* veröffentlichten Artikel, daß die Gruppe, die trainiert hatte, bescheidene, aber ermutigende Zeichen einer Verbesserung zeigten. So hatten sich ihre Aerobic-Leistung, ihre Thallium-Ischämie-Werte und ihre Kammerfunktion verbessert.

Die Resultate, die besagen, daß körperliche Beanspruchung das Leben der Herzpatienten verlängert, sind noch nicht ausreichend gesichert. Es erscheinen aber zunehmend Arbeiten, die diese Schlußfolgerung unterstützen.

In einem 1982 in der Zeitschrift *Progressive Cardiovascular Disease* erschienenen Aufsatz stellen Dr. G. S. May und seine Mitarbeiter die Wirkung eines Bewegungstrainings auf Patienten nach einem Herzinfarkt dar. Ihre Untersuchung bestand aus sechs Teiluntersuchungen an insgesamt 2752 Patienten, die jeweils nach dem Zufallsprinzip den Trainings- bzw. Kontrollgruppen zugeordnet wurden. Für sich allein **190** zeigte keine der Untersuchungen einen signifikanten Trainingseffekt.

Erst als die Resultate *zusammengelegt* wurden, stellte man bei der Trainingsgruppe eine Abnahme der Sterblichkeit um 19 % fest! Die Anzahl der Todesfälle war durch das Bewegungstraining nicht gestiegen, auch nicht bei den Patienten, bei denen eine Erkrankung der Herzkranzgefäße festgestellt worden war. Der positive Trainingseffekt scheint jegliche Risiken bei weitem aufgewogen zu haben. Ich bin fest davon überzeugt, daß künftige Untersuchungen auf noch dramatischere Weise belegen werden, daß körperliche Beanspruchung die Lebenserwartung von Herzpatienten steigern kann.

Jedoch, ob Sie Herzpatient sind oder nicht, damit Sie hoffen können, Ihr Leben zu verlängern, müssen Sie noch einmal die grundlegenden Prinzipien rekapitulieren, die ich zu Anfang dieses Kapitels vorgestellt habe. Kurzum, Sie müssen – am besten gleich heute – damit anfangen, die vier lebensverlängernden Prinzipien in Ihren Alltag einzubauen, nämlich: ärztliche Untersuchungen mit Belastungstests; das richtige Körpergewicht, gehalten durch eine fettarme, ballaststoffreiche Ernährung; regelmäßiges Konditionstraining; Verzicht auf Tabak.

Und zwar *alle* diese Prinzipien, ohne Ausnahme. Nur dann dürfen Sie hoffen, alle Aussichten zu haben, Gespenstern wie der Herzkrankheit und dem plötzlichen Tod immer einen Schritt voraus zu sein.

10 Jenseits des Jim Fixx-Syndroms: Die Zukunft des Fitnessbooms

Die Industrie weiß nur allzu gut, daß Modeerscheinungen in Amerika wie in anderen Ländern rasch wechseln. Trotz Meinungsumfragen und Marktforschung läßt sich der Publikumsgeschmack oft schwer voraussagen.

Wie wird es wohl mit der Aerobic-Welle weitergehen? Ist sie am Ende auch nur eine vorübergehende Verrücktheit? Oder haben wir es mit etwas zu tun, das uns länger erhalten bleibt und das unser Leben auf Dauer ändert?

Bis zu Jim Fixx' Tod gab es sichere Anzeichen dafür, daß die konditionssteigernden Sportarten für absehbare Zeit zu unserem Leben gehören würden. Die Sportarten wurden mit Begeisterung, die leicht in Euphorie umschlagen konnte, gelegentlich sogar in einer Art religiöser Ekstase betrieben. Alles schrie: »Je mehr, je besser!« Fernsehspots, Zeitschriftenbeilagen und von Berühmtheiten verfaßte Bücher priesen die Schönheit des Körpers als das höchste Ziel des Lebens an.

Dann brach Jim Fixx einsam auf einer Straße in Nord-Vermont zusammen, und die Begeisterung wich der Angst und Sorge. Wenn dieses leuchtende Beispiel für Fitness und Gesundheit während seines tägchen Laufs sterben kann, wie soll es dann uns ergehen?

Das war das Zeichen für einige ernsthafte Gegner des Aerobic-Sports, von denen einige recht respektablen Teilen der Ärzteschaft angehören, um zum Angriff überzugehen. Solange kein spektakulärer Fall oder ein Symbol zur Verfügung stand, die sie für ihre Zwecke einsetzen konnten, waren sie vorsichtiger gewesen. Aber nun gab es Jim Fixx. Sie benutzten seine Tragödie, um ihre Kampagne anzuheizen und appellierten an die Angst, um die Flut der Fitnessbewegung einzudämmen oder vielleicht sogar eine Gegenbewegung zu veranlassen.

Als eine Folge von Jim Fixx' Tod setzte sich langsam die Erkenntnis durch, daß man auch krank sein kann, obwohl man aerobisch völlig fit ist. Sicher hätte Jim Fixx, wäre er auf dem Laufband getestet worden, **192** die für sein Geschlecht und Alter beste Leistungskategorie erreicht.

Aber war er gesund?

Die Antwort lautet nein, er war nicht gesund. Ich nehme an, ich hätte ihn auch nicht für gesund gehalten, denn wahrscheinlich wäre sein Laufbandbelastungs-EKG stark auffällig gewesen. Es gibt also diesen Unterschied zwischen Fitness und Gesundheit, und dank dem Laufbandbelastungs-EKG können sie unterschieden werden. Nur Patienten, deren Fitness als »gut« oder »besser« zu beurteilen ist und deren Belastungs-EKG normal ist, sind meiner Meinung nach, was ihr kardiovaskuläres System betrifft, fit *und* gesund.

Inzwischen scheint die Welle von Panik und Ablehnung vorüber zu sein. Nach all dem Fragen und Grübeln über diesen tragischen Tod scheint die vernünftigere Phase der Aerobic-Bewegung angebrochen zu sein. Eine Phase, in der wir in der Lage sein werden, den Aerobic-Sport als eine der Waffen im Kampf gegen Herzkrankheit und plötzlichen Tod zu sehen, ohne in den Fehler zu verfallen, ihn zum Allheilmittel hochzustilisieren.

Kurzum, wir bewegen uns jenseits der Mythen, die das Jim Fixx-Syndrom ausmachen. Wir glauben nicht mehr, körperliche Beanspruchung mache regelmäßige ärztliche Untersuchungen überflüssig ... Je mehr man trainiere, um so sicherer sei man vor Herzkrankheiten geschützt ... Einen Marathon laufen zu können, bedeute, daß man vor einem Herzinfarkt geschützt sei ... Oder konditionssteigernde Übungen könnten die negativen Effekte einer schlechten Ernährung oder einer Familienanamnese mit Herzkrankheiten aufheben.

Solche so offenkundig falschen Mythen waren tatsächlich in der Lage, den Fitnessboom ernstlich zu gefährden. Inzwischen sind diese falschen Auffassungen mehr in den Hintergrund getreten zugunsten von Strömungen, die auf der Grundlage der unbestreitbaren Fakten über den Nutzen der körperlichen Beanspruchung die Zukunft des Bewegungstrainings sichern werden.

Welche Trends gibt es? Ich konnte bisher mindestens vier ausmachen, von denen ich glaube, daß sie sich in den vor uns liegenden Jahren verstärken werden.

Trend Nr. 1
Die öffentliche Meinung

1961 war die erste Frage einer Gallup-Umfrage: »Tun Sie, abgesehen von Ihrer Arbeit zuhause oder an der Arbeitsstelle, regelmäßig – das heißt täglich – etwas, das Sie körperlich fit hält?« Damals antworteten **193** nur 24 % der Bevölkerung mit »ja«. Im Jahre 1984, das heißt 23 Jahre später, antworteten 59 %, das heißt über die Hälfte der Bevölkerung, daß sie regelmäßig Sport trieben.

Daß sich die Zahl der regelmäßig Sporttreibenden innerhalb rund 20 Jahren mehr als verdoppelte, sagt mir, daß die körperliche Fitness für den Amerikaner mehr als nur eine vorübergehende Marotte ist. Viele dieser Fitnessbegeisterten sind Jogger: Etwa einer von sieben der befragten Erwachsenen und über die Hälfte der Teenager gaben an, diese Sportart auszuüben. Dabei war die typische Laufstrecke der Erwachsenen 2,3 Meilen und diejenige der Teenager 2,6 Meilen lang. Solche Distanzen werden nur von Leuten gelaufen, die das Bewegungstraining ernst nehmen. Die große Verbreitung dieses Sports unter den Jugendlichen verweist auf eine große Zukunft des Aerobic-Sports. Ähnlich beeindruckend ist die Entwicklung beim Aerobic-Tanzen. Die Zahl der Teilnehmer an Aerobic-Tanzprogrammen wird zur Zeit auf 18 Millionen geschätzt.

Trend Nr. 2
Die Versicherungsgesellschaften

Obwohl große Teile ihrer finanziellen Mittel in Form von Prämien und Leistungen im Spiel sind, reagierte die Versicherungsindustrie weit fortschrittlicher als die medizinische Fachwelt, wenn es darum ging, die günstigen Wirkungen körperlicher Beanspruchung anzuerkennen.

Die Allstate Life Insurance Company, Mitglied des Sears Financial Network, gewährt Versicherten, die regelmäßig Sport treiben, bis zu 35 % Rabatt. Von anderen Versicherungsgesellschaften wurden Nichtrauchern, die zudem an einem Fitnessprogramm teilnehmen, Rabatte bis zu 50 % gewährt. Voraussetzung für die Gewährung des Rabatts ist bei den meisten Versicherungsgesellschaften ein Trainingsumfang von jeweils mindestens 30 Minuten an mindestens 3 Tagen der Woche in einer auf das kardiovaskuläre System wirkenden Sportart (wie Laufen oder Schwimmen).

Doch damit nicht genug. Die Executive Life Insurance Company von Beverly Hills in Kalifornien bietet einen, wie sie es nennen, »Sweatshirt-Tarif« für Versicherte, die sich damit einverstanden erklären, sich einmal pro Jahr untersuchen zu lassen.

Worth Wilson von der Occidental Life bringt es auf den Punkt, wenn er in der Zeitschrift *USA Today* schreibt: »Wer Aussichten hat, länger zu leben, dem sollte eine Prämienreduzierung gewährt werden.«

Trend Nr. 3
Große Industriegesellschaften

Da die ständig steigenden Krankenversicherungskosten den großen Unternehmen zu schaffen machten, begannen sie, nach Mitteln und Wegen zu suchen, die Krankenversicherungsprämien zu senken.

Ein 1983 im *Journal of the American Medical Association* erschienener Aufsatz berichtet, daß mehrere größere Industriegesellschaften für die Planung von Fitness- und anderen Gesundheitsplänen für ihre Beschäftigten bereits Millionen aufgewendet hatten. Zu diesen Gesellschaften gehörten Kimberly Clark, Johnson & Johnson, Sentry Insurance, Campbell's Soup Company, Pepsico und Holiday Inns.

Dr. Donald W. Bowne und seine Partner von der Prudential Insurance Company veröffentlichten kürzlich eine eindrucksvolle Untersuchung, in der aufgezeigt wird, inwiefern die Aufwendungen für Erwerbsunfähigkeitsrenten und Krankenpflege durch Fitnessprogramme der Industriegesellschaften gesenkt werden können. Wie in einem 1984 im *Journal of Occupational Medicine* erschienenen Artikel berichtet wird, wurden dabei 1389 Angestellte ihrer Firma über fünf Jahre hinweg untersucht. Bei den Teilnehmern der Untersuchung reduzierten sich die hauptsächlichen Arztkosten um 45,7 %.

In dem auf die Untersuchung folgenden Jahr reduzierte sich die durchschnittliche Anzahl der Fehltage um 20,1 %, und sanken die direkten Kosten der Arbeitsunfähigkeit um 31,7 %. An der Untersuchung hatten höherqualifizierte Mitarbeiter teilgenommen, die vor allem sitzende Tätigkeiten ausübten. Sie nahmen freiwillig an dem Programm teil und erhielten dafür keine finanzielle Entschädigung. Dabei konnten pro Teilnehmer 353,38 Dollar eingespart werden, wobei die durchschnittlichen Kosten des Programms 120,60 Dollar betrugen. Diese Ergebnisse sagen aus, daß Fitnessprogramme am Arbeitsplatz einen wesentlichen Beitrag zur Reduzierung der Krankheits- und Arbeitsunfähigkeitskosten beitragen können. Die Gesellschaften haben recht, wenn sie große Summen auf den gesundheitlichen Nutzen eines fortdauernden Fitnessbooms verwetten.

Trend Nr. 4
Staatliche Förderung

Das Interesse an körperlicher Fitness hat die Phantasie von Regierungen auf der ganzen Welt angeregt. Dies festzustellen, habe ich jeweils Gelegenheit, wenn ich in Europa, Südamerika und im Fernen Osten mit

Regierungsmitgliedern zusammenkomme. Besonders beeindruckt bin ich immer wieder, wenn ich in Brasilien den von der Regierung geförderten Marathon durch die Straßen von Rio beobachte. Dabei hat die Idee noch nicht aufgehört, sich auszubreiten.

Im März des Jahres 1984 kündigte Indonesien an, ein nationales Fitnessprogramm zu lancieren. Mit dem Programm sollten die Indonesier dazu angeregt werden, mindestens einmal in der Woche zu trainieren. Einen Monat später wurde sportliches Training für sämtliche 5 Millionen Beamte des Landes für obligatorisch erklärt. Ich vermute, daß diesem Beispiel bald andere Länder folgen werden.

In den Vereinigten Staaten wurde im Verlauf der letzten Jahre eine Reihe von nationalen Fitnessprogrammen lanciert. Das U.S. Department of Health and Human Services (Gesundheitsministerium der Vereinigten Staaten) stellte kürzlich elf Ziele auf, die bis 1990 erreicht werden sollen. Darunter findet man kühne Reformen wie diese:

☐ Mehr als 90 % der Jugendlichen im Alter zwischen 10 und 17 Jahren sollen dazu angeregt werden, an regelmäßigen, auf das kardiovaskuläre System wirkenden Fitnessprogrammen teilzunehmen;

☐ über 60 % der Erwachsenen im Alter zwischen 18 und 65 sollen dazu angeregt werden, regelmäßig eine der anstrengenderen Sportarten zu betreiben; und

☐ 50 % der Erwachsenen im Alter von 65 Jahren und darüber sollen dazu angeregt werden, Aerobic-Sportarten wie Schnellgehen oder Schwimmen auszuüben.

Rechnet man all dies zusammen, so kann eine weltweite Entwicklung in Richtung körperliche Fitness nicht bestritten werden. Wir haben die Mythen hinter uns gelassen, um zu erkennen, daß kardiovaskuläre Fitness tatsächlich in der Lage ist, das Risiko der tödlichen Krankheiten einzuschränken und die Aussichten auf ein längeres, aktiveres Leben zu verbessern.

Jim Fixx' Tragödie hat viel dazu beigetragen, unsere Aufmerksamkeit auf die Frage zu lenken, welche Rolle die körperliche Beanspruchung innerhalb eines kompletten Gesundheitsvorsorgeprogramms spielen sollte. Nun, da wir uns so ausführlich mit den Ursachen seines Todes und mit seiner Bedeutung für jeden von uns beschäftigt haben, sind wir besser in der Lage, das für uns risikoärmste Übungsprogramm auszuwählen, und wir verstehen besser, wie wir mit körperlicher Beanspruchung das Risiko einer Herzkrankheit oder eines plötzlichen Todes einschränken können.

Nun, bevor Sie mit Ihrem persönlichen Übungsprogramm beginnen, **196** möchte ich Sie bitten, die folgenden Grundsätze in Ihr Hirn *einzu-*

brennen, auf daß Sie genauso zu Ihrer zweiten Natur werden wie die körperliche Aktivität selbst:

☐ Lassen Sie sich in Ihrem Alter und Ihren Herzrisikofaktoren entsprechenden Abständen ärztlich untersuchen und in einem Laufbandbelastungstest testen.

☐ Wenn Sie eine der anstrengenderen Sportarten wählen, steigern Sie Ihr Übungsprogramm langsam.

☐ Stellen Sie Ihren Übungen eine angemessene Aufwärmphase voran, um Muskel- und Knochenverletzungen und Schädigungen des kardiovaskulären Systems zu vermeiden.

☐ Gestalten Sie Ihre Aerobic-Übungen so, daß deren Dauer, Intensität und Häufigkeit ausreichen, um die gewünschte Wirkung auf das kardiovaskuläre System zu erzielen.

☐ Seien Sie sich bewußt, daß Sie Ihren Körper überanstrengen können, was zu einer chronischen Schädigung Ihrer Muskeln und Knochen oder des Herzens führen könnte.

☐ Vermeiden Sie plötzliche Steigerungen der körperlichen Aktivität, z. B. durch Verdopplung der wöchentlichen Trainingsstrecke.

☐ Lassen Sie Ihren Aerobic-Übungen eine angemessene Abkühlphase folgen, um die »Nachübungskatastrophe« zu verhindern.

☐ Suchen Sie einen Arzt auf, wenn wiederkehrende oder auffällige Symptome auftreten.

Wenn Sie sich diese Prinzipien gut merken und nach ihnen zu leben beginnen, sollten Sie eigentlich in der Lage sein, mit mehr Vertrauen – und ohne Angst! – Ihrem Training nachzugehen, ganz gleich, ob Sie sich nun dazu entschließen zu laufen, zu schwimmen, zu tanzen, Ski zu laufen oder Fahrrad zu fahren.

Anhang

Empfehlungen für die Häufigkeit der Belastungstests beim Cooper-Protokoll-Verfahren

1. Tests, bei denen die maximale Pulszahl erreicht wird, sind Tests, bei denen nur die 85 %ige Pulszahl erreicht wird, vorzuziehen. Bei ersteren ist die Wahrscheinlichkeit größer, daß eine bisher nicht vermutete Koronarkrankheit erkannt wird, und der Sauerstoffverbrauch kann zuverlässiger abgeschätzt werden.
2. Die Maßgaben des Balke-Protokolls bezüglich Laufbandzeit und Schrägstellung sind einzuhalten. Dieses Verfahren wurde in sämtlichen, bisher am Aerobic-Center durchgeführten Untersuchungen angewendet, wobei sich immer wieder seine Zuverlässigkeit erwiesen hat. Die längeren Laufbandzeiten des Balke-Protokolls erleichtern die Quantifizierung und den Vergleich der Fitnessgrade.
3. Es wird empfohlen, den Belastungstest in folgenden Abständen zu wiederholen:

A Dem äußeren Anschein nach Gesunde:

Dem äußeren Anschein nach Gesunde, unter 40jährige können mit einem Trainingsprogramm beginnen, ohne daß es eines Belastungstests bedarf; dabei ist folgendes zu beachten:

1. Die Trainingsintensität ist stufenweise zu steigern, und
2. der Betreffende muß darauf achten, ob Anzeichen einer Krankheit auftreten.

Dem äußeren Anschein nach Gesunde, die das 40. Lebensjahr bereits erreicht oder überschritten haben, sollten sich einem Belastungstest unterziehen, bevor sie mit einem Trainingsprogramm beginnen. Danach sollten sie den Test im Abstand von 3 Jahren wiederholen.

B Erhöhtes Koronarrisiko:

Ein erhöhtes Koronarrisiko liegt vor, wenn einer der unten genannten Risikofaktoren zutrifft:

1. Zigarettenkonsum.
2. Erhöhtes Verhältnis zwischen Gesamtcholesterin und Lipoprotein hoher Dichte (HDL, für engl.»high density lipoprotein), d. h. bei Männern über 5,0, bei Frauen über 4,5.
3. Hoher Blutdruck (über 145/95).
4. Auffälliges Ruhe-EKG.
5. Diabetes mellitus.
6. Familienanamnese mit Koronarerkrankungen im Alter von fünfzig Jahren oder darunter.

Ein erhöhtes Risiko liegt auch dann vor, wenn Symptome auftreten, die auf eine Herz-, Lungen oder Stoffwechselkrankheit schließen lassen.
Risikopatienten, die symptomfrei und noch nicht über fünfunddreißig sind, können mit dem Training beginnen, ohne daß es eines Belastungstests bedarf, vorausgesetzt, die Trainingsintensität wird stufenweise gesteigert. Demgegenüber sollten Patienten, bei denen Symptome auftreten, die auf eine Herz-, Lungen- oder Stoffwechselkrankheit schließen lassen, kein Training beginnen, ohne daß ein ärztlich begleiteter, nahe der Leistungsgrenze durchgeführter

Laufbandbelastungstest gemacht wurde. Anhand des Tests kann festgestellt werden, ob die Symptome auf eine der genannten Krankheiten zurückzuführen sind oder nicht. Diesem ersten Test sollten im Abstand von zwei Jahren weitere folgen.

C Bei Krankheit:
Patienten, bei denen eine Erkrankung der Herzkranzgefäße oder der Lunge oder eine Stoffwechselkrankheit festgestellt wurde, sollten, unabhängig vom Alter, vor Beginn eines anstrengenderen Trainings einen Belastungstest machen. Diese Patienten sowie alle Patienten, deren Belastungstest auffällig war, sollten ihren Test einmal im Jahr wiederholen.

4. Damit die Patienten in eine der drei Kategorien eingeordnet werden können, erhalten sie einen Fragebogen, der nach Rauchgewohnheiten, Symptomen und Familienanamnese fragt. Zudem werden Blutdruck, Blutzuckergehalt und das Verhältnis zwischen Gesamtcholesterin und HDL bestimmt, und ein Ruhe-EKG aufgenommen.
5. Gesunde Erwachsene sollten bis zum Alter von 35 Jahren mindestens alle fünf Jahre und danach alle drei Jahre ihre hauptsächlichen Risikofaktoren überprüfen lassen.

Grundregeln für den ungefährlichen und empfindlichen nahe der Leistungsgrenze durchgeführten Laufbandbelastungstest

1. Richtige Auswahl der Patienten (dazu ist es wichtig, die Umstände zu kennen, unter denen der Belastungstest kontraindiziert ist).
2. Anwendung eines geeigneten Laufbandtest-Verfahrens (z.B. Balke, Bruce oder eine Modifikation eines der beiden Tests).
3. Aufnahme mehrerer EKG-Ableitungen (mindestens sieben Brustelektroden, wobei neun der zwölf Standardableitungen aufgenommen werden).
4. Maximale Leistung (die Pulszahl sollte 85 % der PMHR überschreiten, wobei die PMHR bei trainierten Männern gleich 205 minus dem halben Alter und bei untrainierten Männern oder Frauen gleich 220 minus dem Alter ist).
5. Fachlich ausgebildete Ärzte und technische Assistenten, die insbesondere in der Lage sind, ein EKG zu interpretieren und Reanimationsgeräte zu bedienen.

Absolute Kontraindikationen des Belastungstests und der Teilnahme an sportlichen Übungen

1. Instabile oder zunehmende Angina.
2. Akuter Myokardinfarkt (weniger als zwei Wochen alt).
3. Akute Lungenembolie oder -infarkt.
4. Fortgeschrittene Aortenstenose oder schwerer Klappenfehler.
5. Unkontrollierte Kammer- oder Vorhof-Ektopieneigung oder -arrhythmie.
6. Hochgradiger atrioventrikulärer Block (z.B. dritten Grades).
7. Unbehandeltes Vorhofflimmern.
8. Akute oder schwere Herzinsuffizienz.
9. Dekompensiertes Cor pulmonale.

10. Unkontrollierter schwerer Bluthochdruck (> 220/110) oder entsprechend zu niedriger Blutdruck (< 80/–).
11. Unkontrollierter Diabetes mellitus.
12. Akute Myokarditis, Perikarditis, akute rheumatische Erkrankung, subakute bakterielle Endokarditis.
13. Unkontrollierte Systemerkrankung (z. B. Schilddrüsen-, Lebererkrankung, Erkrankung des zentralen Nervensystems, bösartige Tumoren).
14. Vermutetes oder disseziierendes Aneurysma.
15. Aktuelle infektiöse Systemerkrankung.
16. Psychotische oder anderweitig psychisch instabile oder unkooperative Patienten.
17. Schwere Anämie; durch eine chronische Erkrankung geschwächte Patienten.
18. Akute Thrombophlebitis.
19. Herzschrittmacher.
20. Schwere Körperbehinderung (Amputation, Schwere Arthritis, Schwere Mißbildungen).

Aus dem Cooper-Protokoll und aus *Exercise Electrocardiography, Practical Approach*, 2. Auflage, von Dr. Edward Chung, Baltimore, Williams & Williams, 1983).

Gründe für einen Abbruch des Laufbandbelastungstests

1. Ausfall eines Geräts.
2. Fortschreitende Angina (eine Zunahme der Angina ist ein Grund, einen Belastungstest abzubrechen, auch wenn das EKG nicht auffälig ist).
3. Eine horizontale oder abwärtsgebogene S-T-Streckenführung oder -senkung um zwei mm oder mehr.
4. Dauernde supraventrikuläre Tachykardie.
5. Ventrikuläre Tachykardie oder Fibrillation, einschl. drei oder mehr aufeinanderfolgende, früh einfallende Kammerkontraktionen.
6. Deutlicher Abfall des systolischen Blutdrucks (> 10 mm Hg) oder der Pulszahl (> 5 Schläge pro Minute).
7. Schwindel, Konfusion, Cyanose, Pallor, Übelkeit, Bewegungskoordinationsstörungen.
8. Die Testperson möchte den Test abbrechen!
9. Zu hoher Blutdruck (240/120).
10. Akuter Myokardinfarkt.

Die am Aerobic-Center im Laufbandbelastungstest aufgestellten Rekorde

männlich Name/Wohnort	Zeit	Alter	weiblich Name/Wohnort	Zeit
Blake Boyd, Texas	32:10	unter 20	Terrie Brown, Texas	29:35
Kyle Heffner, Texas	37:07	20–24	Ann Bond, Texas	30:00
Mark Hunter, Texas	35:00	25–29	Deborah Strehle, Texas	32:30
Norbert Sanders, New York	36:00	30–34	Eleonora Mendonca, Brazil	32:10
Jim Ryun, Kansas	36:16	35–39	Sharon O'Connor, Colorado	33:00
Brian Bolton, Texas	34:30	40–44	Mary Jones, Texas	29:32
Paul Vernon, Texas	34:34	45–49	Anne Zink, Iowa	28:04
Allen Thomson, New Zealand	32:32	50–54	Gloria McLeod, Texas	25:35
Arno Jensen, Texas	30:35	55–59	Gloria McLeod, Texas	24:42
Richard Parkinson, California	30:32	60–64	Marion Read, Wisconsin	21:00
George Sheehan, New Jersey	30:02	65–69	Constance Hughes, Alabama	21:05
Ralph Osborn, Texas	27:35	70–74	Polly Clarke, Colorado	22:00
Johnny Kelly, Massachusetts	25:00	75–79		
John Clark, Colorado	25:00			
Arlitt Allsup, Texas	12:00	80–darüber	Helen Bailey, California	7:30

Januar 1985

Bedingte Kontraindikation des Belastungstests oder der Teilnahme an sportlichen Übungen

Bemerkung: Personen, bei denen eine oder mehrere der unten genannten Bedingungen zutreffen, sollten nur unter der Aufsicht eines Arztes getestet werden, und sollten nur zu einem Trainingsprogramm zugelassen werden, das unter fachlicher Anleitung steht. (Untenstehende Liste ist dem Cooper-Protokoll und dem Buch *Exercise Electrocardiography, Practical Approach*, 2. Auflage, von Dr. Edward K. Chung, Baltimore, Williams & Williams, 1983, entnommen.)

1. Klinisch in Erscheinung tretende, nicht das Herz betreffende Krankheiten.
2. Anämie (weniger als 10 g% Hb) in Behandlung; Krankheiten, die mit Blutungen verbunden sind, wie Hämophilie.
3. Mäßiger bis schwerer Bluthochdruck (> 180/100).
4. Pulmonaler Hochdruck infolge chronischer obstruktiver Lungenerkrankung.
5. Frakturen, Verstauchungen, die Bewegung behindernde Bänder- und Knorpelverletzungen, bis zur Heilung.
6. Schwere Arthritis.
7. Krampfleiden, die nicht durch medikamentöse Behandlung unter Kontrolle zu bringen sind.
8. Anamnese: Intrakranielle Blutung innerhalb der letzten 6 Monate.
9. Kontrollierte Systemerkrankungen, z. B. Nieren- oder Leberkrankheiten, Krankheiten des zentralen Nervensystems, bösartige Tumoren.
10. Anamnese: aktuelle oder aktive Magen-Darm-Blutungen.
11. Anamnese: noch nicht vollkommen abgeheilte Operation (muß im allgemeinen 6 Wochen zurückliegen, bis eine volle Teilnahme an einem Programm möglich ist).
12. Schwere Herzerkrankung, die nicht unter »Absolute Kontraindikationen« (siehe Anhang) genannt wurde.
13. Mäßige bis schwere Lungeninsuffizienz.

Häufige Ursachen für falsch-negative Ergebnisse des Laufbandbelastungstests

Bemerkung: Falsch-negativ bezieht sich hier auf obstruktive Koronarerkrankungen.

1. Medikamente (Nitroglycerin, Isordil und andere gegen Angina eingesetzte Medikamente, Phenothiazine, Procainamide).
2. Veränderungen des Myokards oder der Herzkranzgefäße (alter Myokardinfarkt, Erkrankung nur einer Koronararterie, Verengung der Koronararterien um weniger als 60 %).
3. Die maximale Pulszahl wird nicht erreicht (der Test wird aus Angst, Mangel an Kondition oder Motivation bereits bei einer 85 % der maximalen Pulszahl entsprechenden Pulszahl abgebrochen).
4. Inadäquates Ableitungssystem (vor, während und nach dem Test werden nicht wenigstens neun der zwölf Standard-EKG-Ableitungen aufgenommen).
5. Verschiedene Gründe (LAD, linker vorderer Hemiblock).
6. Andere zugängliche Informationen werden nicht zur Beurteilung hinzugezogen (z. B. Pulsabfall, Abfall des systolischen Blutdrucks, Schmerzen in der Brust).

Häufige Gründe für falsch-positive Ergebnisse des Laufbandbelastungstests

Bemerkung: Dieser Abschnitt bezieht sich auf falsch-positive Diagnosen von obstruktiver Erkrankung der Koronararterien.

1. Medikamente (Digitalis, Diuretika, Beta-Blocker, Quinidine, Sedativa, antidepressive Medikamente, Östrogen).
2. Bluthochdruck (> 240/120).
3. Elektrolytmangel (Hypokaliämie, niedriger Na-Gehalt sind die häufigsten Ursachen).
4. T-Zacken-Labilität (lagebedingt oder nach Hyperventilation) oder unspezifische ST-T-Veränderungen.
5. Klappenfehler (Mitralklappenvorfall, Aortenstenose).
6. Reizleitungsstörungen (Linksschenkelblock, Rechtsschenkelblock, WPW-Syndrom).
7. Abnormer Herzmuskel (linke Kammerhypertrophie, rechte Kammerhypertrophie, Koronararterienüberbrückung, asymmetrische Septumhypertrophie, idiopathische hypertrophe Subaortenstenose, hypertophe Herzmuskelerkrankung, alter Myokardinfarkt, Myokarditis, rheumatische Herzerkrankung, mit Bluthochdruck einhergehende Herzerkrankung).
8. Verschiedene Gründe (Nahrungsaufnahme, Excavatio pecti, plötzliche intensive körperliche Beanspruchung).

Anmerkung: Die oben genannten Bedingungen können zwar dazu führen, daß ein Belastungstest in bezug auf eine obstruktive Koronarerkrankung ein falsch-positives Resultat ergibt; in bezug auf die Herzkrankheit im allgemeinen muß es jedoch nicht unbedingt falsch-positiv sein. Enthält beispielsweise ein EKG eine klassische ischämische S-T-Strecke, so wird sich auch eine pathologische Erklärung dafür finden.

Kanadischer Fragebogen über die Bereitschaft zur körperlichen Aktivität

Falls eine der folgenden Fragen mit Ja zu beantworten ist, ist körperliche Aktivität unter Umständen nicht angezeigt; hier sollte wegen der Art und Intensität des Bewegungstrainings der Rat eines Arztes eingeholt werden.

	ja	nein
Hat Ihnen Ihr Arzt jemals gesagt, daß Sie Schwierigkeiten mit dem Herzen haben?	☐	☐
Haben Sie öfters Herzschmerzen oder Schmerzen in der Brust?	☐	☐
Fühlen Sie sich manchmal matt oder stark schwindlig?	☐	☐
Hat Ihnen Ihr Arzt jemals gesagt, Ihr Blutdruck sei zu hoch?	☐	☐
Hat Ihnen Ihr Arzt jemals gesagt, Sie hätten ein Knochen- oder Gelenksleiden, das sich durch körperliche Beanspruchung verschlimmert habe oder verschlimmern könnte?	☐	☐
Gibt es einen triftigen Grund, der in diesem Fragebogen nicht genannt wird, der Sie aber daran hindert, an einem Übungsprogramm teilzunehmen?	☐	☐
Sind Sie über 69 Jahre alt und nicht an ein anstrengendes Bewegungstraining gewöhnt?	☐	☐

Aus: *Par-Q Validation Report*, British Colombia, Department of Health, Juni 1975 (modifizierte Version).

Belastungs-EKG-Auswertung — Cooper Clinic

EKG-Bild:

☐ Normaler Belastungstoleranztest

☐ Test ohne Ergebnis

○ Belastung unter Maximum (Puls unter 85 % der voraussichtlichen maximalen Pulszahl)

○ Ausfall des Systems

○ Verfälscht durch Medikament (Name d. Med.) _____

○ Andere Gründe (welche) _____

☐ Belastungstoleranztest an der Grenze zur Anomalie

○ ST-Streckensenkung oder -erhöhung um 0,5 bis < 1 mm bei Amplitude ≥ 0,08 Sek.

○ PVC (für engl. »premature ventricular contraction«) von 10 % oder mehr (> 10/100) zu irgendeinem Zeitpunkt des Tests

○ Supraventrikuläre Tachykardie

○ Extremer Bluthochdruck (> 240/120)

○ T-Zacken-Abweichungen (weder lagebedingt noch nach Hyperventilation)

○ Andere Gründe (welche?) _____

☐ Belastungstoleranztest auffällig

○ Horizontale oder abwärts geneigte S-T-Streckensenkung, ≥ 1 mm ≥ 0,08 Sek.

	Ruhe	unter Max.	Max.	Erholung
_____ I	N	N	auff.*	N
_____ II	N	auff.	N	N
_____ III	N	N	N	auff.
_____ IV	N	N	auff.	auff.
_____ V	N	auff.	auff.	auff.
_____ VI	auff.	auff.**	—	auff.

* nur während der letzten 1–2 Minuten nahe der tatsächlichen Leistungsgrenze auffällig.

** Test bei niedriger Pulszahl wegen eines auffälligen EKG-Bilds abgebrochen (> 2 mm S-T ↓).

- ○ Horizontale oder aufwärts gebogene S-T-Streckenerhöhung (≥ 1 mm)
- ○ Typische Angina oder Schmerzen in der Brust
- ○ Abnahme des Blutdrucks trotz Zunahme der Belastungsintensität
- ○ Unangemessene Bradykardie (Abnahme der Pulszahl trotz Zunahme der Belastungsintensität)
- ○ Durch Belastung ausgelöster atriventrikulärer Block 2. oder 3. Grades
- ○ R auf T PVCs
- ○ Monotope PVCs über 20 % zu irgend einem Zeitpunkt des Tests
- ○ Paarweise gekoppelte PVCs im Zusammenhang mit einer festgestellten Koronarerkrankung oder S-T-Senkung ≥ 1 mm ≥ 0,08 Sek.
- ○ Ventrikuläre Tachykardie (> insgesamt 3 PVCs)
- ○ Linksschenkelblock _____ Rechtsschenkelblock _____ (künstlich)
- ○ Polytope PVCs
- ○ Umgekehrte U-Zacke
- ○ Andere Gründe (welche?) _____

Anmerkungen:

- ■ Eine ST↓ ≥ 2 mm + häufige PVCs, bzw. polytope oder gekoppelte PVCs sowie eine deutliche Bradykardie weisen gewöhnlich auf eine fortgeschrittene Erkrankung mehrerer Herzkranzgefäße hin.
- ■ Eine ST↓ ≥ 2 mm während 0,08 Sek. in den niedrigen Pulszahlen läßt auf eine schwere Koronarerkrankung schließen.
- ■ Eine ST↓ ≥ 2 mm während 0,08 Sek. ist bedenklicher, wenn sie mit einer Kammerektopie einhergeht.
- ■ Eine nach unten geneigte S-T-Strecke, die nur während der Erholungsphase auftritt, spricht eher für ein pathologisches Ergebnis.
- ■ Eine horizontale ST-Streckensenkung, die nur während der Erholungsphase auftritt, spricht eher für ein pathologisches Ergebnis.

Voraussichtliche maximale Pulszahl des Mannes entsprechend dem Alter und der Fitnesskategorie

Alter	Unter Durchschnitt	Durchschnitt	Über Durchschnitt, Gut Sehr gut, Ausgezeichnet	Alter	Unter Durchschnitt	Durchschnitt	Über Durchschnitt, Gut Sehr gut, Ausgezeichnet
20	201	201	196	45	174	183	183
21	199	200	196	46	173	182	183
22	198	199	195	47	172	181	182
23	197	198	195	48	171	181	182
24	196	198	194	49	170	180	181
25	195	197	194	50	168	179	180
26	194	196	193	51	167	179	180
27	193	196	193	52	166	178	179
28	192	195	192	53	165	177	179
29	191	193	192	54	164	176	178
30	190	193	191	55	163	176	178
31	189	193	191	56	162	175	177
32	188	192	190	57	161	174	177
33	187	191	189	58	160	174	176
34	186	191	189	59	159	173	176
35	184	190	188	60	158	172	175
36	183	189	188	61	157	172	175
37	182	189	187	62	156	171	174
38	181	188	187	63	155	170	174
39	180	187	186	64	154	169	173
40	180	186	185	65	152	169	173
41	178	186	185	66	151	168	172
42	177	185	185	67	150	167	171
43	176	184	184	68	149	167	171
44	175	184	184	69	148	166	170
				70	147	165	170

Maximale Pulszahlen, die bei Frauen entsprechend deren Alter und Fitnessgrad beobachtet wurden

Alter	Unter Durchschnitt	Durchschnitt	Über Durchschnitt
18–24	191	191	191
25–29	187	189	188
30–34	182	184	185
35–39	181	184	185
40–44	175	180	182
45–49	171	175	178
50–54	167	170	176
55–59	162	166	172
60–64	160	161	166
65–75	146	153	158

Aus: *Physiological Response to Maximal Graded Exercise Testing in Apparently Healthy White Women Aged Eighteen to Seventy-five Years* (Die physiologische Reaktion dem Anschein nach gesunder weißer Frauen zwischen achtzehn und fünfundsiebzig Jahren im nahe der Leistungsgrenze durchgeführen Belastungstest), Blair u. a., *Journal of Cardiac Rehabilitation*, Band 4, Nr. 11, November 1984.

Die Fitnesskategorien des Mannes

Fitnesskategorie	Altersgruppe (Jahre)				
	< 30	30–39	40–49	50–59	60+
☐ ungenügend	<14:59	<13:09	<11:59	< 9:59	< 6:59
☐ mangelhaft	15:00–17:29	13:10–15:59	12:00–14:14	10:00–12:06	7:00– 9:59
☐ ausreichend	17:30–20:59	16:00–19:59	14:15–17:59	12:07–15:39	10:00–13:21
☐ gut	21:00–23:59	20:00–22:59	18:00–20:59	15:40–18:59	13:22–16:59
☐ sehr gut	24:00–26:59	23:00–25:59	21:00–24:29	19:00–22:14	17:00–20:55
☐ ausgezeichnet	27:00 +	26:00 +	24:30 +	22:15 +	20:56 +

Basierend auf dem nach der Cooper Clinic modifizierten Balke-Laufband-Protokoll: 3,3 Meilen/Stunde (90 m/Min.), 0% während der ersten Minute, 2% während der zweiten Minute, dann jede Minute + 1%, bis 25%, danach + 0,2 Meilen/Stunde bis zur Erschöpfung.

Die Fitnesskategorien der Frau

Fitnesskategorie	Altersgruppe (Jahre)				
	< 30	30–39	40–49	50–59	60 +
☐ ungenügend	< 9:59	< 8:59	< 7:19	< 5:59	< 4:59
☐ mangelhaft	10:00–12:16	9:00–11:08	7:20– 9:59	6:00– 7:42	5:00– 6:15
☐ ausreichend	12:17–15:29	11:09–14:09	10:00–12:29	7:43–10:13	6:16– 8:59
☐ gut	15:30–18:59	14:10–17:29	12:30–15:34	10:14–12:52	9:00–11:59
☐ sehr gut	19:00–21:59	17:30–19:59	15:35–17:59	12:53–15:06	12:00–15:33
☐ ausgezeichnet	22:00 +	20:00 +	18:00 +	15:07 +	15:34 +

Basierend auf dem nach der Cooper Clinic modifizierten Balke-Laufband-Protokoll: 3,3 Meilen/Stunde (90 m/Min), 0% während der ersten Minute, 2% während der zweiten Minute, dann jede Minute + 1%, bis 25%, danach + 0,2 Meilen/Stunde bis zur Erschöpfung.

Koronarrisiko-Tabellen

Die folgenden Koronarrisiko-Tabellen wurden erst vor kurzem (allerdings nur anhand von Erstuntersuchungen) aus den Tests von 27 168 Männern und Frauen ermittelt. Dabei wurden die neueste Forschungsergebnisse bezüglich der Lebensumstände, die am ehesten zu Herzkrankheiten führen, berücksichtigt.

Suchen Sie, wenn Sie Ihr Koronarrisiko ermitteln wollen, zunächst die Ihrem Geschlecht und Alter entsprechende Tabelle heraus. Gehen Sie die Tabelle mit Ihrem Arzt zusammen durch, und setzen Sie die Kreuze entsprechend Ihrer ärztlichen Untersuchung. Die Punktzahl, die auf die einzelnen Risikofaktoren entfällt, entnehmen Sie der linken Kolonne der jeweiligen Abschnitte. Zählen Sie die einzelnen Punktzahlen zusammen und lesen Sie in dem Kästchen rechts unten ab, welchem Gesamtkoronarrisiko Ihre Gesamtpunktzahl entspricht. Bei Ihrer nächsten Untersuchung können Sie zum Vergleich neben Ihrer derzeitigen Gesamtpunktzahl die frühere Gesamtpunktzahl eintragen.

Sie tun gut daran, darauf hinzuarbeiten, daß Sie bei den sieben oben in der Tabelle stehenden Risikofaktoren jeweils die Bewertung 55% erreichen. Insgesamt sollte die Punktzahl natürlich so niedrig wie möglich sein; dann wäre Ihr Koronarrisiko sehr gering.

Muster einer Tabelle zur Ermittlung des Koronarrisikofaktors
Erläuterung der Tabellen, siehe vorangehende Seiten.

Cooper Clinic, Dallas, Texas — **MUSTER** — Koronarisiko-Ermittlung

Name: **FRANZ HUBER** — Männer: *40–49 Jahre

Bewertung in %	Balke-Laufb.-zeit (Min.)	Gesamt-Cholesterin/HDL	Tri-glyceride (mg %)	Glucose (mg %)	Körper-fettanteil (%)	BLUTDRUCK IM RUHEZUSTAND Systol. (mm Hg)	Diastol. (mm Hg)
Ihre Werte	13:50	4.3	112	91	30.7	116	80
99	28:00	2.6	38.0	77.0	6.6	94.0	60.0
97	25:45	2.9	47.0	81.0	9.9	100.0	65.0
95	24:30	3.1	53.0	84.0	11.4	100.0	68.0
90	23:00	3.4	63.0	87.0	13.6	106.0	70.0
85	21:00	3.6	70.0	89.0	15.1	110.0	72.0
80	20:10	3.8	77.0	91.0	16.3	110.0	74.0
75	20:00	4.1	84.0	92.0	17.3	112.0	76.0
70	18:32	4.2	90.0	94.0	18.1	114.0	78.0
65	18:00	4.4	97.0	95.0	18.8	116.0	78.0
60	17:15	4.6	104.0	97.0	19.6	118.0	80.0
55	17:00	4.8	111.0	98.0	20.3	120.0	80.0
50	16:00	5.0	119.0	99.0	21.1	120.0	80.0
45	15:30	5.2	128.0	100.0	21.8	120.0	80.0
40	15:00	5.4	138.0	102.0	22.5	122.0	82.0
35	14:15	5.7	149.0	104.0	23.3	124.0	84.0
30	13:57	5.9	162.0	105.0	24.1	128.0	86.0
25	13:00	6.2	177.0	107.0	25.0	130.0	88.0
20	12:30	6.5	199.0	109.0	26.1	130.0	90.0
15	12:00	6.9	226.0	111.0	27.3	135.0	90.0
10	10:59	7.5	263.0	115.0	28.9	140.0	94.0
5	9:13	8.4	360.0	120.0	31.5	146.0	100.0
3	8:00	9.0	420.1	125.0	33.4	150.0	102.0
1	6:21	10.6	656.1	147.1	37.4	160.0	110.0
N	6837	3073	6196	6192	5724	6939	6939

Anamnese der Testperson:
Herzinfarkt, Bypass?
0 ☒ Keins von beiden
2 ☐ vor mehr als 5 Jahren
4 ☐ vor 2–5 Jahren
5 ☐ vor 1–< 2 Jahren
8 ☐ vor 0–< 1 Jahr
0

Familienanamnese:
Koronarerkrankungen?
0 ☒ keine oder über 65
2 ☐ Ja, im Alter v. 50–65
4 ☐ Ja, unter 50
0

Festgestellte Koronarerkrankung ohne Infarkt oder Bypass:
0 ☒ Keine
2 ☐ vor mehr als 5 Jahren
4 ☐ vor 2–5 Jahren
5 ☐ vor 1–< 2 Jahren
6 ☐ vor 0–< 1 Jahr
0

Rauchgewohnheiten:
0 ☒ Nichtraucher
0 ☐ bis vor 1 Jahr oder mehr
1 ☐ bis vor weniger als 1 J.
1 ☐ Pfeife/Zigarren
2 ☐ 1–10 Zigaretten/Tag
3 ☐ 11–20 Zigaretten/Tag
4 ☐ 21–30 Zigaretten/Tag
5 ☐ 31–40 Zigaretten/Tag
6 ☐ mehr als 40 Zigaretten/Tag
0

Streßbelastung, Ängste
0 ☐ kein Streß, sehr entspannt
0 ☐ leichter Streß
1 ☒ mäßiger Streß
2 ☐ starker Streß
3 ☐ extremer Streß

3 ☐ **Diabetes**
1

Faktor Alter
0 ☐ unter 30 Jahre alt
1 ☐ 30–39 Jahre alt
2 ☒ 40–49 Jahre alt
3 ☐ 50–59 Jahre alt
4 ☐ 60 Jahre alt und älter
2

Ruhe EKG		Belast.-EKG	
0 ☒	normal	☒	0
1 ☐	Grenzfall	☐	4
3 ☐	auffällig	☐	8

Gesamtkoronarrisiko
☐ sehr gering (0– 4)
☒ gering (5–12)
☐ mäßig (13–21)
☐ hoch (22–31)
☐ sehr hoch (32+)
——— **10**

Frühere Gesamtpunktzahl
- - - - **13**

* Daten basieren nur auf dem ersten Besuch
© Institute for Aerobics Research – 1985

Muster einer Tabelle zur Ermittlung des Koronarrisikofaktors
Erläuterung der Tabellen, siehe vorangehende Seiten.

Cooper Clinic, Dallas, Texas   Koronarisiko-Ermittlung

Name:						Männer: *< 30 Jahre	
Be-wertung in %	Balke-Laufb.-zeit (Min.)	Gesamt-Cholesterin/ HDL	Tri-glyce-ride (mg %)	Glu-cose (mg %)	Körper-fett-anteil (%)	BLUTDRUCK IM RUHEZUSTAND Systol. (mm Hg)	Diastol. (mm Hg)
Ihre Werte							
99	30:20	2.3	31.0	73.0	2.4	92.0	58.0
97	28:22	2.5	39.0	78.0	4.2	98.0	60.0
95	27:00	2.7	44.5	80.0	5.2	100.0	62.0
90	25:11	2.9	50.0	84.0	7.1	104.0	66.0
85	24:00	3.1	55.0	86.0	8.3	108.0	68.0
80	23:00	3.2	60.0	88.0	9.4	110.0	70.0
75	22:10	3.4	64.0	89.0	10.6	112.0	70.0
70	22:00	3.5	69.0	90.0	11.8	114.0	72.0
65	21:00	3.7	74.0	91.0	12.9	116.0	74.0
60	20:15	3.8	79.0	93.0	14.1	118.0	75.0
55	20:00	4.0	84.0	94.0	15.0	120.0	76.0
50	19:03	4.1	89.0	95.0	15.9	120.0	78.0
45	19:00	4.2	95.0	96.0	16.8	120.0	80.0
40	18:00	4.4	102.0	97.0	17.4	122.0	80.0
35	17:30	4.5	111.0	98.0	18.3	124.0	80.0
30	17:00	4.7	122.0	100.0	19.5	126.0	80.0
25	16:00	4.9	131.0	101.0	20.7	128.0	82.0
20	15:20	5.2	145.0	103.0	22.4	130.0	84.0
15	15:00	5.6	168.0	105.0	23.9	132.0	86.4
10	13:30	6.0	190.0	108.0	25.9	138.0	90.0
5	11:30	6.9	245.5	112.0	29.1	142.0	92.0
3	10:06	7.3	289.3	115.0	31.0	146.0	96.0
1	8:23	8.7	420.4	121.1	36.4	155.0	100.0
N	1675	763	1389	1392	1342	1703	1703

Anamnese der Testperson:
Herzinfarkt, Bypass?
0 ☐ Keins von beiden
2 ☐ vor mehr als 5 Jahren
4 ☐ vor 2–5 Jahren
5 ☐ vor 1–< 2 Jahren
8 ☐ vor 0–< 1 Jahr

Familienanamnese:
Koronarerkrankungen?
0 ☐ keine oder über 65
2 ☐ Ja, im Alter v. 50–65
4 ☐ Ja, unter 50

Festgestellte Koro-narerkrankung ohne Infarkt oder Bypass:
0 ☐ Keine
2 ☐ vor mehr als 5 Jahren
4 ☐ vor 2–5 Jahren
5 ☐ vor 1–< 2 Jahren
6 ☐ vor 0–< 1 Jahr

Rauchgewohnheiten:
0 ☐ Nichtraucher
0 ☐ bis vor 1 Jahr oder mehr
1 ☐ bis vor weniger als 1 J.
1 ☐ Pfeife/Zigarren
2 ☐ 1–10 Zigaretten/Tag
3 ☐ 11–20 Zigaretten/Tag
4 ☐ 21–30 Zigaretten/Tag
5 ☐ 31–40 Zigaretten/Tag
6 ☐ mehr als 40 Zigaretten/Tag

Streßbelastung, Ängste
0 ☐ kein Streß, sehr entspannt
0 ☐ leichter Streß
1 ☐ mäßiger Streß
2 ☐ starker Streß
3 ☐ extremer Streß

3 ☐ **Diabetes**

Faktor Alter
0 ☐ unter 30 Jahre alt
1 ☐ 30–39 Jahre alt
2 ☐ 40–49 Jahre alt
3 ☐ 50–59 Jahre alt
4 ☐ 60 Jahre alt und älter

Ruhe EKG		**Belast.-EKG**
0 ☐	normal	☐ 0
1 ☐	Grenzfall	☐ 4
3 ☐	auffällig	☐ 8

Gesamtkoronarrisiko
☐ sehr gering (0– 4)
☐ gering (5–12)
☐ mäßig (13–21)
☐ hoch (22–31)
☐ sehr hoch (32+)

Frühere Gesamtpunktzahl

* Daten basieren nur auf dem ersten Besuch

Muster einer Tabelle zur Ermittlung des Koronarrisikofaktors

Erläuterung der Tabellen, siehe vorangehende Seiten.

Cooper Clinic, Dallas, Texas — Koronarisiko-Ermittlung

Name: — Männer: *30–39 Jahre

Be-wertung in %	Balke Laufb.-zeit (Min.)	Gesamt-Cholesterin/HDL	Tri-glyceride (mg %)	Glu-cose (mg %)	Körper-fettanteil (%)	BLUTDRUCK IM RUHEZUSTAND Systol. (mm Hg)	Diastol. (mm Hg)
Ihre Werte							
99	29:00	2.4	35.0	75.0	5.2	94.0	60.0
97	27:00	2.7	43.0	80.0	7.7	100.0	64.0
95	26:00	2.9	47.0	82.0	9.1	100.0	66.0
90	24:30	3.2	56.0	85.0	11.3	104.0	70.0
85	23:00	3.4	63.0	88.0	12.7	108.0	70.0
80	22:00	3.6	69.0	89.0	13.9	110.0	70.0
75	21:00	3.8	75.0	91.0	14.9	110.0	72.0
70	20:30	3.9	80.0	92.0	15.9	112.0	74.0
65	20:00	4.1	87.0	93.0	16.6	114.0	76.0
60	19:00	4.3	92.0	95.0	17.5	116.0	78.0
55	18:25	4.4	98.0	96.0	18.2	118.0	78.0
50	18:00	4.6	105.0	97.0	19.0	120.0	80.0
45	17:00	4.8	112.0	98.0	19.7	120.0	80.0
40	16:32	5.0	121.0	100.0	20.5	120.0	80.0
35	16:00	5.2	130.0	101.0	21.4	122.0	82.0
30	15:30	5.4	142.0	102.0	22.3	124.0	84.0
25	15:00	5.7	157.0	104.0	23.2	128.0	84.0
20	14:06	6.0	176.0	105.0	24.2	130.0	86.0
15	13:10	6.4	200.0	107.0	25.5	132.0	90.0
10	12:09	6.9	235.0	110.0	27.3	136.0	90.0
5	11:00	7.8	304.2	115.0	29.9	140.0	96.0
3	10:00	8.4	365.0	120.0	31.6	145.0	100.0
1	8:00	10.2	548.7	130.0	35.6	154.0	104.0
N	7094	3188	5975	5975	5611	7162	7162

Anamnese der Testperson:
Herzinfarkt, Bypass?
0 ☐ Keins von beiden
2 ☐ vor mehr als 5 Jahren
4 ☐ vor 2–5 Jahren
5 ☐ vor 1–< 2 Jahren
8 ☐ vor 0–< 1 Jahr

Familienanamnese:
Koronarerkrankungen?
0 ☐ keine oder über 65
2 ☐ Ja, im Alter v. 50–65
4 ☐ Ja, unter 50

Festgestellte Koro-narererkrankung ohne Infarkt oder Bypass:
0 ☐ Keine
2 ☐ vor mehr als 5 Jahren
4 ☐ vor 2–5 Jahren
5 ☐ vor 1–< 2 Jahren
6 ☐ vor 0–< 1 Jahr

Rauchgewohnheiten:
0 ☐ Nichtraucher
0 ☐ bis vor 1 Jahr oder mehr
1 ☐ bis vor weniger als 1 J.
1 ☐ Pfeife/Zigarren
2 ☐ 1–10 Zigaretten/Tag
3 ☐ 11–20 Zigaretten/Tag
4 ☐ 21–30 Zigaretten/Tag
5 ☐ 31–40 Zigaretten/Tag
6 ☐ mehr als 40 Zigaretten/Tag

Streßbelastung, Ängste
0 ☐ kein Streß, sehr entspannt
0 ☐ leichter Streß
1 ☐ mäßiger Streß
2 ☐ starker Streß
3 ☐ extremer Streß

3 ☐ **Diabetes**

Faktor Alter
0 ☐ unter 30 Jahre alt
1 ☐ 30–39 Jahre alt
2 ☐ 40–49 Jahre alt
3 ☐ 50–59 Jahre alt
4 ☐ 60 Jahre alt und älter

Ruhe EKG — **Belast.-EKG**
0 ☐ normal ☐ 0
1 ☐ Grenzfall ☐ 4
3 ☐ auffällig ☐ 8

Gesamtkoronarrisiko
☐ sehr gering (0– 4)
☐ gering (5–12)
☐ mäßig (13–21)
☐ hoch (22–31)
☐ sehr hoch (32+)

Frühere Gesamtpunktzahl

* Daten basieren nur auf dem ersten Besuch

211

Muster einer Tabelle zur Ermittlung des Koronarrisikofaktors

Erläuterung der Tabellen, siehe vorangehende Seiten.

Cooper Clinic, Dallas, Texas — Koronarisiko-Ermittlung

Name: — Männer: *40–49 Jahre

Be-wertung in %	Balke Laufb.-zeit (Min.)	Gesamt-Cholesterin/ HDL	Tri-glyceride (mg %)	Glu-cose (mg %)	Körper-fettanteil (%)	BLUTDRUCK IM RUHEZUSTAND Systol. (mm Hg)	Diastol. (mm Hg)
Ihre Werte							
99	28:00	2.6	38.0	77.0	6.6	94.0	60.0
97	25:45	2.9	47.0	81.0	9.9	100.0	65.0
95	24:30	3.1	53.0	84.0	11.4	100.0	68.0
90	23:00	3.4	63.0	87.0	13.6	106.0	70.0
85	21:00	3.6	70.0	89.0	15.1	110.0	72.0
80	20:10	3.8	77.0	91.0	16.3	110.0	74.0
75	20:00	4.1	84.0	92.0	17.3	112.0	76.0
70	18:32	4.2	90.0	94.0	18.1	114.0	78.0
65	18:00 [2]	4.4	97.0	95.0 [1]	18.8	116.0	78.0
60	17:15	4.6 [1]	104.0	97.0 [2]	19.6	118.0	80.0
55	17:00	4.8	111.0	98.0	20.3	120.0	80.0
50	16:00	5.0 [2]	119.0 [1]	99.0 [3]	21.1	120.0	80.0
45	15:30	5.2	128.0	100.0	21.8	120.0	80.0
40	15:00	5.4 [3]	138.0	102.0	22.5	122.0	82.0
35	14:15 [4]	5.7	149.0	104.0	23.3	124.0	84.0 [1]
30	13:57	5.9	162.0	105.0	24.1	128.0	86.0
25	13:00	6.2 [4]	177.0	107.0	25.0	130.0	88.0
20	12:30	6.5 [5]	199.0 [2]	109.0	26.1	130.0	90.0
15	12:00 [5]	6.9 [6]	226.0	111.0	27.3	135.0 [1]	90.0 [2]
10	10:59	7.5 [7]	263.0	115.0	28.9	140.0 [2]	94.0
5	9:13	8.4	360.0	120.0 [1]	31.5	146.0	100.0
3	8:00	9.0 [8]	420.1	125.0 [2]	33.4	150.0 [3]	102.0 [3]
1	6:21	10.6 [10]	656.1	147.1 [3]	37.4	160.0 [4]	110.0 [4]
N	6837	3073	6196	6192	5724	6939	6939

Anamnese der Testperson: Herzinfarkt, Bypass?
0 ☐ Keins von beiden
2 ☐ vor mehr als 5 Jahren
4 ☐ vor 2–5 Jahren
5 ☐ vor 1–< 2 Jahren
8 ☐ vor 0–< 1 Jahr

Familienanamnese: Koronarerkrankungen?
0 ☐ keine oder über 65
2 ☐ Ja, im Alter v. 50–65
4 ☐ Ja, unter 50

Festgestellte Koronarerkrankung ohne Infarkt oder Bypass:
0 ☐ Keine
2 ☐ vor mehr als 5 Jahren
4 ☐ vor 2–5 Jahren
5 ☐ vor 1–< 2 Jahren
6 ☐ vor 0–< 1 Jahr

Rauchgewohnheiten:
0 ☐ Nichtraucher
0 ☐ bis vor 1 Jahr oder mehr
1 ☐ bis vor weniger als 1 J.
1 ☐ Pfeife/Zigarren
2 ☐ 1–10 Zigaretten/Tag
3 ☐ 11–20 Zigaretten/Tag
4 ☐ 21–30 Zigaretten/Tag
5 ☐ 31–40 Zigaretten/Tag
6 ☐ mehr als 40 Zigaretten/Tag

Streßbelastung, Ängste
0 ☐ kein Streß, sehr entspannt
0 ☐ leichter Streß
1 ☐ mäßiger Streß
2 ☐ starker Streß
3 ☐ extremer Streß

3 ☐ **Diabetes**

Faktor Alter
0 ☐ unter 30 Jahre alt
1 ☐ 30–39 Jahre alt
2 ☐ 40–49 Jahre alt
3 ☐ 50–59 Jahre alt
4 ☐ 60 Jahre alt und älter

Ruhe EKG		**Belast.-EKG**
0 ☐	normal	☐ 0
1 ☐	Grenzfall	☐ 4
3 ☐	auffällig	☐ 8

Gesamtkoronarrisiko
☐ sehr gering (0– 4)
☐ gering (5–12)
☐ mäßig (13–21)
☐ hoch (22–31)
☐ sehr hoch (32+)

Frühere Gesamtpunktzahl

Muster einer Tabelle zur Ermittlung des Koronarrisikofaktors
Erläuterung der Tabellen, siehe vorangehende Seiten.

Cooper Clinic, Dallas, Texas — Koronarisiko-Ermittlung

Name: — Männer: *50–59 Jahre

Be-wertung in %	Balke Laufb.-zeit (Min.)	Gesamt-Cholesterin/ HDL	Tri-glyceride (mg %)	Glu-cose (mg %)	Körper-fett-anteil (%)	BLUTDRUCK IM RUHEZUSTAND Systol. (mm Hg)	Diastol. (mm Hg)
Ihre Werte							
99	26:00	2.6	39.0	77.0	8.8	96.0	62.0
97	24:00	2.9	48.0	82.0	11.5	100.0	68.0
95	22:15	3.1	54.0	85.0	12.9	104.0	70.0
90	21:00	3.5	64.0	88.0	15.3	108.0	70.0
85	19:00	3.7	74.0	90.0	16.9	110.0	74.0
80	18:00	4.0	81.0	92.0	17.9	114.0	76.0
75	17:00	4.2	88.0	94.0	19.0	116.0	78.0
70	16:15	4.4	95.0	96.0	19.8	118.0	80.0
65	15:40	4.6	101.0	98.0	20.6	120.0	80.0
60	15:00	4.8	108.0	99.0	21.3	120.0	80.0
55	15:00	5.0	116.0	100.0	22.1	122.0	80.0
50	14:00	5.2	124.0	102.0	22.7	124.0	82.0
45	13:15	5.4	134.0	103.0	23.4	126.0	84.0
40	13:00	5.6	144.0	105.0	24.1	130.0	85.0
35	12:07	5.8	156.0	106.0	24.9	130.0	86.0
30	12:00	6.1	168.0	108.0	25.7	132.0	88.0
25	11:08	6.3	185.0	110.0	26.6	136.0	90.0
20	10:30	6.6	202.0	113.0	27.5	140.0	90.0
15	10:00	7.1	231.0	115.0	28.8	140.0	94.0
10	9:00	7.6	274.0	120.0	30.3	146.0	98.0
5	7:00	8.5	355.6	130.0	32.4	154.0	100.0
3	6:06	9.4	420.0	141.0	33.8	160.0	104.0
1	4:54	11.4	653.2	215.9	38.1	172.0	110.0
N	3808	1811	3567	3577	3275	3984	3984

Anamnese der Testperson: Herzinfarkt, Bypass?
0 ☐ Keins von beiden
2 ☐ vor mehr als 5 Jahren
4 ☐ vor 2–5 Jahren
5 ☐ vor 1–< 2 Jahren
8 ☐ vor 0–< 1 Jahr

Familienanamnese: Koronarerkrankungen?
0 ☐ keine oder über 65
2 ☐ Ja, im Alter v. 50–65
4 ☐ Ja, unter 50

Festgestellte Koronarerkrankung ohne Infarkt oder Bypass:
0 ☐ Keine
2 ☐ vor mehr als 5 Jahren
4 ☐ vor 2–5 Jahren
5 ☐ vor 1–< 2 Jahren
6 ☐ vor 0–< 1 Jahr

Rauchgewohnheiten:
0 ☐ Nichtraucher
0 ☐ bis vor 1 Jahr oder mehr
1 ☐ bis vor weniger als 1 J.
1 ☐ Pfeife/Zigarren
2 ☐ 1–10 Zigaretten/Tag
3 ☐ 11–20 Zigaretten/Tag
4 ☐ 21–30 Zigaretten/Tag
5 ☐ 31–40 Zigaretten/Tag
6 ☐ mehr als 40 Zigaretten/Tag

Streßbelastung, Ängste
0 ☐ kein Streß, sehr entspannt
0 ☐ leichter Streß
1 ☐ mäßiger Streß
2 ☐ starker Streß
3 ☐ extremer Streß

3 ☐ **Diabetes**

Faktor Alter
0 ☐ unter 30 Jahre alt
1 ☐ 30–39 Jahre alt
2 ☐ 40–49 Jahre alt
3 ☐ 50–59 Jahre alt
4 ☐ 60 Jahre alt und älter

Ruhe EKG   Belast.-EKG
0 ☐   normal   ☐ 0
1 ☐   Grenzfall   ☐ 4
3 ☐   auffällig   ☐ 8

Gesamtkoronarrisiko
☐ sehr gering   (0– 4)
☐ gering   (5–12)
☐ mäßig   (13–21)
☐ hoch   (22–31)
☐ sehr hoch   (32+)

Frühere Gesamtpunktzahl

* Daten basieren nur auf dem ersten Besuch
© Institute for Aerobics Research – 1985

213

Muster einer Tabelle zur Ermittlung des Koronarrisikofaktors
Erläuterung der Tabellen, siehe vorangehende Seiten.

Cooper Clinic, Dallas, Texas						Koronarisiko-Ermittlung	
Name:						**Männer:** *≥ 60 Jahre	
Be-wertung in %	Balke Laufb.-zeit (Min.)	Gesamt-Chole-sterin/ HDL	Tri-glyce-ride (mg %)	Glu-cose (mg %)	Körper-fett-anteil (%)	BLUTDRUCK IM RUHEZUSTAND Systol. (mm Hg)	Diastol. (mm Hg)
Ihre Werte							
99	24:29	2.5	42.0	74.7	7.7	100.0	60.0
97	22:00	2.9	49.0	82.7	11.7	102.0	66.0
95	20:56	3.1	54.0	85.0	13.1	106.0	68.0
90	19:00	3.3	63.0	89.0	15.3	110.0	70.0
85	17:00	3.6	70.0	91.0	17.2	115.0	72.0
80	16:00	3.7	77.0	93.0	18.4	118.0	74.0
75	15:00	4.0	83.0	95.0	19.3	120.0	78.0
70	14:04	4.2	89.0	96.0	20.3	120.0	78.0
65	13:22	4.4	97.0	98.0	21.1	124.0	80.0
60	12:53	4.6	105.0	100.0	22.0	126.0	80.0
55	12:03	4.7	112.5	101.0	22.6	130.0	80.0
50	11:40	5.0	120.0	103.0	23.5	130.0	82.0
45	11:00	5.2	129.0	105.0	24.3	132.0	84.0
40	10:30	5.4	140.0	107.0	25.0	136.0	85.0
35	10:00	5.7	150.0	108.5	25.9	140.0	88.0
30	9:30	5.9	163.0	110.0	26.7	140.0	90.0
25	8:54	6.2	177.0	113.0	27.6	144.0	90.0
20	8:00	6.4	194.0	115.0	28.5	148.0	90.2
15	7:00	6.7	216.0	119.0	29.7	150.0	94.0
10	5:35	7.1	250.0	124.0	31.2	160.0	98.0
5	4:00	8.0	307.5	137.5	33.4	168.0	100.0
3	3:30	8.4	362.6	149.3	35.1	172.5	105.5
1	2:17	9.6	464.9	179.0	41.3	185.6	112.0
N	1005	570	1089	1089	984	1258	1258

Anamnese der Testperson: Herzinfarkt, Bypass?
0 ☐ Keins von beiden
2 ☐ vor mehr als 5 Jahren
4 ☐ vor 2–5 Jahren
5 ☐ vor 1–< 2 Jahren
8 ☐ vor 0–< 1 Jahr

Familienanamnese: Koronarerkrankungen?
0 ☐ keine oder über 65
2 ☐ Ja, im Alter v. 50–65
4 ☐ Ja, unter 50

Festgestellte Koro-narerkrankung ohne Infarkt oder Bypass:
0 ☐ Keine
2 ☐ vor mehr als 5 Jahren
4 ☐ vor 2–5 Jahren
5 ☐ vor 1–< 2 Jahren
6 ☐ vor 0–< 1 Jahr

Rauchgewohnheiten:
0 ☐ Nichtraucher
0 ☐ bis vor 1 Jahr oder mehr
1 ☐ bis vor weniger als 1 J.
1 ☐ Pfeife/Zigarren
2 ☐ 1–10 Zigaretten/Tag
3 ☐ 11–20 Zigaretten/Tag
4 ☐ 21–30 Zigaretten/Tag
5 ☐ 31–40 Zigaretten/Tag
6 ☐ mehr als 40 Zigaretten/Tag

Streßbelastung, Ängste
0 ☐ kein Streß, sehr entspannt
0 ☐ leichter Streß
1 ☐ mäßiger Streß
2 ☐ starker Streß
3 ☐ extremer Streß

3 ☐ **Diabetes**

Faktor Alter
0 ☐ unter 30 Jahre alt
1 ☐ 30–39 Jahre alt
2 ☐ 40–49 Jahre alt
3 ☐ 50–59 Jahre alt
4 ☐ 60 Jahre alt und älter

Ruhe EKG		**Belast.-EKG**
0 ☐	normal	☐ 0
1 ☐	Grenzfall	☐ 4
3 ☐	auffällig	☐ 8

Gesamtkoronarrisiko
☐ sehr gering (0– 4)
☐ gering (5–12)
☐ mäßig (13–21)
☐ hoch (22–31)
☐ sehr hoch (32+)

Frühere Gesamtpunktzahl

Muster einer Tabelle zur Ermittlung des Koronarrisikofaktors
Erläuterung der Tabellen, siehe vorangehende Seiten.

Cooper Clinic, Dallas, Texas — Koronarisiko-Ermittlung

Name: — Frauen: *< 30 Jahre

Be- wertung in %	Balke- Laufb.- zeit (Min.)	Gesamt- Chole- sterin/ HDL	Tri- glyce- ride (mg %)	Glu- cose (mg %)	Körper- fett- anteil (%)	BLUTDRUCK IM RUHEZUSTAND	
						Systol. (mm Hg)	Diastol. (mm Hg)
Ihre Werte							
99	26:21	2.0	30.0	64.7	5.4	84.0	53.7
97	23:24	2.2	33.0	72.7	9.3	90.0	58.0
95	22:00	2.3	36.0	75.0	10.8	90.0	60.0
90	20:12	2.4	42.0	78.0	14.5	92.0	60.0
85	19:00	2.6	45.0	80.0	16.0	96.0	62.0
80	18:00	2.7	48.0	81.0	17.1	99.2	64.0
75	17:00	2.8	50.0	83.0	18.2	100.0	66.0
70	16:00	2.9	54.0	85.0	19.0	100.0	68.0
65	15:30	2.9	57.0	85.0	19.8	102.0	68.0
60	15:00	3.1	60.0	87.0	20.6	104.0	70.0
55	14:39	3.1	64.0	88.0	21.3	106.0	70.0
50	14:00	3.2	67.0	89.0	22.1	108.0	70.0
45	13:30	3.3	72.0	90.0	22.7	110.0	70.0
40	13:00	3.4	75.0	91.0	23.7	110.0	72.0
35	12:17	3.5	79.0	92.0	24.4	111.9	74.0
30	12:00	3.6	85.0	94.0	25.4	112.0	76.0
25	11:03	3.8	92.0	95.0	26.6	115.0	78.0
20	10:50	3.9	101.0	97.0	27.7	118.0	78.8
15	10:00	4.1	110.6	99.0	29.8	120.0	80.0
10	9:17	4.4	133.0	100.0	32.1	120.0	80.0
5	7:33	4.9	162.9	105.0	35.4	128.0	86.0
3	6:45	5.4	202.2	107.0	37.2	130.0	89.0
1	5:15	6.2	279.9	119.8	40.5	140.0	90.0
N	764	372	622	623	638	782	782

Anamnese der Testperson:
Herzinfarkt, Bypass?
0 ☐ Keins von beiden
2 ☐ vor mehr als 5 Jahren
4 ☐ vor 2–5 Jahren
5 ☐ vor 1–< 2 Jahren
8 ☐ vor 0–< 1 Jahr

Familienanamnese:
Koronarerkrankungen?
0 ☐ keine oder über 65
2 ☐ Ja, im Alter v. 50–65
4 ☐ Ja, unter 50

Festgestellte Koro-
narerkrankung ohne
Infarkt oder Bypass:
0 ☐ Keine
2 ☐ vor mehr als 5 Jahren
4 ☐ vor 2–5 Jahren
5 ☐ vor 1–< 2 Jahren
6 ☐ vor 0–< 1 Jahr

Rauchgewohnheiten:
0 ☐ Nichtraucher
0 ☐ bis vor 1 Jahr oder mehr
1 ☐ bis vor weniger als 1 J.
1 ☐ Pfeife/Zigarren
2 ☐ 1–10 Zigaretten/Tag
3 ☐ 11–20 Zigaretten/Tag
4 ☐ 21–30 Zigaretten/Tag
5 ☐ 31–40 Zigaretten/Tag
6 ☐ mehr als 40 Zigaretten/Tag

Streßbelastung, Ängste
0 ☐ kein Streß, sehr entspannt
0 ☐ leichter Streß
1 ☐ mäßiger Streß
2 ☐ starker Streß
3 ☐ extremer Streß

3 ☐ **Diabetes**

Faktor Alter
0 ☐ unter 30 Jahre alt
1 ☐ 30–39 Jahre alt
2 ☐ 40–49 Jahre alt
3 ☐ 50–59 Jahre alt
4 ☐ 60 Jahre alt und älter

Ruhe EKG		**Belast.-EKG**
0 ☐	normal	☐ 0
1 ☐	Grenzfall	☐ 4
3 ☐	auffällig	☐ 8

Gesamtkoronarrisiko
☐ sehr gering (0– 4)
☐ gering (5–12)
☐ mäßig (13–21)
☐ hoch (22–31)
☐ sehr hoch (32+)

Frühere Gesamtpunktzahl

Muster einer Tabelle zur Ermittlung des Koronarrisikofaktors
Erläuterung der Tabellen, siehe vorangehende Seiten.

Cooper Clinic, Dallas, Texas — Koronarisiko-Ermittlung

Name: — Frauen: *30–39 Jahre

Bewertung in % (Ihre Werte)	Balke Laufb.-zeit (Min.)	Gesamt-Cholesterin/ HDL	Tri-glyceride (mg %)	Glu-cose (mg %)	Körper-fettanteil (%)	BLUTDRUCK IM RUHEZUSTAND Systol. (mm Hg)	Diastol. (mm Hg)
99	23:22	1.9	24.9	69.0	7.3	86.0	54.0
97	21:00	2.1	31.0	75.0	11.0	90.0	60.0
95	20:00	2.2	35.0	77.0	13.4	90.0	60.0
90	18:00	2.4	40.0	81.0	15.5	94.0	62.0
85	17:30	2.6	43.0	83.0	16.9	98.0	64.0
80	16:20	2.7	47.0	84.0	18.0	100.0	66.0
75	15:30	2.7	50.0	85.0	19.1	100.0	68.0
70	15:00	2.8	52.0	87.0	20.0	100.1	70.0
65	14:10	2.9	55.0	88.0	20.8	102.0	70.0
60	13:35	3.0	59.0	89.0	21.6	104.0	70.0
55	13:00	3.1	62.0	90.0	22.4	106.0	70.0
50	13:00	3.1	66.0	91.0	23.1	108.0	72.0
45	12:00	3.2	69.0	92.0	24.0	110.0	74.0
40	12:00	3.3	73.0	94.0	24.9	110.0	75.0
35	11:09	3.4	78.0	95.0	26.0	112.0	76.0
30	10:45	3.5	82.0	96.0	27.0	114.0	78.0
25	10:00	3.7	87.0	97.0	28.1	116.0	80.0
20	9:30	3.9	93.0	99.0	29.3	120.0	80.0
15	9:00	4.1	102.0	101.0	31.0	120.0	80.0
10	8:00	4.4	117.0	104.0	32.8	124.0	84.0
5	7:00	4.7	144.0	107.3	35.7	130.0	90.0
3	6:10	5.1	163.0	110.2	37.5	138.0	90.0
1	5:12	6.2	222.0	119.0	40.0	145.0	98.0
N	2049	799	1392	1394	1336	2096	2096

Anamnese der Testperson: Herzinfarkt, Bypass?
0 ☐ Keins von beiden
2 ☐ vor mehr als 5 Jahren
4 ☐ vor 2–5 Jahren
5 ☐ vor 1–< 2 Jahren
8 ☐ vor 0–< 1 Jahr

Familienanamnese: Koronarerkrankungen?
0 ☐ keine oder über 65
2 ☐ Ja, im Alter v. 50–65
4 ☐ Ja, unter 50

Festgestellte Koronarerkrankung ohne Infarkt oder Bypass:
0 ☐ Keine
2 ☐ vor mehr als 5 Jahren
4 ☐ vor 2–5 Jahren
5 ☐ vor 1–< 2 Jahren
6 ☐ vor 0–< 1 Jahr

Rauchgewohnheiten:
0 ☐ Nichtraucher
0 ☐ bis vor 1 Jahr oder mehr
1 ☐ bis vor weniger als 1 J.
1 ☐ Pfeife/Zigarren
2 ☐ 1–10 Zigaretten/Tag
3 ☐ 11–20 Zigaretten/Tag
4 ☐ 21–30 Zigaretten/Tag
5 ☐ 31–40 Zigaretten/Tag
6 ☐ mehr als 40 Zigaretten/Tag

Streßbelastung, Ängste
0 ☐ kein Streß, sehr entspannt
0 ☐ leichter Streß
1 ☐ mäßiger Streß
2 ☐ starker Streß
3 ☐ extremer Streß

3 ☐ **Diabetes**

Faktor Alter
0 ☐ unter 30 Jahre alt
1 ☐ 30–39 Jahre alt
2 ☐ 40–49 Jahre alt
3 ☐ 50–59 Jahre alt
4 ☐ 60 Jahre alt und älter

Ruhe EKG — **Belast.-EKG**
0 ☐ normal ☐ 0
1 ☐ Grenzfall ☐ 4
3 ☐ auffällig ☐ 8

Gesamtkoronarrisiko
☐ sehr gering (0– 4)
☐ gering (5–12)
☐ mäßig (13–21)
☐ hoch (22–31)
☐ sehr hoch (32+)

Frühere Gesamtpunktzahl

* Daten basieren nur auf dem ersten Besuch
© Institute for Aerobics Research – 1985

Muster einer Tabelle zur Ermittlung des Koronarrisikofaktors
Erläuterung der Tabellen, siehe vorangehende Seiten.

Cooper Clinic, Dallas, Texas						Koronarisiko-Ermittlung	
Name:						Frauen: *40–49 Jahre	
Be-wertung in %	Balke-Laufb.-zeit (Min.)	Gesamt-Cholesterin/HDL	Tri-glyceride (mg %)	Glu-cose (mg %)	Körper-fett-anteil (%)	BLUTDRUCK IM RUHEZUSTAND Systol. (mm Hg)	Diastol. (mm Hg)
Ihre Werte							
99	22:00	2.0	29.0	73.0	11.6	85.2	58.0
97	20:00	2.2	35.0	76.4	14.1	90.0	60.0
95	18:00	2.4	39.0	78.0	16.1	92.0	60.2
90	17:00	2.6	44.0	82.0	18.5	96.0	65.0
85	15:35	2.7	48.0	84.0	20.3	100.0	68.0
80	14:45	2.8	52.0	85.4	21.3	100.0	70.0
75	13:56	2.9	56.0	87.0	22.4	102.0	70.0
70	13:00	2.9	60.0	89.0	23.5	104.0	70.0
65	12:30	3.1	63.0	90.0	24.3	106.0	72.0
60	12:00	3.1	67.0	91.0	24.9	110.0	74.0
55	11:30	3.2	71.0	92.0	25.5	110.0	75.0
50	11:00	3.4	74.0	93.0	26.4	110.0	76.0
45	10:48	3.5	79.0	94.0	27.3	112.0	78.0
40	10:01	3.6	85.0	95.0	28.1	114.0	80.0
35	10:00	3.7	91.0	96.0	29.0	118.0	80.0
30	9:11	3.9	98.0	98.0	30.1	120.0	80.0
25	9:00	4.0	106.0	100.0	31.1	120.0	80.0
20	8:00	4.2	116.0	101.0	32.1	122.0	82.0
15	7:20	4.5	130.0	104.0	33.3	128.0	84.0
10	7:00	4.8	149.0	107.0	35.0	130.0	88.0
5	5:55	5.4	185.0	111.0	37.8	139.8	92.0
3	5:00	5.8	221.1	115.0	39.1	140.3	96.0
1	4:00	7.3	317.0	125.5	45.5	152.0	104.0
N	1630	757	1348	1346	1175	1761	1761

Anamnese der Testperson: Herzinfarkt, Bypass?
0 ☐ Keins von beiden
2 ☐ vor mehr als 5 Jahren
4 ☐ vor 2–5 Jahren
5 ☐ vor 1–< 2 Jahren
8 ☐ vor 0–< 1 Jahr

Familienanamnese: Koronarerkrankungen?
0 ☐ keine oder über 65
2 ☐ Ja, im Alter v. 50–65
4 ☐ Ja, unter 50

Festgestellte Koro-narerkrankung ohne Infarkt oder Bypass:
0 ☐ Keine
2 ☐ vor mehr als 5 Jahren
4 ☐ vor 2–5 Jahren
5 ☐ vor 1–< 2 Jahren
6 ☐ vor 0–< 1 Jahr

Rauchgewohnheiten:
0 ☐ Nichtraucher
0 ☐ bis vor 1 Jahr oder mehr
1 ☐ bis vor weniger als 1 J.
1 ☐ Pfeife/Zigarren
2 ☐ 1–10 Zigaretten/Tag
3 ☐ 11–20 Zigaretten/Tag
4 ☐ 21–30 Zigaretten/Tag
5 ☐ 31–40 Zigaretten/Tag
6 ☐ mehr als 40 Zigaretten/Tag

Streßbelastung, Ängste
0 ☐ kein Streß, sehr entspannt
0 ☐ leichter Streß
1 ☐ mäßiger Streß
2 ☐ starker Streß
3 ☐ extremer Streß

3 ☐ **Diabetes**

Faktor Alter
0 ☐ unter 30 Jahre alt
1 ☐ 30–39 Jahre alt
2 ☐ 40–49 Jahre alt
3 ☐ 50–59 Jahre alt
4 ☐ 60 Jahre alt und älter

Ruhe EKG		Belast.-EKG
0 ☐	normal	☐ 0
1 ☐	Grenzfall	☐ 4
3 ☐	auffällig	☐ 8

Gesamtkoronarrisiko
☐ sehr gering (0– 4)
☐ gering (5–12)
☐ mäßig (13–21)
☐ hoch (22–31)
☐ sehr hoch (32+)

Frühere Gesamtpunktzahl

* Daten basieren nur auf dem ersten Besuch
© Institute for Aerobics Research – 1985

Muster einer Tabelle zur Ermittlung des Koronarrisikofaktors
Erläuterung der Tabellen, siehe vorangehende Seiten.

Cooper Clinic, Dallas, Texas   Koronarisiko-Ermittlung

Name: Frauen: *50–59 Jahre

Be-wertung in %	Balke-Laufb.-zeit (Min.)	Gesamt-Cholesterin/ HDL	Tri-glyce-ride (mg %)	Glu-cose (mg %)	Körper-fett-anteil (%)	BLUTDRUCK IM RUHEZUSTAND Systol. (mm Hg)	Diastol. (mm Hg)
Ihre Werte							
99	18:44	2.2	35.0	73.0	11.6	90.0	60.0
97	16:00	2.5	41.0	78.7	16.6	94.0	62.0
95	15:07	2.6	47.0	81.0	18.8	98.0	64.0
90	14:00	2.7	54.0	84.0	21.6	100.0	70.0
85	12:53	2.8	60.0	86.4	23.6	104.0	70.0
80	12:00	3.0	66.0	88.0	25.0	108.0	70.0
75	11.43	3.2	70.0	90.0	25.8	110.0	72.0
70	11:00	3.3	75.0	92.0	26.6	110.0	74.0
65	10:14	3.4	81.0	93.0	27.4	114.0	76.0
60	10:00	3.5	87.0	94.0	28.5	116.0	78.0
55	9:30	3.6	92.0	96.0	29.2	120.0	80.0
50	9:10	3.7	99.0	97.0	30.1	120.0	80.0
45	9:00	3.8	106.0	98.0	30.8	120.7	80.0
40	8:13	4.0	112.8	100.0	31.6	124.0	80.0
35	7:43	4.1	121.0	101.0	32.6	126.0	82.0
30	7:16	4.3	127.0	103.0	33.5	130.0	84.0
25	7:00	4.5	138.0	105.0	34.3	132.0	86.0
20	6:25	4.8	155.0	106.0	35.6	136.0	88.0
15	6:00	5.0	166.0	110.0	36.6	140.0	90.0
10	5:05	5.4	187.7	113.0	37.9	146.0	94.0
5	4:14	6.2	223.4	121.0	39.6	160.0	100.0
3	3:58	6.6	245.2	130.0	40.8	164.0	101.0
1	2:36	7.6	357.0	181.4	50.8	180.0	112.3
N	878	467	892	888	708	1082	1082

Anamnese der Testperson: Herzinfarkt, Bypass?
0 ☐ Keins von beiden
2 ☐ vor mehr als 5 Jahren
4 ☐ vor 2–5 Jahren
5 ☐ vor 1–< 2 Jahren
8 ☐ vor 0–< 1 Jahr

Familienanamnese: Koronarerkrankungen?
0 ☐ keine oder über 65
2 ☐ Ja, im Alter v. 50–65
4 ☐ Ja, unter 50

Festgestellte Koronarerkrankung ohne Infarkt oder Bypass:
0 ☐ Keine
2 ☐ vor mehr als 5 Jahren
4 ☐ vor 2–5 Jahren
5 ☐ vor 1–< 2 Jahren
6 ☐ vor 0–< 1 Jahr

Rauchgewohnheiten:
0 ☐ Nichtraucher
0 ☐ bis vor 1 Jahr oder mehr
1 ☐ bis vor weniger als 1 J.
1 ☐ Pfeife/Zigarren
2 ☐ 1–10 Zigaretten/Tag
3 ☐ 11–20 Zigaretten/Tag
4 ☐ 21–30 Zigaretten/Tag
5 ☐ 31–40 Zigaretten/Tag
6 ☐ mehr als 40 Zigaretten/Tag

Streßbelastung, Ängste
0 ☐ kein Streß, sehr entspannt
0 ☐ leichter Streß
1 ☐ mäßiger Streß
2 ☐ starker Streß
3 ☐ extremer Streß

3 ☐ **Diabetes**

Faktor Alter
0 ☐ unter 30 Jahre alt
1 ☐ 30–39 Jahre alt
2 ☐ 40–49 Jahre alt
3 ☐ 50–59 Jahre alt
4 ☐ 60 Jahre alt und älter

Ruhe EKG		**Belast.-EKG**
0 ☐	normal	☐ 0
1 ☐	Grenzfall	☐ 4
3 ☐	auffällig	☐ 8

Gesamtkoronarrisiko
☐ sehr gering (0– 4)
☐ gering (5–12)
☐ mäßig (13–21)
☐ hoch (22–31)
☐ sehr hoch (32+)

Frühere Gesamtpunktzahl

Muster einer Tabelle zur Ermittlung des Koronarrisikofaktors
Erläuterung der Tabellen, siehe vorangehende Seiten.

Cooper Clinic, Dallas, Texas — Koronarisiko-Ermittlung

Name: — Frauen: *≥ 60 Jahre

Bewertung in % (Ihre Werte)	Balke Laufb.-zeit (Min.)	Gesamt-Cholesterin/HDL	Triglyceride (mg %)	Glucose (mg %)	Körperfettanteil (%)	BLUTDRUCK IM RUHEZUSTAND Systol. (mm Hg)	Diastol. (mm Hg)
99	20:25	2.0	34.0	77.0	5.4	90.0	58.0
97	16:20	2.6	42.6	80.5	14.8	94.0	60.0
95	15:34	2.6	47.0	84.0	16.8	98.0	64.0
90	14:00	2.8	56.2	86.0	21.1	106.0	70.0
85	12:00	3.0	63.0	88.0	23.5	110.0	70.0
80	11:15	3.1	71.0	89.0	25.1	114.0	72.0
75	11:00	3.2	78.0	91.0	26.7	118.0	74.0
70	10:00	3.4	84.0	92.0	27.5	120.0	76.0
65	9:00	3.5	89.2	93.0	28.5	120.0	78.0
60	8:28	3.6	93.8	94.0	29.3	124.0	78.0
55	8:00	3.9	102.4	95.0	29.9	126.0	80.0
50	7:30	4.1	110.0	97.0	30.9	128.0	80.0
45	7:00	4.2	114.0	99.0	31.8	130.0	80.0
40	6:35	4.4	122.0	100.0	32.5	132.0	82.0
35	6:16	4.6	130.8	102.2	33.0	136.0	84.0
30	6:00	4.8	139.0	104.0	34.3	138.0	86.0
25	6:00	5.0	146.0	106.0	35.5	140.0	88.0
20	5:24	5.2	165.6	108.8	36.6	144.0	90.0
15	5:00	5.4	181.4	110.0	38.0	150.0	90.0
10	4:00	6.0	204.6	114.0	39.3	154.0	94.0
5	3:15	6.6	226.8	123.8	40.5	160.0	100.0
3	2:46	7.5	279.7	139.5	41.4	175.9	100.0
1	2:00	9.2	419.4	180.2	47.0	182.0	105.0
N	202	194	351	350	250	401	401

Anamnese der Testperson: Herzinfarkt, Bypass?
0 ☐ Keins von beiden
2 ☐ vor mehr als 5 Jahren
4 ☐ vor 2–5 Jahren
5 ☐ vor 1–< 2 Jahren
8 ☐ vor 0–< 1 Jahr

Familienanamnese: Koronarerkrankungen?
0 ☐ keine oder über 65
2 ☐ Ja, im Alter v. 50–65
4 ☐ Ja, unter 50

Festgestellte Koronarerkrankung ohne Infarkt oder Bypass:
0 ☐ Keine
2 ☐ vor mehr als 5 Jahren
4 ☐ vor 2–5 Jahren
5 ☐ vor 1–< 2 Jahren
6 ☐ vor 0–< 1 Jahr

Rauchgewohnheiten:
0 ☐ Nichtraucher
0 ☐ bis vor 1 Jahr oder mehr
1 ☐ bis vor weniger als 1 J.
1 ☐ Pfeife/Zigarren
2 ☐ 1–10 Zigaretten/Tag
3 ☐ 11–20 Zigaretten/Tag
4 ☐ 21–30 Zigaretten/Tag
5 ☐ 31–40 Zigaretten/Tag
6 ☐ mehr als 40 Zigaretten/Tag

Streßbelastung, Ängste
0 ☐ kein Streß, sehr entspannt
0 ☐ leichter Streß
1 ☐ mäßiger Streß
2 ☐ starker Streß
3 ☐ extremer Streß

3 ☐ **Diabetes**

Faktor Alter
0 ☐ unter 30 Jahre alt
1 ☐ 30–39 Jahre alt
2 ☐ 40–49 Jahre alt
3 ☐ 50–59 Jahre alt
4 ☐ 60 Jahre alt und älter

Ruhe EKG   **Belast.-EKG**
0 ☐   normal   ☐ 0
1 ☐   Grenzfall   ☐ 4
3 ☐   auffällig   ☐ 8

Gesamtkoronarrisiko
☐ sehr gering (0– 4)
☐ gering (5–12)
☐ mäßig (13–21)
☐ hoch (22–31)
☐ sehr hoch (32+)

Frühere Gesamtpunktzahl

* Daten basieren nur auf dem ersten Besuch
© Institute for Aerobics Research – 1985

Literaturverzeichnis

Kapitel 1

American Medical Association. Special Advertising Supplement, *Newsweek*, 1984.

FIXX, JAMES F. *The Complete Book of Running.* New York: Random House, 1977.

——. *Jackpot!* New York: Random House, 1982.

——. *Jim Fixx's Second Book of Running.* New York: Random House, 1978, 1979, 1980.

GALLUP, G. »Runners Extend Distances As Jogging Levels Off.« Los Angeles Times Syndicate, January 1983.

——. »Six in Ten Exercise Daily—Remarkable Trend in American Lifestyle.« Los Angeles Times Syndicate, June 1984.

THOMAS, GREGORY S., et al. *Exercise and Health.* Cambridge, Mass.: Oelgeschlager, Gunn & Hain, 1981.

Kapitel 2

COOPER, KENNETH H., M. D. »Jim Fixx—Author, Runner, Legend.« *Aerobics,* Vol. 5, No. 8, August 1984.

DE YOUNG, H. GARRETT. »State of the Heart.« *High Technology,* May 1984.

HENRY, WALTER, L., M.D., et al. »Differences in Distribution of Myocardial Abnormalities in Patients with Obstructive and Nonobstructive Asymmetric Septal Hypertrophy (ASH).« *Circulation,* Vol. 50, September 1974.

HOOD, ROBERT. »Running On.« *Scouting,* September 1984.

»James F. Fixx Dies Jogging; Author on Running Was Fifty-two.« *The New York Times,* July 22, 1984.

»James Fixx: The Enigma of Heart Disease.« *The New York Times,* July 24, 1984.

»Keeping Fit for Life.« *Newsweek,* August 6, 1984.

MICHENER, JAMES A. »Living with an Ailing Heart.« *The New York Times Magazine,* August 19, 1984.

NOAKES, T. D., et al. »Hypertrophic Cardiomyopathy Associated with Sudden Death During Marathon Racing.« *British Heart Journal,* 1979.

NOAKES, T. D., M.D., and ROSE, A. G., M.D. »Exercise-related Deaths in Subjects with Coexistent Hypertrophic Cardiomyopathy and Coronary Artery Disease.« *SA Medical Journal,* Vol. 66, August 1984.

PALMER, LILLIS. »Letters to the Editor.« *The New York Times Magazine,* September 16, 1984.

PIETSCHMANN, RICHARD. »Probing Death on the Run.« *Runner's World,* November 1984.

ROSE, A. G. »Evaluation of Pathological Criteria for Diagnosis of Hypertrophic Cardiomyopathy.« *Histopathology,* 1984.

»Why Joggers are Running Scared.« *Time,* August 6, 1984.

WOODLEY, RICHARD. »Jim Fixx: A Remembrance, a Final Interview.« *Official Spectator's Guide, New York City Marathon.* Advertising Supplement to *The New York Times,* 1984.

ZARLING, EDWIN J., M.D., et al. »Failure to Diagnose Acute Myocardial Infarction.« *Journal of the American Medical Association,* Vol. 250, No. 9, September 2, 1983.

Kapitel 3

ALPERT, JOSEPH S., M.D. »Association Between Arrhythmias and Mitral Valve Prolapse.« *Archives of Internal Medicine,* Vol. 144, December 1984.

APPENZELLER, OTTO, M. D., and ATKINSON, RUTH, M.D. *Sports Medicine.*

Baltimore: Urban & Schwarzenberg, 1983.

CANTWELL, JOHN D., M.D. »Hypertrophic Cardiomyopathy and the Athlete.« *The Physician and Sportsmedicine*, Vol. 12, No. 9, September 1984.

CONSTANT, RICHARD R., M.D. »Barlow's (The Click) Syndrome.« *Aerobics*, Vol. 4, No. 10, October 1983.

GIBBONS, LARRY W., M.D., et al. »The Acute Cardiac Risk of Strenuous Exercise.« *Journal of the American Medical Association*, Vol. 244, No. 16, October 17, 1980.

JONES, RICHARD J., M.D. »Mortality of Joggers.« *Journal of the American Medical Association*, Vol. 247, No. 18, May 14, 1982.

KANNEL, WILLIAM B., M.D., and ABBOTT, ROBERT D., Ph.D. »Incidence and Prognosis of Unrecognized Myocardial Infarction.« *New England Journal of Medicine*, Vol. 311, No. 18, November 1, 1984.

KRAMER, HARVEY M., M.D., et al. »Arrhythmias in Mitral Valve Prolapse.« *Archives of Internal Medicine*, Vol. 144, December 1984.

MARANTO, GINA. »Exercise: How Much Is Too Much?« *Discover*, October 1984.

RAGOSTA, MICHAEL. »Death During Recreational Exercise in the State of Rhode Island.« *Medicine and Science in Sports and Exercise*, Vol. 16, No. 4, 1984.

SISCOVICK, DAVID S., M.D., et al. »Physical Activity and Primary Cardiac Arrest.« *Journal of the American Medical Association*, Vol. 248, No. 23, December 17, 1982.

THOMPSON, PAUL D., M.D. »Incidence of Death During Jogging in Rhode Island from 1975 Through 1980.« *Journal of the American Medical Association*, Vol. 247, No. 18, May 14, 1982.

Kapitel 4

BASSLER, THOMAS J., M.D. »Hazards of Restrictive Diets.« Letters. *Journal of*

the American Medical Association, Vol. 252, No. 4, July 27, 1984.

BENOWITZ, NEAL L, M.D., et al. »Smokers of Low-Yield Cigarettes Do Not Consume Less Nicotine.« *New England Journal of Medicine*, Vol. 309, No. 3, July 21, 1983.

BLAIR, STEVEN N., et al. »Changes in Coronary Heart Disease Risk Factors Associated with Increased Treadmill Time in 753 Men.« *American Journal of Empidemiology*, Vol. 118, No. 3, 1983.

BLAIR, STEVEN N., PED, et al. »Physical Fitness and Incidence of Hypertension in Healthy Normotensive Men and Women.« *Journal of the American Medical Association*, Vol. 252, No. 4, July 27, 1984.

BUNCH, THOMAS W., M.D. »Blood Test Abnormalities in Runners.« *Mayo Clinic Proceedings*, Vol. 55, Febr. 1980.

CAMPEAU, LUCIEN, M.D., et al. »The Relation of Risk Factors to the Development of Atherosclerosis in Saphenous Vein Bypass Grafts and the Progression of Disease in the Native Circulation.« *New England Journal of Medicine*, Vol. 311, No. 21, November 22, 1984.

»Cholesterol-Heart Disease Link Illuminated.« *Science*, Vol. 221, Sept. 1983.

CLEGG, REED S., M.D. »Tarahumara Indians.« *Rocky Mountain Medical Journal*, Vol. 69, January 1972.

CONNOR, WILLIAM E., M.D., et al. »The Plasma Lipids, Lipoproteins, and Diet of the Tarahumara Indians of Mexico.« *American Journal of Clinical Nutrition*, Vol. 31, July 1978.

COOPER, KENNETH H., M.D. »Type C' Behavior Patterns.« *Aerobics*, Vol. 5, No. 9, September 1984.

»Coronary Risk Factor Intervention Trial—Conclusions and Concerns.« *Internal Medicine Alert*, Vol. 4, No. 19, October 11, 1982.

DEANFIELD, JOHN, et al. »Cigarette Smoking and the Treatment of Angina with Propanolol, Atenolol, and Nifedipine.« *New England Journal of Medicine*, Vol. 310, No. 15, April 12, 1984.

221

»Diet, Drug Treatments Offer Answers to High Cholesterol.« *Nutrition & Health News*, Vol. 1, No. 1, Fall 1983.

DUFFIELD, R. G. M., et al. »Treatment of Hyperlipidaemia Retards Progression of Symptomatic Femoral Atherosclerosis.« *Lancet*, September 17, 1983.

EBERT, RICHARD V., M.D., and MCNABB, MCKENDREE E., M.D. »Cessation of Smoking in Prevention and Treatment of Cardiac and Pulmonary Disease.« Editorials, *Archives of Internal Medicine*, Vol. 144, August 1984.

»Exercise Aids Women on the Pill.« *Dalles Times-Herald*, February 26, 1981.

»Exercise to Control Hypertension.« *Internal Medicine Alert*, Vol. 6, No. 22, November 30, 1984.

»Fitness Assessment and Development.« *Nutrition & Health News*, Vol. II, No. 1, Fall 1984.

FRIEDMAN, MEYER, M.D., et al. »Feasibility of Altering Type A Behavior Pattern After Myocardial Infarction.« *Circulation*, Vol. 66, No. 1, July 1982.

GOLDBERG, LINN, M.D., et al. »Changes in Lipid and Lipoprotein Levels After Weight Training.« *Journal of the American Medical Association*, Vol. 252, No. 4, July 27, 1984.

GROOM, DALE, M.D. »Cardiovascular Observations on Tarahumara Indian Runners—The Modern Spartans.« *American Heart Journal*, Vol. 81, No. 3, March 1971.

HAGAN, R. DONALD, et al. »High Density Lipoprotein Cholesterol in Relation to Food Consumption and Running Distance.« *Preventive Medicine*, Vol. 12, 1983.

HARTUNG, G. HARLEY, Ph.D., et al. »Effect of Alcohol Intake on High-Density Lipoprotein Cholesterol Levels in Runners and Inactive Men.« *Journal of the American Medical Association*, Vol. 249, No. 6, February 11, 1983.

HARTUNG, G. HARLEY, Ph.D., et al. »Relation of Diet to High-Density Lipoprotein Cholesterol in Middle-Aged Marathon Runners, Joggers and Inactive Men.« *New England Journal of Medicine*, February 14, 1980.

HARTZ, ARTHUR J., M.D., et al. »The Association of Smoking with Cardiomyopathy.« *New England Journal of Medicine*, Vol. 311, No. 19, November 8, 1984.

HASKELL, WILLIAM L., Ph.D., et al. »The Effect of Cessation and Resumption of Moderate Alcohol Intake on Serum High-Density Lipoprotein Subfractions.« *New England Journal of Medicine*, Vol. 310, No. 13, March 29, 1984.

HASKELL, WILLIAM L., Ph.D., »The Influence of Exercise on the Concentrations of Triglyceride and Cholesterol in Human Plasma.«

»Hazards of Cholesterol Proved in Study.« *Dallas Times-Herald*, January 18, 1984.

„High Plasma Insulin Level a Prime Risk Factor for Heart Disease.« *Journal of the American Medical Association*, Vol. 241, No. 16, April 20, 1979.

HJALMARSON, AGNETA I., Ph.D. »Effect of Nicotine Chewing Gum in Smoking Cessation.« *Journal of the American Medical Association*, Vol. 252, No. 20, November 23/30, 1984.

»Hold the Eggs and Butter.« *Time*, March 26, 1984.

HOLMES, T. H., and Rahe, R. H. »The Social Readjustment Rating Scale.« *Journal of Psychosomatic Research*, Vol. 11, 1967. Complete wording of Table 3, page 216.

»How Good is ›Good‹ Cholesterol?« *The Health Letter*, Vol. 19, No. 7, April 9, 1982.

HUBERT, HELEN B., M.P.H., Ph.D., et al. »Obesity As an Independent Risk Factor of Cardiovascular Disease: A 26-Year Follow-up of Participants in the Framingham Heart Study.« *Circulation*, Vol. 67, No. 5, May 1983.

HULL, ELAINE M., et al. »Aerobic Fitness Affects Cardiovascular Catecholamine Responses to Stressors.« *Psychophysiology*, Vol. 21, No. 3, May 1984.

HULLEY, S. B., M.D., et al. »Epidemiology as a Guide to Clinical Decisions.« HURLEY, BEN F., Ph.D., et al. »High-Density Lipoprotein Cholesterol in Bodybuilders Versus Powerlifters.« *Journal of the American Medical Association*, Vol. 252, No. 4, July 27, 1984.

KANNEL, WILLIAM B. M.D., and LERNER, DEBRA J., M.S. »Present Status of Risk Factors of Atherosclerosis.« *Medical Times*, Vol. 112, No. 9, September 1984.

»Lowering Cholesterol Reduces the Risk of Heart Attack.« *Internal Medicine Alert*, v6, No. 2, January 30, 1984.

MAHLER, DONALD A., M.D., et al. »Mechanical and Physiological Evaluation of Exercise Performance in Elite National Rowers.« *Journal of the American Medical Association*, Vol. 252, No. 4, Jula 27, 1984.

MOSER, MARVIN, M.D. »High Blood Pressure and What You Can Do About It.« The Benjamin Company, Inc., August 1983.

»Multiple Risk Factor Intervention Trial.« *Journal of the American Medical Association*, Vol. 248, No. 12, September 24, 1982.

New York State Journal of Medicine, Vol. 83, Nor. 13, December 1983. Entire volume.

»Oral Contraceptives and the Risk of Cardiovascular Disease.« *The Medical Letter*, Vol. 25, July 22, 1983.

ORNISH, DEAN, M.D., et al. »Effects of Stress Management Training and Dietary Changes in Treating Ischemic Heart Disease.« *Journal of the American Medical Association*, Vol. 249, No. 1, January 7, 1983.

PFAFFENBARGER, RALPH S., Jr., M.D., et al. »A Natural History of Athleticism and Cardiovascular Health.« *Journal of the American Medical Association*, Vol. 252, No. 4, July 27, 1984.

PAGE, LOT B., M.D., et al. »Antecedents of Cardiovascular Disease in Six Solomon Islands Societies.« *Circulation*, Vol. 49, June 1974.

PEDERSEN, OLUF, M.D., et al. »Increased Insulin Receptors After Exercise in Patients with Insulin-Dependent Diabetes Mellitus.« *New England Journal of Medicine*, April 17, 1980.

Perspectives in Lipid Disorders, Vol. 1, No. 1, June 1983. Entire volume.

ROEN, PAUL B., M.D. »The Evening Meal and Atherosclerosis.« *Journal of the American Geriatrics Society*, 1978.

ROGERS, ROBERT L., M.A., et al. »Cigarette Somking Decreases Cerebral Blood Flow Suggesting Increased Risk for Stroke.« *Journal of the American Medical Association*, Vol. 250, No. 20, November 25, 1983.

SCHOENBERGER, JAMES A., M.D. »The Downward Trend in Cardiovascular Mortality: Challenge and Opportunity for the Practitioner.« Editorials, *Journal of the American Medical Association*, Vol. 247, No. 6, February 12, 1982.

SHEKELLE, RICHARD B., Ph.D., et al. »Diet, Serum Cholesterol and Death from Coronary Heart Disease.« *New England Journal of Medicine*, Vol. 304, No. 2, January 8, 1981.

The Delince in Coronary Heart Disease Mortality–The Role of Cholesterol Change? Proceedings of a symposium held in Anaheim, California, November 13, 1983, in cooperation with the College of Physicians and Surgeons of Columbia University.

»The Effect of Treatment on Mortality in ›Mild‹ Hypertension.« *New England Journal of Medicine*, October 14, 1982.

THELLE, DAG S., M.D., et al. »The Tromso Heart Study.« *New England Journal of Medicine*, Vol. 308, No. 24, June 16, 1983.

»Treatment of Hpyertriglyceridemia.« *Journal of the American Medical Association*, Vol. 251, No. 9, March 2, 1984.

»›Type A‹ Personalities in Men ›Mellowewd‹ by Beta-Blockers.« *Journal of the American Medical Association*, Vol. 247, No. 20, Mai 28, 1982.

VANDER, LAUREN B., M.S., et al. »Physiological Profile of National-Class National Collegiate Athletic Association Fencers.« *Journal of the Ameri-*

can Medical Association, Vol. 252, No. 4, July 27, 1984.

WHITE, PHILIP L., and MONDEIKA, THERESE. Diet and Exercise: Synergism in Health Maintenance. Chicago: American Medical Association, 1982.

WILLIAMS, PAUL T., et al. »The Effects of Running Mileage and Duration on Plasma Lipoprotein Levels.« Journal of the American Medical Association, Vol. 247, No. 19, Mai 21, 1982.

WILLIAMS, R. SANDERS, M.D., et al. »Physical Conditioning Augments the Fibrinolytic Response to Venous Occlusion in Healthy Adults.« New England Journal of Medicine, Vol. 302, No. 18, Mai 1, 1980.

WOOD, DR. PETER D. »Running Away from Heart Disease.« Runner's World, July 1979.

ZILVERSMIT, DONALD B., Ph.D., et al. »Diet and Cardiovascular Disease.« Professional Perspectives, Division of Nutritional Sciences, Cornell University, June 1984.

BORG, GUNNAR A. V., and MARKS, LAWRENCE E., »Twelve Meanings of the Measure Constant in Psychophysical Power Functions.« Bulletin of the Psychonomic Society, Vol. 21, No. 1, 1983.

COOPER, KENNETH H., M.D. The Aerobics Program for Total Well-Being. New York: M. Evans and Company, Inc., 1982.

DIMSDALE, JOEL E., M.D., et al. »Postexercise Peril.« Journal of the American Medical Association, Vol. 251, No. 5, Feb. 3, 1984.

HAGE, PHILIP. »Perceived Exertion: One Measure of Exercise Intensity.« The Physician and Sportsmedicine, Vol. 9, No. 9, September 1981.

MARKS, LAWRENCE E., et al. »Individual differences in perceived exertion assessed by two new methods.« Perception & Psychophysics, 34, 3, 1983.

Kapitel 6

BASSETT, DAVID R., Jr., et al. »Energy Cost of Simulated Rowing Using a Wind-Resistance Device.« The Physician and Sportsmedicine, Vol. 12, No. 8, August 1984.

COOPER, KENNETH H., M.D. »Alternative Ways to Exercise.« Aerobics, Vol. 5, No. 10, October 1984.

DAY, NANCY RAINES. »Fitness.« Health Information Library, Daly City, Calif.: Krames Communications, 1983.

DIMSDALE, JOEL E., M.D., et al. »Postexercise Peril.« Journal of the American Medical Association, Vol. 251, No. 5, Feb. 3, 1984.

The Exercise Standards Book. American Heart Association, September, 1978. Revised edition, June, 1979.

»Getting the Beat for a Great Workout.« USA Today, Sept. 20, 1984.

GETTMAN, LARRY R., et al. »A Comparison of Combined Running and Weight Training with Circuit-Weight Training.« Medicine and Science in Sports and Exercise, Vol. 14, No. 3, 1982.

Kapitel 5

BLAIR, STEVEN N., PED, et al. »Improving Physical Fitness by Exercise Training Programs.« Southern Medical Journal, Vol. 73, No. 12, December 1980.

BORG, G. »A Category Scale with Ratio Properties for Intermodal and Interindividual Comparisons.« Psychophysical Judgment and the Process of Perception, Geissler, H. G., and Petzold, P., eds. Berlin: VEB Deutscher Verlag der Wissenschaften, 1982.

––––––. »Psychophysical Bases of Perceived Exertion.« Medicine and Science in Sports and Exercise, Vol. 14, No. 5, 1982.

––––––. »Some General Functions and Their Differential Use.« Progress in Ergometry: Quality Control and Test Criteria, Fifth International Seminar on Ergometry, Lollgen, H., and Mellerowicz, H., eds. Berlin: Springer-Verlag, 1984.

LEON, ARTHUR S., M.D., et al. »Effects of a Vigorous Walking Program on Body Composition and Carbohydrate and Lipid Metabolism of Obese Young Men.« *American Journal of Clinical Nutrition*, Vol. 32, September 1979.

»Pedal Down the Path to Better Health.« *USA Today*, September 21, 1984.

»Special Aerobic Dance Section.« *Shape*, Vol. 4, September, 1984.

Kapitel 7

BRUCE, ROBERT A., M.D., et al. »Value of Maximal Exercise Testing in Risk Assessment of Primary Coronary Heart Disease Events in Healthy Men.« *American Journal of Cardiology*, Vol. 46, September 1980.

CHAITMAN, BERNARD R., M.D., and HANSON, JOHN S., M.D. »Comparative Sensitivity and Specificity of Exercise Electrocardiographic Lead Systems.« *American Journal of Cardiology*, Vol. 47, June 1981.

COHN, PETER F., M.D. »The Role of Noninvasive Cardiac Testing after an Uncomplicated Myocardial Infarction.« *New England Journal of Medicine*, Vol. 309, No. 2, July 14, 1983.

FROEHLICHER, V. F., et al. »Value of Exercise Testing for Screening Asymptomatic Men for Latent Coronary Artery Disease.« *Progress in Cardiovascular Diseases*, Vol. 18, No. 4, January-February, 1976.

GIAGNONI, ERMINIA, M.D., et al. »Prognostic Value of Exercise ECG Testing in Asymptomatic Normotensive Subjects.« *New England Journal of Medicine*, Vol. 309, No. 18, November 3, 1983.

KASCH, FRED W., Ph.D. »The Validity of the Astrand and Sjostrand Submaximal Tests.« *The Physician and Sportsmedicine*, Vol. 12, No. 8, August 1984.

KENNEDY, ROBERT H., M.D., et al. »Cardiac-Catheterization and Cardiac-Surgical Facilities.« *New England Journal of Medicine*, Vol. 307, No. 16, October 14, 1982.

MILLER, ALBERT J., M.D., et al. »Treadmill Exercise Testing in Hypertensive Patients Treated With Hydrochlorothiazide and B-Blocking Drugs.« *Journal of the American Medical Association*, Vol. 250, No. 1, July 1, 1983.

MILLS, R. M. Jr., M.D., and GREENBERG, J. M., M.D. »A Clinical Approach to Exercise Tolerance Testing in Coronary Artery Disease.« *Clinical Cardiology*, Vol. 6, July 1983.

MORRIS, STEPHEN N., M.D., and MCHENRY, PAUL L., M.D. »Role of Exercise Stress Testing in Healthy Subjects and Patients With Coronary Heart Disease.« *American Journal of Cardiology*, Vol. 42, October 1978.

PIEPGRASS, STERLING R., et al. »Limitations of the Exercise Stress Tests in the Detection of Coronary Artery Disease in Apparently Healthy Men.« *Aviation, Space, and Environmental Medicine*, April 1982.

ROZANSKI, ALAN, M.D., et al. »The Declining Specifity of Exercise Radionuclide Ventriculography.« *New England Journal of Medicine*, Vol. 309, No. 9, September 1, 1983.

STONE, PETER H., M.D. »Exercise Testing in Perspective.« *Cardiac Rehabilitation*, Vol. 11, No. 4, Winter 1980.

VAN TELLINGEN, CHRIS, et al. »On the Clinical Value of Conventional and New Exercise Electrocardiographic Criteria: A Comparative Study.« *International Journal of Cardiology*, 1984.

Kapitel 8

VEGA, GLORIA LENA, and GRUNDY, SCOTT M. »Comparison of Apolipoprotein B to Cholesterol in Low Density Lipoproteins of Patients with Coronary Heart Disease.« *Journal of Lipid Research*, Vol. 25, 1984.

225

Kapitel 9

»As Runners Extend Distances, Percent Reporting They Jog Levels Off; Half of Americans Exercise Regularly.« *The Gallup Report*, No. 209, February 1983.

BILLMANN, GEORGE E., Ph.D., et al. »The Effects of Daily Exercise on Susceptibility to Sudden Cardiac Death.« *Circulation*, Vol. 69, No. 6, June 1984.

COOPER, LT. COL. KENNETH H., MC, USAF, »Guidelines in the Management of the Exercising Patient.« *Journal of the American Medical Association*, Vol. 211, No. 10, March 9, 1970.

»Does Vigorous Exercise Protect Against or Provoke Sudden Cardiac Death?—The Answer Is Probably Both.« *Internal Medicine Alert*, Vol. 6, No. 19, October 15, 1984.

»Exercise Benefits Older People, Report Says.« *American Medical News*, August 10, 1984.

»Exercise for Bypass Patients.« New York: CJ Publishing Company.

FROELICHER, VICTOR, M.D., et al. »A Randomized Trial of Exercise Training in Patients With Coronary Heart Disease.« *Journal of the American Medical Association*, Vol. 252, No. 10, September 14, 1984.

GOTTO, ANTONIO M., Jr., M.D. »Symposium on High Density Lipoproteins and Coronary Artery Disease: Effects of Diet, Exercise, and Pharmacologic Intervention.« *American Journal of Cardiology*, Vol. 52, No. 4, August 22, 1983.

GRUNDY, SCOTT M., M.D. »Can Modification of Risk Factors Reduce Coronary Heart Disease?« *Controversies in Coronary Artery Disease*, 1982.

HAGAN, R. D., Ph. D., and GETTMAN, L. R., Ph.D. »Maximal Aerobic Power, Body Fat, and Serum Lipoproteins in Male Distance Runners.« *Journal of Cardiac Rehabilitation*, Vol. 3, No. 5, May 1983.

»Hope Grows for Vigorous Old Age.« *The New York Times*, October 2, 1984.

KRAMSCH, DIETER M., M.D., et al. »Reduction of Coronary Atherosclerosis by Moderate Conditioning Exercise in Monkeys on an Atherogenic Diet.« *New England Journal of Medicine*, Vol. 305, No. 25, December 17, 1981.

MYERBURG, ROBERT J., M.D., et al. »Survivors of Prehospital Cardiac Arrest.« *Journal of the American Medical Association*, Vol. 247, No. 10, March 12, 1982.

»Myocardial Infarction and Mortality in the Coronary Artery Surgery Study (CASS) Randomized Trial.« *New England Journal of Medicine*, Vol. 310, No. 12, March 22, 1984.

»Regression of Atherosclerosis: Preliminary but Encouraging News.« *Medical News, Journal of the American Medical Association*, Vol. 246, No. 20, November 20, 1981.

SEALS, DOUGLAS R., Ph.D., et al. »Effects of Endurance Training on Glucose Tolerance and Plasma Lipid Levels in Older Men and Women.« *Journal of the American Medical Association*, Vol. 252, No. 5, August 3, 1984.

SIMON, HARVEY B., M.D. »The Immunology of Exercise.« *Journal of the American Medical Association*, Vol. 252, No. 19, November 16, 1984.

Sports Injuries: An Aid to Prevention and Treatment, funded by Bufferin for the American College of Sports Medicine, the American Orthopedic Society for Sports Medicine and the Sports Medicine Committee of the United States Tennis Association.

»Sudden Cardiac Death: Are Runners at Risk?« New York: CJ Publishing Company.

THORESEN, CARL E., et al. »The Recurrent Coronary Prevention Project: Some Preliminary Findings.« *Acta Med Scan* (Suppl.) 660: 172−192, 1982.

The Veterans Administration Coronary Artery Bypass Surgery Cooperative Study Group. »Eleven-Year Survival in the Veterans Administration Randomized Trial of Coronary Bypass Surgery For Stable Angina.« *New England Journal of Medicine*, Vol. 311, No. 21, November 22, 1984.

WOOD, PETER D., et al. »Increased Exercise Level and Plasma Lipoprotein Concentrations: A One-Year, Randomized, Controlled Study in Sedentary, Middle-Aged Men.« *Metabolism*, Vol. 32, No. 1, January 1983.

WOOD, PETER D., and HASKELL, WILLIAM L. »The Effect of Exercise on Plasma High-Density Lipoproteins.« *Lipids*, Vol. 14, No. 4, 1979.

Kapitel 10

»Cardiovascular Death Toll Decreases Sharply.« *American Medical News*, February 19, 1982.

»Cut Your Insurance Bill.« *USA Today*, November 10, 1983.

DISMUKE, S. EDWARDS, M.D., and MILLER, STEPHEN T., M.D. »Why Not Share the Secrets of Good Health?« *Journal of the American Medical Association*, Vol. 249, No. 23, June 17, 1983.

»Expert: Many Hospitals to Close.« *Dallas Times-Herald*, April 18, 1982.

GOLDEN, PATRICIA M., and WILSON, RONALD W. *Prevention Profile: Excerpted From Health, United States 1983*, National Center for Health Statistics, Public Health Service, U.S. Department of Health and Human Services.

»Has the Fitness Boom Gone Bust?« *Athletic Purchasing and Facilities*, July 1983.

»Health Care Spoon Up to $ 1 Billion a Day.« *American Medical News*. (Undated)

»Health Organizations Square Off Against Tobacco Defense Ads.« *American Medical News*, March 2, 1984.

»Hospitals Try Varied Tactics in Battle for Patient Dollars.« *American Medical News*, August 13, 1982.

»Indonesians Get in Shape.« *Honolulu Advertiser*, March 13, 1984.

McGHEE, PITTMAN. Sunday Program, Christ Church Cathedral. Houston, Texas, July 29, 1984.

»Non-smoking Discount Offered.« *American Medical News*, January 13, 1984.

»Reasons for Heart Disease Death Rate Decline Sought.« *Valley Morning Star*, January 6, 1982.

STOKES, JOSEPH, III, M.D. »Why Not Rate Health and Life Insurance Premiums By Risks?« *New England Journal of Medicine*, Vol. 308, No. 7, February 17, 1983.

»Surgeon General Heralds Decline.« *Dallas Times-Herald*, May 28, 1980.

»We're Smoking Less: It's Too Expensive.« *USA Today*, March 9, 1984.

Fachwortverzeichnis

Ableitung: Ein elektrisches Feld der Aktionspotentiale, das bei der Arbeit des Herzmuskels frei wird und vom Elektrokardiographen aufgezeichnet wird.

Abkühlphase: Eine äußerst wichtige Phase am Ende einer sportlichen Übung, während der die körperliche Aktivität stufenweise reduziert wird.

Aerobic: An der frischen Luft sein oder trainieren; Zustand, in dem sich der Körper im metabolischen Gleichgewicht befindet, wobei gleich viel Sauerstoff verbraucht wird wie aufgenommen wird.

Anaerob: Zustand, in dem der Körper mehr Sauerstoff verbraucht als er aufnimmt; gewöhnlich eine Folge von Erschöpfung.

Angestrebte Pulszahl: Die Pulszahl, bei der während einer sportlichen Übung der größte Trainingseffekt erzielt wird; im allgemeinen 65 bis 85% der maximalen Pulszahl.

Angiogramm der Koronararterien: Verfahren, bei dem eine Kanüle in eine Arterie eingeführt, Kontrastmittel in die Koronararterien eingebracht und dann anhand eines Röntgenbilds der Grad der Arterienverengung festgestellt wird.

Angina pectoris: Schmerzen in der Brust, verursacht durch einen Krampf einer Koronararterie oder durch einen anderweitig verursachten Blutmangel des Herzmuskels.

Arteriosklerose: Verengung oder Verschluß der Arterien durch Ablagerungen, genau: u. a. Cholesterinablagerungen; Verkalkung der Arterien.

ASH (von engl.»asymmetric septal hypertrophy«), **Asymmetrische Septumhypertrophie:** Eine abnorme Verdickung der Kammerscheidewand.

Atherosklerose = Arteriosklerose.

Balke-Protokoll: Ein Laufband-Belastungstest-Verfahren, bei dem die Laufbandgeschwindigkeit während der ersten 25 Minuten konstant bleibt, und die Schrägstellung kontinuierlich gesteigert wird.

Beta-Blocker: Ein gewöhnlich gegen Bluthochdruck und bei anderen Herzkrankheiten eingesetztes Medikament.

Bivertrikuläre Hypertrophie: Eine übermäßige Erweiterung der Herzkammern.

Bradykardie: Eine abnorm niedrige Pulszahl

Bruce-Protokoll: Ein Laufband-Belastungstestverfahren, bei dem Geschwindigkeit und Schrägstellung alle 3 Minuten erhöht werden. Zur Umrechnung in die Balke-Test-Zeit wird die Bruce-Test Zeit mit dem Faktor 1,75 multipliziert.

Bypass-Operation: Operation, bei der Gefäßprothesen eingesetzt werden, die verschlossene Arterien »umgehen«.

Cholesterin: Eine im Blut enthaltene Fettsubstanz, die die Arteriosklerose oder Arterienverkalkung verursacht.

Click: Ein Herzgeräusch, das oft durch flatternde Herzklappen verursacht wird.

Echokardiogramm: Ein »Bild« des Herzens, das durch zurückgeworfene Schallwellen entsteht.

Elektrokardiogramm: Eine Aufzeichnung der Aktionspotentiale des Herzens auf Papier; auch EKG oder ECG genannt.

Elektrode: Eine Metallscheibe, die über eine Leitung mit dem Elektrokardiographen verbunden ist.

Empfindlichkeit: Ein Maß für die richtigen Ergebnisse eines Testverfahrens.

Endorphin: Eine morphin-ähnliche Substanz, die unter bestimmten Umständen, z. B. während starker körperlicher Beanspruchung, von der Hypophyse abgegeben wird.

Epinephrin: Ein natürliches, von der Nebenniere abgegebenes Hormon; auch »Adrenalin« genannt.

Ergometer: Ein Gerät zur Messung der Arbeitsleistung.

Falsch-negativ: Ein Belastungstest-

Ergebnis, das unauffällig ist, obwohl eine Erkrankung vorliegt.

Falsch-positiv: Ein Belastungstest-Ergebnis, das auffällig ist, obwohl alles in Ordnung ist.

Fettsucht: Erhöhter Körperfettanteil; **nicht** nur ein Maß für die Überschreitung des dem Typ entsprechenden Idealgewichts.

Geräusch: Ein Geräusch entsteht, wenn das Blut im Fluß durch die verschiedenen Herzkammern und -klappen durch Veränderungen behindert wird.

HDL: Siehe Lipoprotein hoher Dichte.

Hypertrophe Kardiomyopathie: Eine abnorme Erweiterung des Herzens, verbunden mit einer Verdickung des Herzmuskelgewebes; auch HCM genannt.

Hypertrophie: Vergrößerung eines Organs, z. B. des Herzens.

IHSS, Idiopathische hypertrophe Subaortenstenose: Eine Verdickung des Kammerseptums direkt unter der Aortenklappe, durch welche das Ausströmen des Blutes aus dem Herzen behindert werden kann; macht sich v. a. während körperlicher Belastung bemerkbar; auch hypertrophe Kardiomyopathie genannt.

Ischämie: Eine mangelhafte Blutzufuhr zu einem Organ, bedingt durch eine Behinderung des Blutdurchflusses durch eine Arterie.

Herzarrhythmie: Unregelmäßige Herztätigkeit.

Kardiovaskulär: Sich auf die Herzkranzgefäße beziehend.

Kammerseptum: Eine Scheidewand zwischen den beiden Herzkammern.

Kongenital: Vor der Geburt existierend.

Kontrollgruppe: Eine Gruppe von Testpersonen, der gegenüber in einer wissenschaftlichen Untersuchung andere Gruppen untersucht werden; gewöhnlich sind die »Kontrollen« vor, während des und nach dem Test gleich, d. h. auf ihren Zustand wird nicht medikamentös eingewirkt.

Koronararterien: Arterien, die den Herzmuskel mit Blut versorgen.

Langzeitüberwachung = Vierundzwanzig-Stunden-EKG

Laufbandbelastungstest (TMST): Ein Verfahren zur Ermittlung des Fitnessgrads und der kardiovaskulären Gesundheit eines Patienten. In einem einwandfreien Test geht der Patient auf einem elektrisch angetriebenen Laufband, bis er an seine Leistungsgrenze kommt.

LDL: Siehe Lipoprotein niedriger Dichte.

Lipid: Fettsubstanz im Blut.

Lipoprotein hoher Dichte: Eine Komponente des im Blut enthaltenen Cholesterins, von der man annimmt, daß sie die Bildung von Fettablagerungen in den Blutgefäßen (Arteriosklerose) begrenzt oder hemmt; auch HDL genannt.

Lipoprotein niedriger Dichte: Eine Komponente des im Blut enthaltenen Cholesterins, von der man annimmt, daß sie die Bildung von Fettablagerungen (Arteriosklerose) in den Arterien beschleunigt.

Masters-Two-Step: Ein Belastungstestverfahren, bei dem die Testperson wiederholt auf ein erhöhtes Podest tritt.

Mitralklappenvorfall: Eine abnorme Vorwölbung einer Herzklappe; · dieser Klappenfehler kommt v. a. bei jungen Frauen vor. Auch Barlow Syndrom oder Mid-Systolic Click-Syndrom genannt.

MUGA-Scan: (Von engl. »multiple-gated-acquisition«) Ein spezieller Test, bei dem nuklearmedizinische Techniken angewandt werden; der Test ist noch im Entwicklungsstadium.

Myokardinfarkt: Herzschlag.

Myokarditis: Entzündung des Herzmuskels.

Negativer Laufbandbelastungstest: Ein normales Testergebnis, bei dem der Patient normal reagiert und das EKG normal ist.

Norepinephrin: Natürliches Hormon, das von der Nebenniere abgegeben wird.

Plötzlicher Tod: Tod, der innerhalb von 6 Stunden nach Auftreten der ersten Symptome eintritt.

PMHR: (Von engl. »predicted maximum heart rate«) Siehe voraussichtliche maximale Pulszahl.

Positiver Laufbandbelastungstest: Ein auffälliges Testergebnis, das dadurch zustande kommt, daß der Patient nicht normal anspricht, oder daß das EKG auffällig ist.

Risikofaktor: Äußere (z. B. Lebensstil) und/oder innere (z. B. Vererbung) Faktoren eines Patienten, durch welche die Wahrscheinlichkeit, an einem Herzkranzgefäßleiden zu erkranken, erhöht wird.

Septum: Eine Scheidewand zwischen den beiden Herzkammern.

S-T-Strecke: Die letzte Strecke der auf dem EKG abgebildeten Herzkontraktion. Diesem Abschnitt des EKGs kommt in der Diagnostik der Herzkrankheiten besondere Bedeutung zu.

Thallium-Scan: Ein Untersuchungsverfahren, bei dem radioaktives Material in eine Vene injiziert wird, und anschließend das Herz radiologisch abgetastet wird, um Herzkrankheiten festzustellen.

TMST: (Von engl.»treadmill stress test«) Siehe Laufbandbelastungstest.

Triglyceride: Fettsubstanzen im Blut, die hauptsächlich im Lipoprotein sehr niedriger Dichte (VLDL, von engl.»very low density lipoprotein«) auftreten.

Ventrikel: Herzkammer.

Ventrikuläre Fibrillation: Kammerflimmern, das, wenn es nicht unterbrochen wird, häufig zum Tod führt.

Ventrikuläre Tachykardie: Übermäßig hohe Pulszahl, die zum Kammerflimmern führen kann.

Vierundzwanzig-Stunden-EKG: Ein Verfahren, bei dem die Aktionspotentiale des Herzens über 24 Stunden auf ein Magnetband aufgezeichnet werden. Danach wird das Band abgespielt und nach Abweichungen, die bei einem normalen EKG möglicherweise nicht abgebildet worden wären, abgesucht.

Voraussichtliche maximale Pulszahl (PMHR): Die maximale Pulszahl, die eine Person während starker körperlicher Beanspruchung bei einem bestimmten Alter und Fitnessgrad voraussichtlich erreichen wird.

Stichwortverzeichnis

233

Notizen

Notizen

Notizen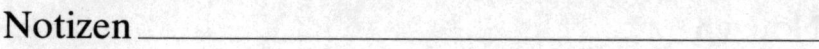

Notizen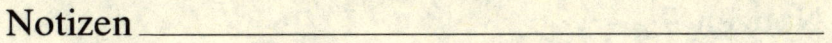

Notizen

Die ideale Ergänzung zu Dr. Coopers Bewegungstraining:

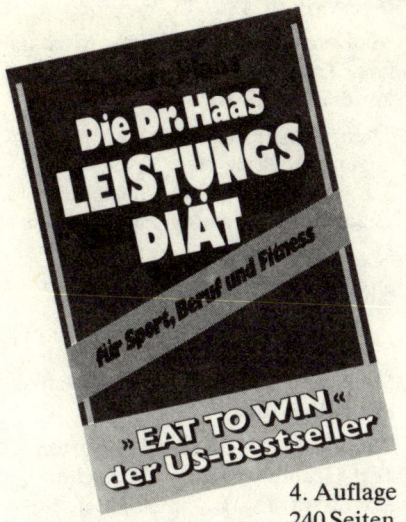

Die Dr. Haas
**LEISTUNGS
DIÄT**
für Sport, Beruf und Fitness

»EAT TO WIN«
der US-Bestseller

4. Auflage
240 Seiten

Die Super-Diät, die Sie fit und leistungsfähig macht!

Dr. Robert Haas – Ernährungsberater vieler Weltklassesportler – zeigt Ihnen, wie Ihr Ernährungsplan aussehen sollte, um Spitzenleistungen in Sport, Beruf und Fitness zu erreichen. Sie erfahren,

Die Dr. Haas Leistungsdiät umfaßt leicht verständliche Grundlagen zu richtiger Ernährung und zur chemischen Zusammensetzung des Blutes, 3 Ernährungsprogramme von je 28 Tagen – um in Form zu kommen, in Form zu bleiben und Top-Form zu erreichen, Anleitungen zur Durchführung der Diät zu Hause und unterwegs, sportspezifische Diätpläne und einen umfangreichen Rezeptteil.

Dr. Robert Haas ist Ernährungswissenschaftler, Präsident des »American College of Sports Nutrition« und selbst aktiver Sportler. Berühmt wurde er vor allem durch seine Beratung von Martina Navratilova, Ivan Lendl und anderen Athleten aus den verschiedensten Bereichen des Spitzensports, die von der Haas-Diät überzeugt sind.

- ■ wie Sie sich ernähren sollten, um Ihre Leistungsfähigkeit zu steigern,

- ■ wie Sie durch Diät Ihr Blut »verjüngen« können,

- ■ welche Vitamine Sie für Ihre Sport- oder Fitness-Aktivitäten brauchen,

- ■ wie die richtige Ernährung Sportlern hilft, Muskeln aufzubauen, während gleichzeitig Fett verbrannt wird,

- ■ wie Diät die Heilung von Sportverletzungen beschleunigt,

- ■ was man vor, während und nach einem Wettkampf essen sollte und

- ■ die Wahrheit über Salz, Proteine, Sportgetränke und das Fasten.

BLV Verlaggesellschaft München

Weitere BLV Bücher für Ihr Fitnesstraining

blv sportpraxis 217

Dieter Melzig/Martin Sklorz
richtig fitnesstraining

Gesundheit und Medizin, Trainings-
grundsätze, Trainingsaufbau und
-formen, Ausdauer, Beweglichkeit,
Spiele, Fitlife-Programm ABS 90.

127 Seiten, 46 Farbfotos,
55 s/w-Fotos, 25 Zeichnungen

blv sportpraxis 238

Adolf Roy
richtig fitnessgymnastik

15 Fitnessprogramme für jedes Alter
mit Einzel-, Partner- und Geräte-
übungen, die die Gesundheit stabili-
sieren und zur Verbesserung der allgemeinen Kondition beitragen.

127 Seiten, 126 Farbfotos,
188 s/w-Fotos, 4 Zeichnungen

blv sportpraxis 210

Franz Wöllzenmüller
richtig jogging – dauerlaufen

Ausrüstung, Lauftechnik, Trainings-
formen, Ausgleichsgymnastik, Trai-
ningsprogramme, Wettbewerb.

3. Auflage, 127 Seiten, 21 Farbfotos,
14 s/w-Fotos, 12 Bildserien, 38 farbige
Zeichnungen

blv sportwissen 401

Manfred Grosser/Stephan Starischka/
Elke Zimmermann
konditionstraining

Theorie und Praxis aller Sportarten:
allgemeine Prinzipien, Krafttraining,
Schnelligkeitstraining, Ausdauer- und
Gelenkigkeitstraining, Fachliteratur.

3. Auflage, 166 Seiten, 111 Fotos,
35 Zeichnungen, 21 Tabellen

blv sportwissen 402

Manfred Grosser/Stephan Starischka
konditionstests

Theorie und Praxis aller Sportarten:
Test-Grundlagen in den Bereichen
Kondition, Kraft, Schnelligkeit, Aus-
dauer, Gelenkigkeit, Fitness.

128 Seiten, 93 Fotos, 15 Zeichnungen

blv sportwissen 410

Peter Konopka
sporternährung

Leistungsförderung durch vollwertige
und bedarfsangepaßte Ernährung:
Grundlagen, sportartenspezifische
Ernährungsrichtlinien in den einzelnen Sportartengruppen.

190 Seiten, 10 Fotos, 48 Zeichnungen,
74 Tabellen

BLV Verlagsgesellschaft München